JN120831

DMT: The Spirit Molecule

DMT

―精神(スピリット)の分子―

臨死と神秘体験の生物学についての
革命的な研究

Rick Strassman, M.D.
リック・ストラスマン 著
東川恭子 訳

ナチュラルスピリット

DMT
The Spirit Molecule
by Rick Strassman,M.D.

すべての被験者たちとその縁者へ

「私たちは自分にないものに気づけるほどの想像力を持ち合わせていない」

ジーン・トゥーマー[*1]

日本の読者の皆様へ

『ＤＭＴ—精神の分子』を、日本の著名な出版社、ナチュラルスピリット社より刊行できることは私にとって大変名誉であり、日本の読者の方々にこうしてメッセージをお届けできることをうれしく思います。

私が米国カリフォルニアの大学生だった１９６０年代後半から70年代初頭にかけて、パワフルで信頼の置ける、二つの意識変容の方法が同時に西側諸国に登場しました。一つは本書のテーマＤＭＴ（Ｎ・Ｎ−ジメチルトリプタミン）などのサイケデリックドラッグです。ＬＳＤ、シロシビン、メスカリンなどのサイケデリックドラッグ同様、ＤＭＴはヨーロッパの研究室、そして南米先住民のシャーマンによって発見されました。これらのドラッグは、多種多様な効果で人の意識のすべての面に影響を与えました。最も顕著に現れるのが視覚効果で、鮮やかでエキゾチック、奇異な幻覚や想像の世界が拡がります。感情面では畏敬、恐怖、恍惚といった極限状態が交互に訪れます。身体の感覚がなくなる場合もあります。経験や思考、感情がかつてないほどリアルに感じられます。

ＬＳＤその他のサイケデリックドラッグと異なり、ＤＭＴは人体に内在するユニークな物質です。近年ではその合成物が哺乳類の脳内でも見つかり、その個体が死ぬ際には量が増加することがわかっています。今やＤＭＴは、たとえばセロトニンやドーパミンのような神経伝達物質と同様に、人の意識状態（正常時・異常時を問わず）を調節する役割があるのではないかという仮説も存在します。

そして二つ目の意識変容の「テクノロジー」は瞑想で、とりわけインドのヒンドゥー教、日本仏教、チベット仏教に伝わる瞑想でした。当時の私は瞑想の習慣を通じて、サイケデリックドラッグと似たような主観的効果が得られることに衝撃を受けました。そして瞑想とこれらのドラッグが同様に脳のある部分を刺激し、脳機能を変化させているのではないかと考えました。精神科医である私は、高度な意識変容の生物学的考察、さらにはそれを何かに応用したいという動機から、ドラッグがどのように人の意識に影響を与えるかに関する研究へと導かれました。哺乳類の脳に内在するＤＭＴが、私のスピリチュアリティの生物学的考察の論理的な出発地点となりました。

医学や科学の専門課程を学ぶ傍らで、私は20代前半から長期にわたり禅仏教と深いかかわりを持ってきました。きっかけは鈴木大拙と鈴木俊隆〔アメリカに禅仏教を広めた「二人の鈴木」と呼ばれる〕の著書でした。私は彼らが説く「見性」（仏性の覚醒）と呼ばれる啓発の思想や、覚醒意識を日常に取り入れる手法に心を奪われました。そしてこの教えを学びたいと固く決意し、この道の師を探しました。幸運にもカリフォルニア北部の禅仏教コミュニティーでペギー・ケネットという師と出会い、以来親交は20年以上続きました。ケネット老師は横浜の總持寺で訓練を受け、僧侶の位を授与された最初の西洋人でした。總持寺の当時の住職、孤峰智璨は、ケネットの見性の真価を認め、教えを広めることを許可しました。彼女は三重県の寺の住職を経てカリフォルニアに移住し、25年以上にわたり布教にあたりました。

總持寺と永平寺は日本の曹洞宗の双璧をなす大本山です。永平寺は１２００年代に中国から禅を日本に持ち帰った道元を開祖とする禅寺です。道元の弟子、瑩山（けいざん）が開山した總持寺で、６００年後に修行をしたのが我が師ケネットでした。ケネット老師の経歴や訓練マニュアルには彼女の日本での経緯が詳細に書かれ、読者の好奇心を刺激し、横浜市鶴見の總持寺へと導いています。

私のＤＭＴ研究は医学の履修課程から始まりましたが、禅修行もそれと並行して深められていきました。このため私たちが実施したＤＭＴセッションの管理法も、私が慣れ親しんだ座禅法、只管打坐（しかんたざ）（ただ座るという瞑想）のように捉えていました。加えて私たちの研究モデルによるスピリチュアル体験は、見性であり、ＤＭＴ評価スケールは仏教心理学の原理に基づいて作られました。

ＤＭＴをドラッグとして乱用する人もいる一方で、本書は意識と脳の織りなす複雑な機能に果たす役割の可能性に焦点を当て、人々の暮らしに生かすことを模索したものです。意識に深い影響を与える化合物をなぜ人体は合成するのでしょうか？　人の誕生、死、スピリチュアル体験、宇宙人との遭遇、現実のありようなどにどうかかわっているのでしょうか？　これらの疑問から『ＤＭＴ―精神（スピリット）の分子』が誕生し、ドラッグの乱用という、あまり好ましくない行為にもつながっています。

日本の禅仏教の父、道元の教えから神秘的な現実認識への洞察を得て、私は彼の教えを探究し、長い年月にわたり実践してきました。「精神（スピリット）の分子」の世界に分け入り、その効果を日常にどのように生かせるかについて考える時、私の禅の精神が日本の読者の皆様の心に響き、その好奇心を刺激することを願ってやみません。

２０２１年８月　　リック・ストラスマン

序文

アメリカで20年以上途絶えていた人体向けの幻覚剤や幻覚誘発剤の研究を、私が新たに始めたのは1990年のことだった。その研究は、N・N-ジメチルトリプタミン、別名DMTと呼ばれるきわめて即効性のある強力な幻覚剤の効用に関するものだった。5年に及ぶプロジェクトの中で、私は60人のボランティア被験者に、約400回の投与を行った。この研究は、私が精神医学の准教授として籍を置くアメリカ、ニューメキシコ州アルバカーキにあるニューメキシコ大学医学部で実施された。

私がDMTに注目した理由は、それが私たち全員の体内に存在するからだ。このDMTの発生源は、脳の真ん中にある、松果体と呼ばれる小さく神秘的な腺に違いないと私は考えていた。この小さな腺の働きについて、近代医学ではほとんど解明されていないが、この腺にまつわる「メタフィジカル」な歴史は枚挙にいとまがない。例を挙げると、デカルトは松果体のことを「魂の生じる場所」と呼び、洋の東西を問わず神秘的な伝統の中では最も高次のスピリチュアルセンターがここに収められているとしている。そこで私は松果体がDMTを過剰生産する際、幻覚状態が自然に起きるのではないかという仮説を立てた。それは誕生、死、臨死、精神病、そして神秘体験といった際に起きるのではないかと。研究がかなり進んでからのことだが、いわゆる「宇宙人による誘拐」体験にもDMTが絡んでいると考えるようになった。

DMTプロジェクトは最先端の脳科学、とりわけセロトニンの精神薬理学を扱う分野の研究の中から生まれた。しかし、数十年に及ぶ禅寺での修行経験を持つ私の経歴が、ドラッグセッションの被験者の準備や指揮管理に強い影響を及ぼしていると思う。

『DMT—精神(スピリット)の分子』は、一般に知られている幻覚剤、とりわけDMTについての考察を試みる。そして、DMT研究プロジェクトの端緒から、委員会や審査会の迷宮を潜り抜けた過程、そして実施された研究内容について解説している。

幻覚剤の潜在的効果は誰もが確信していたが、研究の趣旨が治療目的ではなかったため、ボランティア被験者たちは全員健康な人々とした。プロジェクトは生物学・心理学の学術成果を豊富に提供し、その多くはすでに学会誌に発表されている。その一方で、ボランティア被験者のストーリーについてはこれまでほとんど書いたことがなかった。私が書いた千ページ以上に及ぶプロジェクト記録を抜粋して本書に記した内容が、この化学物質の画期的な心理・精神的効果について理解を深める一助となることを願っている。

この研究環境の内外の諸問題により、研究は1995年に終焉を迎えた。困難に遭遇したものの、私は幻覚剤をある管理下で使用することには利点があるものと楽観的に捉えている。ニューメキシコでの研究の成果に基づき、私は本書で人々の生活においてDMTが果たせる多様な役割の展望を示し、DMTや関連薬の研究の指針と、理想的な研究体制についての提案を示した。

故ウィリス・ハーマンは、その類いまれなる洞察力を傾けて幻覚剤研究に打ち込んだ。彼の初期の研究では、科学者の問題解決能力を補強する効果をねらってLSDを投与した。その結果わかったのは、創造力を強化するにはＬＳＤがきわめて有効ということだった。この記念碑的研究は、幻覚剤を使って創造的過程を向上させた最初にして唯一の科学的プロジェクトと言える。この研究の30年後の１９９４年、私がウィリスに会った時、彼は純粋知性（ノエティック）科学研究所（人類で6番目に月に降り立ったエドガー・ミッチェルが創設した）の所長だった。月から帰還する途上で見た地球の姿に刺激されて神秘体験をしたことから、ミッチェルは古典的科学の範疇の外で起きる現象が、いわゆる科学的手法により広い応用範囲をもたらすのではないかと考え、この施設の創設が実現した。

ウィリスと私はある日、カリフォルニア中央部の海岸線に沿って長い散歩をした。その際彼は強い口調で「幻覚剤についての議論をもっと深めなくてはならない」と語った。彼の期待に応える意味で、私はこの研究を進めるにあたり、推論の域を出ない議論も本書で取り上げることにした。

このアプローチはあらゆる意味で万人を満足させるものではない。ＤＭＴによって実際に起きる経験と、私たちが知的に、また直感的に知っていることとの間にはかなりの軋轢が生じているからだ。ある被験者が最初に高用量セッションを受けた直後に「うわあ！　こんな経験は初めてだ」と感嘆した。13世紀の日本の仏教の指導者、道元も「私たちはいつでも真実に翻弄されなくてはならない」と語っている。

幻覚剤文化の愛好者にとって、「ＤＭＴには何ら有益な効果はない。むしろＤＭＴそのものより、人々が用いる状況にこそ重要性がある」という私の結論は気に入らないだろう。薬物規制を支持する人々は、幻覚剤の使用を推奨したり、ＤＭＴ体験を賛美したりするような内容を読んだら非難したくなるかもしれない。古典的宗教の実践者やスポークスパーソンにとって、ドラッグを使ってスピリチュアルな状態にアクセスし、神秘的な情報をダウンロードできるという発想は受け入れ難いことだろう。宇宙人による拉致の経験者や、それを擁護する人々は、ＤＭＴがその出来事に少なからず関与しているとする私の考えを「現実」として受け止めることに難色を示すかもしれない。中絶権の支持者や反駁者は、受胎後49日で松果体のＤＭＴ放出がある時、胎児に魂が入るという私の提案にケチをつけるかもしれない。脳の研究者たちは、ＤＭＴが脳の知覚活動を促すのみならず、情報を受信する能力にも影響しているという考えに反論するかもしれない。彼らはまた脳が暗黒物質や平行宇宙、そして意識のある存在が棲む世界を認識する能力をＤＭＴが開くという私の提案を否定するかもしれない。

しかしながら、もし私がＤＭＴ研究にまつわるすべての考えを明記し、被験者たちが経験したことをすべて紹介しなければ、この研究の全体像を語ることはできない。そしてボランティア被験者たちの経験を解読する過程で気づいた極端な考えを語らなければ、『ＤＭＴ―精神の分子』はうまくいっても幻覚剤の議論に資することができず、最悪の場合この分野の進展を損なうことになるだろう。私の数十年に及ぶ研究と、数百に及ぶＤＭＴセッションで被験者の話を聞いてきた経験に基づく独自の予測や理論について語らなければ、私は正直者とは言えないだろう。したがって私は実行した。これは実際に起きたことであり、私の考えだ。

意識について理解することは大変重要だ。幻覚剤全般、とりわけＤＭＴの利点を最大限に生かし、害を最小限に抑えるという個人的かつ文化的文脈に落とし込むことは、それにもまして重要だ。大きく開かれた探究の場では、実際に反証されない限りどんな議論も初めから拒絶しないことが望ましい。私が『ＤＭＴ―精神の分子』を執筆した意図は、幻覚剤に関する議論を活性化することにある。

目次

第3部　本人の状態、環境、そしてDMT

第4部　セッション

第5部　ひとやすみ

第6部　潜在的可能性

プロローグ―予備セッション

1990年12月のある朝、私はフィリップとニルスに高用量のDMTを静脈注射で投与した。この2人はDMT投与研究の最初の被験者で、DMT注射の適量や投与法について確定するために協力してくれた。彼らは私たちの「モルモット」だった。

その2週間前、私はフィリップに初めてDMTを投与した。後述するが、彼の肩に行った筋肉注射は、完璧に満足のいく結果を引き出さなかった。そこで私たちは静脈注射による投与に変更し、1週間後、ニルスは静脈注射で人生初のDMT投与を受けた。ニルスの反応から、投与量が少なすぎたことがわかった。こうして今日フィリップとニルスは前回よりかなり増量されたDMTを静脈投与されることになった。

DMTを人体に投与する日が来るなんて、信じられないほどだった。2年に及ぶ許可取得や資金集めは永遠に続くかに思えたが、ついにそれが終わったのだ。その過程は困難を極め、この日が来ることが想像できなかった。

フィリップもニルスもすでにDMT経験があったことは幸運だった。この研究開始に遡ること約1年、彼らがペルーの民間療法の儀式に参加した際、参加者全員であの伝説の、DMT入りのお茶、アヤワスカを飲んでいる。2人は経口で効力を発するDMTに惚れ込んで、翌日のワークショップで振る舞われた、より純粋なＤＭＴの吸引を渇望した。彼らはお茶よりずっと即効性があり、強い効果を発揮する吸引体験がしたかったのだ。

フィリップとニルスのＤＭＴ喫煙体験は、驚くほどの即効性、万華鏡のような幻視、そして肉体と意識が分離する感覚など、典型的な反応をもたらした。そして最も興味深いのは、幻覚剤によって開かれる別の世界には「他者」が存在しているという感覚だった。

この研究の最初のボランティア被験者として、彼らがすでにＤＭＴ体験を持っていたことは非常に重要な要素だった。フィリップとニルスはＤＭＴがもたらす効果をすでに知っていた。とりわけ彼らが吸引経験を持っていたことは、私が採用した筋肉注射、そして静脈注射という二つの手法が、吸引による摂取と同じ効果を再生するかを判断する意味で重要だった。娯楽目的のＤＭＴユーザーはふつう喫煙の形で摂取するため、私は極力喫煙による摂取に近い形にしたかった。

フィリップが筋肉注射で最初のＤＭＴ投与を受けた日、私はすでにその先のことを考えていた。吸引に比べると、筋肉注射の手法はおそらく即効性はなく、効果も緩やかだろうと思われた。文献によると筋肉注射の場合、効力が現れるまでに最大１分と、吸引よりずっと長くかかることがわかっていた。しかし、人体を対象としたＤＭＴ研究報告のうち、１件を除くすべてが筋肉注射という手法を用いていたため、まずはそれを踏襲するしかなかった。これらの古い文献によると、私がフィリップに投与した約75㎎（体重１㎏あたり１㎎、以下㎎／㎏と表記）という分量はやや多めの量とされていた。

私たちの研究に参加した時点でフィリップは45歳だった。眼鏡をかけ、顎髭を生やし、中肉中背で、世界的に知られる臨床心理学者・心理療法家であり、ワークショップ主宰者だった。穏やかでありながらストレートな物言いで、彼は友人やクライアントたちから愛されていた。

当時のフィリップは、長く困難な離婚争議を始めたばかりだった。それまでの彼の人生は浮き沈みが激しく、多くのものを得ては失ってきた経験から、幸運も不運も平常心で受け止められるようだった。彼はそのうちベストセラーの自助ハウツー本『人生のサバイバル術』を書くだろう、とよく話していた。

私が誰かに筋肉注射を行ったのはもう5年以上前のことだったので、私はこの手法でのDMT投与に神経質になっていた。もし失敗したらどうしよう? 私が患者に最後に打った筋肉注射は、興奮状態の精神病患者への抗精神病薬ハロペリドールだったと思う。この手の患者は多くの場合、あらかじめ精神病棟職員や警察官によって手足を抑制されていて、恐怖に駆られた患者の不規則行動が暴発しないように配慮されている。あの時も、私の注射に備え、患者の腕は比較的固定された状態だった。

私は過去に何百回という筋肉注射をしてきたので、当時の自信を取り戻すよう心がけた。コツは注射器をダーツの矢だと考えることだ。医学部でこの施術を学んだ時、私たちは肩の盛り上がった三角筋、あるいは臀部の大臀筋をダーツの的に見立てて打ち込むようにと習った。注射針が皮膚を突き破り、筋肉を貫く衝撃を軽減するため、流れるように一撃で決める動作は通常大変効果的だった。私たち医学生はグレープフルーツを練習台にしていた。

しかし、フィリップはグレープフルーツでもなければ鎮静目的で連れてこられた急性精神病患者でもない。彼は高い専門性を持つ同僚、友人であり、私やスタッフと対等な立場の研究ボランティア被験者だ。フィリップは実験第1号で、研究担当の看護師シンディと私は「ベースキャンプ」に留まり、フィリップが旅から戻ってから話を聞くという段取りだ。

空中で筋肉注射のリハーサルをしながら廊下を進み、私はフィリップのいる部屋に入った。フィリップはベッドに横たわり、彼の新しいガールフレンド、ロビンがそばに座っていた。血圧測定バンドが緩く彼の腕に巻かれていた。セッションの間じゅう、私たちは彼の心拍と血圧をモニターする。

私は彼に、これからすることを説明した。「まず君の肩をアルコール消毒するよ。気持ちを落ち着けるのに必要なだけ時間をかけていい。準備ができたら君の腕に注射針を刺し、血管に刺さっていないことを確認するために針を少し引き抜く。それから注射液を押し込む。チクッとするかもしれないし、しないかもしれない。それから1分以内に何かを感じるはずだが、そうならないかもしれない。その何かとはどんなものか、私はよくわかっていないんだ。だって君が第1号だからね」

フィリップは少しの間目を閉じ、これから起きる冒険に備えた。それは彼一人が体験する未知の世界であり、私たちの手の届かない一人旅だ。彼は目を大きく見開いて私たちを見渡した。それから再び目を閉じ、深く息を吸った。その息を吐きながら「どうぞ」と言った。

即座に注射が行われた。

1分あまり経った時、フィリップは目を開け、深い呼吸を始めた。彼は変性意識に入っているようだった。瞳孔が大きく開き、彼は唸り始め、顔の皺が延びた。ロビンが彼の手を握り、彼は再び目を閉じた。彼はまったく動かなくなり、目を閉じたまま沈黙を続けた。何が起きているんだ？　彼は大丈夫か？　血圧と心拍は正常だったが、意識はどうなのだろうか？　投与量が過剰だったのか？　効果はあったのだろうか？

注射後約25分、フィリップは目を開け、ロビンを見上げてほほ笑んだ。そして「ちょっと物足りなかったな」と言った。

私たちは皆安堵のため息をついた。

その15分後、つまり注射から40分後、フィリップは時々言葉に詰まりながらゆっくり話し始めた。

「体の意識はずっとなくならなかった。ＤＭＴを吸引した時に比べると視覚のインパクトは薄く、色もそれほど鮮やかでなく、幾何学模様の動きも遅かった」

彼は私の手を握ろうと手を伸ばした。私は緊張のあまり手汗をかいていた。明らかに彼よりずっと不安に苛まれていた私を見ると、彼は楽しそうに笑い出した。

トイレに立とうと歩き出した時、フィリップはかすかにふらついた。彼はグレープジュースを少し飲み、ヨーグルトを少し食べてから、経験したことを評価スケールに記入した。その後私と一緒に別の建物に行って戻る間、彼は「朦朧状態」で、意識は曖昧で、ぎこちなかった。終了後2時間程度は彼の様子を観察する必要があった。ＤＭＴ注射から3時間後の彼は正常に戻っていたので、ロビンが家まで送ることになった。私たちは病院の駐車場で別れの挨拶をし、私は彼に今夜電話すると伝えた。

その夜の電話で彼は、病院を出てから2人で昼食を食べに行ったと話してくれた。食事をするとにわかに意識が明晰になり、集中力が戻った。自宅に向かう車中で彼は陶酔状態になり、目に映る景色の色彩が普段より鮮やかに感じたという。彼はとてもうれしそうだった。

数日後、フィリップは体験レポートを送ってきた。その中で最も注目すべきは、最後の文章だった。

「私はすぐに変性意識に入り、体や顕在意識の感覚を失い、宇宙空間に飛び込むことを予想していたが、そうならなかった」

フィリップが言う境界線のことを、私たちは現在、DMTの「幻覚閾値」と呼んでいる。意識と体が分離し、幻覚効果が普段の意識内容を完全に塗り替えた時、この境界線を超える。そこには驚異の感覚や畏敬の念、そしてその経験が現実であるという、疑いようのない確信がある。その感覚は、体重1kgあたり1mgのDMT筋肉注射では起きないことが明らかだった。

この先遣隊の役割をフィリップが果たしたことは幸運だった。彼は精神的に成熟・安定した人物であり、かつ幻覚剤全般、特にDMTの効果についての理解があった。彼には異なる薬物、異なる投与法を比較し、私たちにわかるような明確なアセスメントをする能力があった。彼の存在から、私たちは幻覚剤経験者のみを被験者として採用するという決断の正しさを確信した。

フィリップの報告により、DMTの筋肉注射は吸引するより効果が劣ることが明白となった。私は増量を考えた。しかし絶頂が来たとしてもこの手法では、吸引の特徴である「ほとばしり（ラッシュ）」が起きるかは疑問だった。DMT吸引後、通常15~30秒後に起きる「ほとばしり」では、通常の意識から圧倒されるような幻覚の現実が息を飲む速さで訪れる。この「核爆発」効果に幻覚剤ユーザーたちは恐ろしいほどの魅力を感じるのだ。DMTを体内にもっと速く入れる手法が必要だった。

娯楽目的のDMTユーザーのほとんどは、マリファナあるいはその他の向精神性のないハーブにDMTを振りかけてパイプで吸引している。しかし、これはDMTを体内に入れる最良の方法ではない。薬剤は着火しやすく、空気をたくさん吸引しようとする時に、不快感が起きやすい。DMTが燃えると、ちょうどプラスチックが燃えた時のようなひどい吐き気を催す臭いを発する。薬剤が効果を現し、室内が水晶の破片を散りばめたように砕け、それに体が同調すると、もう吸っているのか吐いているのかさえ定かではなくなってくる。そのような恍惚状態で、燃えて悪臭を放つ化学物質の粒子を力いっぱい肺に吸い込んだらどうなるか想像してみてほしい。

最速でDMT投与の効果が上がる方法は注射である。筋肉注射の場合、比較的限定的な血流の筋組織の中に薬剤が浸透していくという、注射の中では最も時間がかかるタイプのものだ。薬剤を皮下注射により注入するという方法もあり、これは筋肉より血管が多く、その分速く浸透するが、ふつうは痛みを伴う方法だとされている。静脈注射が最もよい方法だ。静脈に注射すると、濃い薬剤入りの血液が心臓に還る。心臓はこの血液をポンプで肺に送り出す。肺から再び心臓へと戻り、そこから脳を含む全身へと届けられる。この全行程を生理学者は「腕舌循環時間」と呼んでいるが、所要時間はふつう約16秒だ[*1]。

私はDMTを製造した同僚である、米国インディアナ州パーデュー大学のデイビッド・ニコルズ博士に相談してみた。彼は、筋肉から静脈に変更する必要があることに合意した。しかしこの変更に伴う不安材料に対し、彼は無情にもこう言った。「それが僕ではなく、君の問題でよかったよ」

そこで私は米国食品医薬品局（FDA）の医師であり、2年間にわたるプロジェクトの規制プロセスを終え、引き続きモニタリングを担当していたW博士に相談した。彼は笑ってこう言った。「DMT投与をしている研究者は世界中に君一人だよ。君の他にDMTエキスパートはいない。君自身が決めればいいさ」

彼の考えは正しかったが、それでもたった1回DMTを投与しただけで、性急に未開領域に踏み込んでいくことには躊躇があった。DMTの静脈注射による投与事例が一つだけ発表されてはいたが、対象は精神病患者で、正常な被験者ではない*2。その1950年代のプロジェクトでは重度の統合失調症患者が対象で、そのほとんどが自らの経験について語ることができない人々だった。実際ある気の毒な女性患者は、DMTの静脈投与を受けた直後、短時間ではあるが脈拍が検出不能となった。この症例が引っかかり、これから被験者となるすべてのボランティアの心機能について慎重にならざるを得なかった*3。

W博士は、私が筋肉から静脈ルートに変更するにあたり、筋肉注射時の投与量の5分の1で試すよう提案した。

「その量なら筋肉注射の時より脳・血流内のDMTレベルが少ないので、そこから調節していくといい。それで過剰摂取になる人は誰もいないだろう」

その比率で行くと、筋肉注射の投与量、体重1kgあたり1mgを、静脈注射では体重1kgあたり0・2mgに変更するということだ。

フィリップもニルスもこの研究の新しい局面、つまり「正常な被験者にDMTを静脈から投与して適量を探る」というプロジェクトに積極的だった。2人ともDMT吸引経験があったので、経口吸引と静脈注射を直接比較できた。加えてフィリップは筋肉注射との比較もできた。

この研究に参加した当時、ニルスは36歳だった。彼は若い頃に爆発物の処理を志願して、陸軍に籍を置いていた。しかし軍事組織に適応できないと悟ると、すぐに精神問題を理由に除隊を申し出た。奇しくもその際の精神鑑定を担当したのがフィリップで、以来2人は友人となった。

ニルスは向精神薬に非常に強い関心があり、法の目の届かない動植物性の、そういう効果を発する物質を求めていた。彼はソノラ砂漠のヒキガエルが持つ向精神性の毒物に含まれる幻覚成分を発見したという記事を含む、人気の高い小冊子を制作してきた。この毒は高濃度の5-メトキシ-DMTを含む、DMTに非常に似通った化合物だ。このヒキガエルの成分を吸引すると、なかなかの成果がある。

ニルスは、長身でひょろっとした体形の、チャーミングで楽しい男だ。彼は数え切れないほどLSDをやっていて、曰く「150回を超えてから数えるのをやめた」という。この研究の1年前、彼はフィリップの家でDMTを吸引し、すっかり虜になった。以下が彼のコメントだ。

「それは私の周りにいる人々との心の絆をテレパシーで強く感じさせるような経験だった。混乱するほど圧倒される経験だった。心の内なる声の問いかけを聞いた時はワクワクした。あれはそのまま私の直感の声だったと思う。これまで生きてきた中で最も強烈な経験で、またあの境地に戻りたい。そこはまばゆい色の帯でできた異界だった。あのトリップはハードすぎてまったく身動きできなかった。あれは心のメッカ〔訪れてみたい憧れの場所。回教徒が世界中から目指すサウジアラビア西部の聖地〕で、他のすべての幻覚剤にとって最高のベンチマークとなる。私の周囲にあるモノたちは宇宙の見知らぬ昆虫のように見えたが、それもすべてこの異界の構成要素だとわかった」

フィリップに筋肉注射による投与を行った1週間後、私はニルスに体重1kgあたり0・2mgの静脈注射を行った。それは先日のフィリップのセッションと似たような感覚、つまり本格的実験の前の予行演習のような気分だった。この程度の分量で終わるはずはないと思われたからだ。

ニルスのセッション当日、彼は研究センターの病室のベッドで、お気に入りの陸軍の寝袋の中に横たわっていた。彼はこの寝袋をあらゆる旅行に持ち歩いていた。物理的旅行だけでなく、幻覚剤によるトリップも含めて。

シンディと私は彼のベッドの両脇に立ち、これから起きることの説明をした。彼はうなずき、始めるよう促した。

注射液が半分体に入った時、彼はこう言った。

「うん、味がわかる」

ニルスは静脈から入ったDMTが、濃厚な幻覚剤入りの血液となって脳に到達する過程で口や舌を通る際に味覚を感じられる数少ない被験者の一人だった。その味とは、金属的でかすかに苦い味だった。

「なかなか速いペースだ」と私は思った。

ニルスへの静脈注射によるDMT効果について、私の記録はほとんどない。理由は彼のフィードバックがほとんどなかったからか、あるいは彼も私もこのセッションの経験にあまり興味がなかったせいかもしれない。ただしニルスは「体重1kgあたり0・2mgというのは、DMT吸引時の感覚からすると3分の1から4分の1程度だと思う」という感想を言った。フィリップの筋肉注射、そしてニルスの静脈注射という最初の

2回でおそらく過剰の自信を得た私は、ニルスの静脈注射の分量を0・2mgからいきなり3倍の0・6mgに変えた。

まだ自信を持つには早すぎた。今思えば、2倍の0・4mg程度にしておくのが妥当だった。ニルスの感想に従って4倍の0・8mgにしなかったのがせめてもの幸いだった。

今日の午前中に、フィリップとニルスはともに0・6mg／kgのDMT静脈注射を受ける予定になっていた。それはニューメキシコ州アルバカーキの、ある晴れた風の強い寒い日で、室内にいられたのは幸運だった。研究センター内のニルスの部屋に入ると、彼は寝袋の中で0・6mgの初投与を待っていた。シンディはすでに彼の前腕部の静脈に細い針を刺して固定し、私がそこからDMT溶液を注入できるように準備を終えていた。シンディは彼の右側に、私は彼の左側に座り、彼の左腕の静脈ラインからは管がぶら下がっていた。そこにはフィリップもいて、彼はニルスのセッションがすべてうまくいったら、同じ午前中に同様の投与を受けることになっていた。フィリップはニルスのベッドの足元に座り、ニルスがこれから体験することに興味を示しつつ、ここにいる誰かに何か起きた場合は協力しようとしていた。私たちはフィリップの助けが必要になるとは微塵も予想しなかった。

ニルスに前回0・2mgの投与を行った際は、注入に1分間かけたが、今回はそれより速く、30秒で注入した。速く入れたほうが、DMT溶液が血流に混ざるのは遅くなるだろうと考えたからだ。その結果DMT量が脳内で最大になる時のピークがより高くなる。注入を終えるとニルスはすぐに興奮して言った。

「味がするぞ。来た来た！」

という言葉が漏れた直後、彼は寝袋の中で寝返りを打ち始めた。次に彼は起き上がり、ベッドに座り、叫んだ。

「吐きそうだ！」

彼は驚きと不安な表情で私たちを見た。シンディと私は顔を見合わせ、吐くための器がないことに気づいた。私たちは被験者が吐くことなどまったく想定していなかった。そして彼はぼそっと言った。

「でも今朝、朝食を抜いたから……吐くものがないよ」

ニルスは落ち着きなく枕を引っ張り、寝袋で顔を隠した。彼は胎児のように丸くなり、私たちと血圧測定機の反対側を向いたため、彼の腕と機械を結ぶ管が捻じれた。それからの2～5分の間、彼の血圧と心拍が最大となり、危険域に達していたかもしれない間、測定ができなかった。彼は身長6フィート4インチ〔1メートル93センチ〕の大きな手足を空中で出鱈目にバタバタさせ、ベッドから出ようとした。シンディ、フィリップ、私とで力を合わせ、今や小さく見えるベッドに彼を引き戻そうとした時、彼の手は冷たく湿っぽかった。6分後、彼は私たちがクローゼットから見つけてきたボウルの中に吐いた。吐く時に坐位になったため、私たちは彼をベッドの正しい位置に戻すことができ、血圧と心拍の測定が再び可能になった。その時点で注入後10分が経過していたが、数値がまったく正常値だったのには驚いた。

ニルスはシンディのほうに手を伸ばし、彼女の腕とセーターに触れた。それからあたかも彼女の髪をとかそうとするかのような動作をした後、すぐに何をしようとしたかを忘れたようだった。それから私のほうに向きなおり、こう言った。

「フィリップでもシンディでもなく、今僕はあなたを見なくちゃならない」

私は彼のまなざしを受け止め、極力平静を保とうとした。私は心の中で「無事でいてくれ」と祈り続けた。19分経過した時、彼は肘をついて起き上がり、笑い出した。非常にハイになっているようだった。瞳孔が開き、口を歪めてにやりと笑い、意味不明の言葉を発した。

そして最後にこう言った。

「最適な量は、0・2から0・6の間だと思うよ」

私たちは全員で笑い、室内の緊張感が数目盛り分下がった。こんな状態でも、少なくともその瞬間ニルスはまだユーモアのセンスがあった。

彼は続けてこう言った。

「自分という感覚が動いた。それが終わってしまうのが残念だ。色のカフェテリアにいるみたいだった。それは馴染みのある感覚だよ。うん、もう僕は戻ってきた。『彼ら』がいて、僕らはお互いに顔見知りだった」

「彼らって誰のこと？」と私は訊ねた。

「誰とかモノとか、特定できるようなものじゃない」とニルス。

彼は依然として幻覚剤の影響下にあったので、私はあまり追求しないことにした。彼は頭を振って、こう付け加えた。

「ハイな状態から戻ってくる過程は、とてもカラフルなんだけど、ピークに比べれば退屈なものさ。去年、DMTを吸引した時に行った世界を再訪できたという感覚だった。あそこを去る時は孤独な気分になる。

すごく具合が悪くなったんだ。その時君たちは僕の周りをウロウロして、まるで僕が死ぬかと思って、蘇生させようとしているみたいだった。僕はすべてうまくいくことを願った。あの時僕はただ、僕の内面で起きていることに必死についていこうとしていたんだ」

ここで彼は言葉を切り、最後にこう言った。

「疲れたよ。眠くはないけど、少し休みたい」

これ以降彼はほとんどコメントをしなかったが、賢明にも朝食を抜いていたため、ものすごい空腹感に襲われていた。彼は食事をたらふく食べながら、評価スケールに記入した。というわけでニルスでさえも0・6㎎では多すぎるという判断となった。

私はナースセンターに少しの間留まり、今起きたばかりのことを振り返った。心臓の観点から見ると、おそらく最高に達した時点で測定不能ではあったものの、心拍数の上昇は許容範囲だったと思われる。したがって、0・6㎎／㎏のDMT静脈注射による身体的悪影響はないだろうと結論できる。しかしながら、ニルスの報告の情報量が少ない理由として、自分に起きたことを覚えていなかったからか、あるいは起きたことを語らない、彼の寡黙な性格からかは判別できなかった。

私たちは明らかに「幻覚閾値」を超えた。立ち上がりからの唐突さ、激しさ、否定の余地のない体験、ニルスの過去の経験との合致などを勘案すれば、あれはフルスケールのDMTトリップだったと言える。しかし閾値から遠く行きすぎたのだろうか？　ニルスは自称「石頭」で、強い幻覚効果を求めて他のドラッグ使用者より多くの分量を求める人物だ。フィリップならどう評価するだろうか？

フィリップと私は研究センターの明るいホールを歩いていた。ナースステーションを通った時、ニルスはまだ食べ物を探していた。彼は絶好調だった。ついさっき精神の絶壁から飛び降りるという恐ろしい経験をしたばかりの彼がこれほど元気な様子を見て私たちは自信を深めた。

私はフィリップに訊ねた。「本当に同じ分量で試したい？」

「イエス！」躊躇のかけらもない答えだった。

しかし私には躊躇があった。

もしフィリップがニルスと同レベルの投与を拒絶したら、私の不安も少しは静まっていただろう。私は彼が０・５か０・４㎎／㎏で行きたいというだろう、と予測していた。その量なら容認できる——ＤＭＴが最大限入った注射器を空にするのを思いとどまれる。０・６㎎／㎏でも身体的悪影響はおそらくないだろうが、私たち全員が、ニルスのセッションで経験したよりもっと激しい精神的影響があるかもしれないという思いを抱いていた。しかしフィリップは、彼の友人であり「内的世界の探求仲間」であるニルスに負ける気はなく、０・６㎎／㎏でのセッションを望んだ。

私たちのボランティア被験者の特徴として、そのように破壊的な幻覚体験の可能性があってもあえて耐えようとする傾向が認められた。それは、翌１９９１年に実施された、30分ごとにＤＭＴの高用量投与を４回続けて行うという耐性実験の際に最も顕著だった。３回を終えてどれほど疲れ切っていても、４回目の分量を減らしたいと言った被験者は一人もいなかった。

ニルスと同量で行きたいというフィリップの希望により私は科学的・個人的・道義的ジレンマに陥った。

医学部で学んだのは、状況によって必要であれば少しばかり過剰投与となっても躊躇してはいけないということだった。たとえば、治療に耐性を持つ患者に対し、最大限の治療効果を上げるために大量投与が必要になることがある。さらに言えば、多様な状況下で速やかに判断するために、中毒効果についての知識を持っておく必要がある。新薬実験において、後者のポイントは特に重要だった。

0・6㎎／㎏でニルスのような経験を繰り返したくないとフィリップに伝えることは、このプロジェクトの主任研究者である私の権限と責任の範囲内ではあった。しかしニルスはもう元気そうだ。重要なのは、ニルスがこの分量の最初にして唯一の経験者だということだ。そもそも、この日の午前中の計画では、0・6㎎／㎏を2人の被験者に投与し、2人の反応を比較するというものだった。

私はフィリップが好きだし、彼は0・6㎎／㎏を望んでいた。しかし、私たちの友情がどこまで影響するだろうか？　友人だからという理由で彼の意向に従いたくはなかったが、この初期段階での実験に参加することが彼にとっての利益となることが望ましかった。彼はある意味で、私たちに便宜を図ってくれているのだ。彼の家はアルバカーキから遠く、もし0・4㎎や0・5㎎では不十分だった場合、0・6㎎で試すために再度来訪をしてもらうのは不都合だった。何を優先すべきか、要素はたくさんあったが、私は彼の0・6㎎／㎏という希望に応じた決断が正しいことを願った。

フィリップと私が部屋に入ると、看護師のシンディとガールフレンドのロビンが待っていた。フィリップはベッドに入り、今日二つ目のセッション開始に備えた。

フィリップのいる質素な無菌室は、ワックスがけされたリノリウムのフロア、サーモンピンクの壁で、酸素チューブ、分泌物の吸引用チューブ、そして水の出るチューブがベッドの後ろから出ていた。彼のベッドの正面にある、閉じた木製のバスルームのドアに、フィリップは千手観音のポスターを貼っていた。天井から伸びている無数のケーブルがテレビにつながれ、テレビはフィリップの幅の狭いベッドを見下ろしていた。ベッドは電動式で、病院の薄いシーツで覆われている。彼はこのベッドに横たわり、可能な限りリラックスできる態勢を取った。

シンディは彼の腕の静脈に手際よく留置針を刺した。同じ腕に血圧測定バンドが巻かれている。彼の反対側の腕には別の静脈路が確保され、そこから採血できるようになっていて、DMT投与後の濃度を測定する。この静脈路は滅菌食塩水が入った透明なプラスチックの袋につながり、採血用チューブに血塊ができないようにしてある。シンディと私は彼の両側に座り、ニルスの時のような反応が起きやしないかと不安だった。ロビンはベッドの足元に座った。

わずか1時間前のニルスの狼狽するような経験にもめげず、フィリップは心の準備をほとんど必要としなかった。ベッドに横たわり、薬物の影響下にある間、もし何かあれば私たちがすぐに処置をするということを彼はさっき見ていたし、段取りを知っていた。私たちは彼の幸運を祈り、彼は目を閉じ、深い呼吸をしてから「どうぞ」と言った。

私は30秒を数えやすくするために、秒針が6を指すのを待った。秒針が12を指すところまでで注入を終えると、そこが開始時刻となる。時計は午前10時少し前を指していた。

私がフィリップの静脈に注射針を刺し、DMT溶液を静脈に押し出そうとした時に激しくドアをノックする音が聞こえた。私は作業を中断し、針を抜いてキャップをしてベッド脇のスタンドの上に注射器を置いた。研究センターの所長がドアの外で待っていた。私は室内に聞かれないように急いで廊下に出た。彼によると、先ほどのDMT分析用の血液サンプルの採取の仕方が間違っていたということで、手法を変える必要があるとのことだった。私はその指示に従って変更すると伝えた。

私は部屋に戻り、フィリップの横の椅子に腰かけた。彼はこの中断に気づいていないらしく、すでに内面へと向かい、まったく順調にDMTの領域へと移行が始まったものと思っていた。彼にとって、トリップはもう始まっていた。

私は中座したことを詫び、場の雰囲気を軽くするために「どこまで行ったっけ？」と言った。フィリップは唸るような声を出し、目を開けて、続けるように促して再び目を閉じた。私は注射器を取り、再び針を刺した。シンディも準備はできているとうなずいた。

「オーケイ、これからDMTを入れるよ」と私は言った。

私はフィリップの静脈にゆっくりと慎重に0・6mg／kgのDMTを送り込んだ。

半分ほど入れたところでフィリップの呼吸が喉に詰まり、咳をしようとしているような状態になった。このような喉の詰まりが起きる時、その経験はワイルドなものになるということを私たちはすぐに学んだ。

「全部入ったよ」と私はフィリップに静かに知らせた。

注入して25秒ほどするとフィリップは、「愛してる……愛……」とつぶやき始めた。

血圧が少し上昇し、心拍は通常の65から140に跳ね上がった。この上昇は、階段を3～4階まで駆け上がった時と等しいレベルだ。この時フィリップはまったく体を動かしていない。

1分経過したところでフィリップは起き上がり、目を大きく見開いてシンディと私を見た。瞳孔は完全に開いていた。体の動きがぎくしゃくとして操り人形のようだった。そこには誰の意志もなく、空っぽの動きだった。

彼はロビンのほうに体を近づけ、髪を撫でた。

「愛してる、愛してる」

この朝2回目のことだった。DMTで放心状態のニルスはシンディの髪、フィリップはロビンの髪と、どちらも女性の髪に興味を示した。おそらく強度の幻覚症状の中で病室を見渡した時に見つけた最もパワフルなもの（生きている、有機的で身近な物質）だったからだろう。

彼は助けを必要とすることなく再び横たわったので、私たちは安堵した。彼の皮膚も、ニルスの時のように冷たく湿っぽかった。彼の体は典型的な「闘争・逃走反応」を示していた。血圧・心拍ともに高く、血流は体表から生命維持にかかわる内臓へと移動していたが、彼の体はまったく動いていなかった。彼の体はストレスホルモンの分泌により不必要な血流を制限する状態にあったため、筋肉内を通る静脈が縮み、採血を困難にした。

10分が経過した時、フィリップはため息をついた。

「なんて美しい、なんて美しいんだ！」

彼の頬に涙が流れた。

「これがいわゆる超常体験だ。僕は死んで天国にいる」

投与して30分後、心拍と血圧は正常値に戻った。

「すごく広いところを飛んでいた。そこは広くて大きくて、比較できるものが何もないんだ」

「喉が詰まった時、どんな気分だった？」と私は訊ねた。

「喉がちょっと風邪を引いた時のようになった。息ができなくなるかと思って怖かった。その時一瞬、『手放せ、身を委ねろ』という考えが浮かんできて、それから薬物が体内を巡っていった」

「座ってロビンの髪を撫でたのは覚えている？」と私は訊ねた。

「僕が何をしたって？」

投与から45分後、フィリップはすっかり薬物の影響が消えたところでお茶を飲んだが、ベッドに座り、私たちを見て、ロビンの髪を触ったことを覚えていなかった。その後彼は穏やかにしていたので、後はロビンが面倒を見てくれるだろうと私たちは思った。

その夜、フィリップと私は少し話をした。彼は疲れを感じてはいたがよく眠ることができた。見た夢は「普段よりは面白かった」が、特に奇妙なものではなかった。内容はまったく覚えていなかった。翌日彼は10時間フルタイムで働いたが、集中力はなかった。曰く、「僕が疲れていることは、僕以外誰も気づかなかった」

このセッション当日と翌日の報告は、驚いたことにこれだけだった。フィリップのドラッグセッションの報告は普段は非常に詳細にわたるため、その違いは衝撃的と言える。彼があの朝を無事に終えることができたことが最大の成果だったと言えるかもしれない。

その夜アルバカーキ郊外の山間部に向かって運転しながら、私はその日のことを振り返った。ニルスもフィリップも、0・6㎎／㎏のＤＭＴ静脈投与から無傷で生還できたのは喜ばしいことだった。しかし2人とも、その経験について大した情報をくれなかった。彼らのフィードバックは簡単で、詳細な説明がなかった。

なぜ2人ともほとんど何も語らなかったんだろう？

可能性の一つとして、それが「意識従属型情報」だからかもしれない。つまり変性意識状態で経験した出来事は、同じ変性意識状態になった時にしか思い出せず、ふつうの意識状態ではアクセス不能という現象だ。これはアルコール、マリファナ、あるいはヴァリウム、ザナックス、バルビタールのような鎮静効果のある処方薬の影響下にある時に起きる。また催眠や夢など、ドラッグ誘導によらない変性意識状態でも起きる。フィリップとニルスの場合、後でより低量のセッションをした際に0・6㎎のセッションのことを思い出せば、この説明が成り立つだろう。しかしこのプロジェクトでのちに実施したどのセッションでも、2人とも何も語らなかった。

もう一つの可能性としては、一時的なせん妄状態、急性の器質性脳症候群（ＯＢＳ）または急性錯乱状態（ＡＣＳ）が2人に起きていたことが挙げられる。せん妄（英語ではdelirium）とはラテン語のde（～の外へ）とlira（耕した畝と畝の間、轍）で、文字通り「轍の外に出る」「ある範疇の外へ出る」ことを指す。せん妄は高熱・頭部外傷・酸欠・低血糖といった物理的要因によって起きる。さらには自然災害やＰＴＳＤなど、心に深く傷を残すほど衝撃的な心理体験もせん妄状態を引き起こす。

ニルスとフィリップがあのＤＭＴセッションのことをほとんど覚えていなかったことがどれほどの心理的

トラウマになるのか、私には判断できなかった。いったいどこまでが薬物による直接的効果で、どこからが薬物の影響による心理的反応なのか？　言い換えれば、想像を絶する衝撃的価値を持つ景色を見るために梯子を登る行為はその当事者にせん妄・錯乱状態を起こすかもしれないが、その元凶は梯子ではなく、梯子のおかげで見られた景色のほうにある。ニルスとフィリップが見たものは奇妙で理解不能すぎて、あまりに常軌を逸していたため意識のスイッチを切ってしまい、そこで見えたものから心を閉ざしたのだろうか？　見なかったことにしたほうが身のためだ、と。

薬物の量、あるいは見えた景色の刺激のどちらが過剰であったとしても、2人の幻覚剤使用熟練者に0・6㎎／㎏のDMT静脈投与は「多すぎる」ということだった。後日フィリップは次のように語った。

「あれはまるで宇宙の火炎放射、色の嵐だった。喩えるなら嵐の真ん中に落とされて、コルクのようになすすべもなくクルクル回っていたような、戸惑いの連続だった」

私はDMTの投与量について、再びデイブ・ニコルズに電話した。高めの減量をどこに設定するべきか？0・5㎎／㎏では6分の1、0・4㎎／㎏では3分の1減らすことになる。量が多ければ効果は高いが、被験者の精神にダメージを与えることはしたくない。フィリップとニルスのあの朝のセッション以来、私にはためらいが生まれた。「害がないことを最優先にする」ということが医学の大原則であり、人を相手に実施する研究ではなおさらだった。被験者を精神障害者の集団にすることは選択肢になかった。フィリップとニルスが経験した0・6㎎／㎏の影響を考慮して、私たちはこの研究でのDMT最大量を0・4㎎に決めた。

それから数日後、私はDMTの初期の研究者スティーブン・ザラ博士に電話して、投与量について話した。

ザラ博士は1950年代にハンガリーの首都、ブダペストの自分の研究室で自らにDMTを注射して、幻覚作用を発見したという人物だ（人に対する幻覚剤研究の第一段階では、研究者自らが実験台になることは珍しくない）。彼はワシントンDCにある米国立薬物乱用研究所（NIDA）で、長期にわたる輝かしいキャリアを終えようとしていた。

私は彼にこう訊ねた。

「被験者にDMTを過剰投与したことはありますか？」

ザラ博士は少し考えてから、上品な東欧アクセントでこう答えた。

「ありますよ。被験者は何も覚えていませんでした。変性意識で経験した記憶を、何ひとつ持ち帰ることができなかったのです。唯一覚えていたのは、何か恐ろしいことが起きたという感覚だけでした。過剰投与には何の価値もないと思いますよ」

その後の5年間にわたる研究で浮かび上がったテーマの多くが、フィリップとニルスに0・6mg／kgのDMTを静脈投与した、あの12月の朝のセッションですでに現れていたことは驚嘆に値する。私たちは臨死体験・スピリチュアル体験、DMTによって到達した変性意識での「存在」との遭遇などについてよく耳にする。研究において被験者との友情と研究の目標との狭間でどちらを優先したらいいか悩むことがある。病院という設定や医療モデルの欠陥はすぐに明らかとなった。幻覚剤の大量投与の必然性は、否定的な反応が起こりかねないという懸念により緩和された。このプロジェクトにさまざまな協力をしてくれた同僚やモデレーターたちの巨大ネットワークがあった。これらはみなフィリップとニルスに0・6mg／kgのDMT投与をしたあのセッションの中に何らかの形で含まれていた。

それではこの研究の背景——幻覚剤に関する膨大な知識が、社会や科学界にどのように使われてきたかについて、話を始めよう。それからＤＭＴが私たちの体内で果たすユニークな役割、そして私たちの人生に果たし得る驚くべき機能について、理解を深めていこう。

第1部

基本的情報

第1章
幻覚剤—科学と社会

人類が、幻覚効果のある植物、キノコ類、動物などを使う習慣は有史以前からあり、おそらく現生人類が登場するより前のことだと思われる。ロナルド・シーゲルやテレンス・マッケナの研究を例に挙げると、私たち人類の祖先である類人猿は、おかしな行動を誘発する食物を摂る他の動物の行動を模倣する過程で、精神状態を変える最初の物質を発見したと言われる。

多くの古代文明が意識変容のために幻覚剤を使用したという物理的証拠を示す記録は増え続けている。考古学者たちは、人の体からキノコが生えてくるという古代アフリカの絵を発見した。また最近見つかった、有史以前の北欧の岸壁画も幻覚剤による変性意識を強く想起させるものだった。

著述家の中には、言語は幻覚剤によって起こった、あるいはそれに関連した原初の人類の発音から生まれたと主張する人々がいる。また原初の宗教体験の基礎は、幻覚剤によって形成されたと考える人々もいる。

幻覚剤によって開かれるビジョン、恍惚感、豊かに拡がる想像力のため、古代の多くの文明では幻覚剤を珍重してきた。数百年に及ぶ文化人類学研究によると、それらの古代社会ではその集団の連帯を維持し、医術を助け、芸術的・霊的想像力を刺激するために幻覚剤を使用してきたことがわかっている。

新大陸の先住民たちは古来から、そして現在に至るも意識変容をもたらす多種多様な植物やキノコ類を使っている。幻覚剤に関する私たちの知識のほとんどは、ＤＭＴ、シロシビン、メスカリン、いくつかのＬＳＤ含有化合物など、西半球で発見され、研究されてきた文献が元になっている。

新大陸の住民たちの幻覚剤使用の幅広さと奥深さに、ヨーロッパから来た開拓者たちは驚かされた。それは当地と比べればヨーロッパには幻覚作用を持つ植物やキノコ類が少ないせいだったかもしれない。意識変容物質の魔術とのつながりも同様に重要だ。新大陸でも旧世界でも教会はこの物質の使い方に関する情報を巧みに制限し、その知識を持つ者や使う者を迫害してきた。メキシコのインディアンが幻覚キノコを使う習慣は16世紀をもって完全に途絶えたわけではなかったことがわかったのは、つい50年前のことだった。

ヨーロッパでは１８００年代の終盤まで、幻覚作用を持つ植物や薬物への関心も入手経路もほとんどなかった。著述家の中にはアヘンやハシシュ〔大麻に含まれる幻覚物質を乾燥させて作った麻薬〕による自らの幻覚反応について書いた人々がいるが、幻覚効果を得るために必要な量を摂取するのは過剰摂取などの危険が伴い、困難だった。このような状況に変化が訪れたのは、新大陸のサボテン、ペヨーテに含まれるメスカリンの発見からだった。

１８９０年代にドイツの化学者がペヨーテからメスカリンを抽出することに成功した。その効能について掘り下げる文献が増えるにつれ、「人工天国」への扉を開ける可能性への期待が高まった。その一方で、医学、精神医学分野におけるメスカリンへの関心は驚くほど抑制的で、１９３０年代末までに書かれた研究論文の数はほんのひと握りにすぎない。関心が高まらなかったのは、メスカリンが不快な悪心嘔吐の症状を伴うことと関係があったかもしれない。

メスカリンに対する医学界の関心の低さのもう一つの理由として、その効果を説明する科学的・医学的根拠がなかったことが挙げられる。当時の精神医学は、フロイト派精神分析が主流だった。フロイト本人はコカインや煙草といった向精神薬に強い関心を持っていたが、彼の弟子たちはそうでもなかった。加えてフロイトは宗教不信の立場をとり、スピリチュアル、あるいは宗教的な経験は子供じみた怖れや願望に対する防御反応だと主張していた。おそらくこの姿勢により、ネイティブアメリカンのスピリチュアリティの象徴であるメスカリン探求への欲求は阻害されたと思われる。そしてＬＳＤが華々しく登場した。

１９３８年、スイスの化学者アルバート・ホフマンは、その当時すでに大製薬会社となっていたサンド薬品の自然薬品部門で、ライ麦の菌が作る麦角（アーガット）の研究をしていた。その研究により彼は出産後の子宮出血を止める薬効成分を見つけようとしていた。麦角をベースにした化合物の一つにＬＳＤ-25、別名リセルグ酸ジエチルアミドがある。この物質は実験動物の子宮にほとんど効果がなかったため、ホフマンは仮説を棚上げした。５年後、「奇妙な胸騒ぎ」を感じたホフマンは、ＬＳＤを再び調べ始めた。そして偶然の産物として、ＬＳＤのパワフルな幻覚作用を発見した。

ＬＳＤの画期的なところは、１ｇの１００万分の１の量で幻覚作用が起きることだ。その効果はメスカリンの千倍以上にもなる。実際ホフマンは、幻覚作用を起こすには少なすぎると考えた１㎎の４分の１の量で試し、ＬＳＤの過剰摂取を起こしそうになった。ホフマンとスイスのグループは１９４０年代初頭に、この研究論文を発表した。ＬＳＤがもたらす強い意識変容と、研究者たちが追究する古典的精神医学的見地から、科学者たちはＬＳＤの「精神病を模倣する」性質について強調した[*1]。

第２次世界大戦後の数年間は、精神医学史上において際立った時期だった。ＬＳＤに加え、科学者たちはクロルプロマジン（ソラジン）の抗精神病性の薬効を発見した。ソラジンは、前例がないほど多くの重度精神病患者が精神科病棟から退院できるほどの効果を発揮した。この事例や、その他の抗精神病薬のおかげで、ようやく医師たちは重度の疾病の治療の改善を図るようになった。

現代の生物学的精神医学という分野は、この時期に誕生した。人の精神と脳科学の関係性を研究する学問は、ＬＳＤとソラジンという奇妙なペアから生まれた。そしてセロトニンはこのペアの縁結び役だ。

１９４８年に研究者たちは、血流に含まれるセロトニンが動脈や静脈を取り巻く筋肉の収縮に一役買っていることを発見した。これは出血の過程を理解するうえで、きわめて重要なポイントだ。セロトニンの語源はラテン語で、セロは血液、トニンは収縮を意味する。

その数年後の１９５０年代半ば、研究者たちは実験動物の脳内にセロトニンを発見した。その後の実験により、脳内の正確な位置や個々の神経細胞の電気的・化学的機能に及ぼす影響が明らかになった。動物の脳内の、セロトニンを含む部分に薬物や外科手術により変化を加えると、それは性的行動、攻撃行動、睡眠、覚醒、その他の多様な基本的・生物学的活動に重大な影響を及ぼす。脳内、そして動物の行動における存在とその機能により、セロトニンは最初に見つかった神経伝達物質として知られることになった[*2]。

同時に科学者たちは、ＬＳＤとセロトニンの分子構造が非常に似通っていることを指摘した。そしてこれら二つが脳内の多くの拠点で張り合っていることも証明した。ある実験ではＬＳＤがセロトニンの効果を阻害し、別の実験では幻覚剤がセロトニンの効果を模倣していた。

これらの実験結果により、ＬＳＤは脳と心の関係を紐解くにあたり、存在し得る最良のツールだという地位を確立するに至った。もし脳内のセロトニンが理解可能で具体的方法により変化した結果として、ＬＳＤの感覚的・情動的特異性が起きるのなら、特定の精神機能を「化学的に解剖」し、生物学的説明ができるかもしれない。これと同様に、多様な神経伝達物質に特定の影響を及ぼすその他の向精神薬により、多様な意識体験を化学的に解明できるかもしれない。

世界中の数十人に及ぶ研究者が、何千という健康なボランティアや精神病患者に対し、めまいがするほどの幻覚剤を投与してきた。これまでの20年以上にわたり、寛大な政府や一般基金がこの研究を支援してきた。研究者たちが発表した論文は数百本、書籍は数十冊に及ぶ。人体における幻覚剤研究の成果は国際会議やシンポジウムなどでも取り上げられてきた[*3]。

サンド研究所は、健康なボランティア被験者に一時的な精神病状態を起こす実験に向けて、研究者たちにＬＳＤを配布した。研究者たちはこの実験により、統合失調症のような自然発生的精神病の解明に一条の光を見出せないかと期待した。

サンドはまた、精神病患者への理解と共感を深める目的で精神科のインターンたちにもＬＳＤ配布を推奨した。若い医師たちは、一時的に狂気の領域に進入し、驚愕した。正気を失うという生々しい経験をして、精神科医たちはこの幻覚剤が持つ意識解放という特性が、精神療法の向上に資すると信じるようになった。

数えきれないほどの研究論文が、通常の話し合い療法（トークセラピー）に幻覚剤を取り入れると、ずっと成果が上がることを証明した。数十という科学関連記事では、妄想や衝動、ＰＴＳＤ、摂食障害、不安、絶望、アルコール依存症、ヘロイン依存症などに悩む、それまで治療が困難だった患者たちに画期的な症状改善がみられたことを指摘した。

「幻覚剤心理療法」を使ってにわかに起きたブレークスルーは、絶望や苦痛を伴う終末医療患者にもこの薬剤が有効ではないかと、新たな研究者を研究に駆り立てた。根底にある医学的症状にはほとんど効果がないものの、これらの患者に「幻覚剤心理療法」を行うと、目を見張るほど顕著な心理効果がみられた。絶望感が消え、鎮痛剤投与量が劇的に減少し、罹患したことと治療行為を患者自身が受け入れることにより、治療効果が向上した。さらに、患者やその家族が抱える深刻な感情を伴う根深い問題に、それまでにはなかった形で向き合えるようになった。この新しい治療法により精神面での改善が急激に進んだことは、命のカウントダウンが始まった患者への光明となった。神秘的でスピリチュアルな変容体験は、「幻覚剤心理療法」のたくさんの奇跡の反応の結果だと信じるセラピストもいた[*4]。

さらに、幻覚剤の深い影響下にある被験者たちの経験が、伝統的な東洋の瞑想実践者の経験と酷似していることも明らかになった。幻覚剤でも瞑想でも同じ意識変容が起きることは、イギリスの小説家、宗教哲学者であるオルダス・ハクスリーを含む、学術界の外にいる多くの人々を惹きつけた。ハクスリーは、１９５０年代にロサンゼルスの彼を訪問したカナダの精神科医ハンフリー・オズモンドの監視の下で、きわめて良好なメスカリンとＬＳＤの経験をしている。ハクスリーは自らのドラッグセッションと、それが与えたインスピレーションについて、すぐに文章を発表した。幻覚剤体験の性質や価値について書かれた彼の文章は秀逸で人々の心をつかんで離さない魅力があったため、多くの一般人は同じ経験を求めて、研究者たちはひらめきを求めて、幻覚剤を手にしようとした。ハクスリーの文章が幻覚剤の大衆化を刺激した反面、彼の持論は、高度な知性や芸術性の持ち主以外に幻覚剤が使われるべきでないというものだった。彼によると、ごくふつうの男女には、幻覚剤の安全かつ生産性の高い活用法を担保できないということだった[*5]。

しかし終末医療研究と、幻覚剤で瞑想と同様の意識変容が実現するという議論は、科学と宗教という二つの分野のぎこちない混ざり合いを引き起こした。こうして研究の方向は、当初サンドが企図した内容からかけ離れていった。

１９６０年代にＬＳＤが研究室の外に出たことは、事態をさらに複雑にした。緊急救命室、自殺、殺人、出生異常、染色体損傷などへの関与がメディアを沸かせた。ハーバード大学のティモシー・リアリー博士とそのチームが科学研究の原則を放棄したことは広く知れ渡り、チームは最終的に排斥されることになった。これらの出来事により、幻覚剤は科学者でさえコントロールを失うほどパワフルだという疑惑を勢いづけた[*6]。

メディアは幻覚剤の物理的・精神的側面の負の影響を誇張・喧伝した。そこにはいい加減な実験に裏づけられたデータや、まったくの捏造も含まれていた。その後、幻覚剤が染色体の損傷を含む深刻な害をもたらすという嫌疑を晴らす論文が発表された。しかしながらこれらの追跡調査に向けられた関心は、初めのネガティブな報告に比べればずっと小さかった。

幻覚剤による恐怖の経験や心理的悪影響を扱った精神医学の論文なども量産されたのち、同じように制限がかけられた。幻覚剤の負の要素への懸念を精査する意味で、私は負の影響について書かれた論文のすべてを読み、結果を公表した。きちんと管理された研究体制の下では、健常者、精神病患者の両方において、精神医学的合併症が起きる確率は著しく低いことが明白だった。問題が起きていたのは、被験者が重度の精神病、あるいは不安定な状態で、純度の低い、あるいは成分不明の幻覚剤を摂取し、アルコールやその他のドラッグを併用し、管理者不在の管理不十分な体制で行った場合だった*7。

不完全な管理下でのLSD使用への一般の懸念に加え、この分野の調査官のほぼ全員が異議を唱えた結果、米国議会は1970年にLSDその他の幻覚剤を違法とする法案を可決した。政府の命令により科学者たちは在庫の薬物を返却し、研究のために幻覚剤を取得・保管するための手続きは複雑で時間のかかるプロセスとなり、新規プロジェクトを始めるのが困難となった。研究資金は枯渇し、研究者は実験を途中で放棄した。この取締法の出現により、人に対する幻覚剤研究への関心は、にわかに脚光を浴びたのと同じくらい速やかに消えていった。それはあたかも幻覚剤が発見される前に戻ったかのようだった。

つい30年前の、人を対象とする幻覚剤研究の勢いに比べると、今日の医学、精神医学の教育課程で扱うことがいかに少ないかには驚かされる。20数年前、幻覚剤は精神医学界注目の成長分野だった。そして今日、医師も精神医学者も幻覚剤についてほとんど何も知らない。

私が医学生だった1970年中頃の時点で、法律ができてまだ10年も経っていなかったが、4年間の履修課程のうち、幻覚剤を扱った講義はわずかに二つしかなかった。それでも他の医大に比べれば多いほうだっただろう。私が行ったのはニューヨーク市のアルバート・アインシュタイン・カレッジで、動物研究をしている研究グループがあったからだ。1990年代中頃に私はニューメキシコ大学の精神医学後期臨床研修医（シニア・レジデント）向けに幻覚剤の研究セミナーを行ったが、それはアメリカ全土で過去数十年の中で唯一のものだった。

幻覚剤に対する学界の関心の薄さは、一部には進行中の研究がなかったことが一因かもしれない。しかし研修医にとって、現在は廃れていても、かつてよく使われてきた理論やテクニックについて学ぶのはけっして珍しいことではない。にもかかわらず幻覚剤は精神医学の文脈から完全に除外されてしまった。

臨床精神医学の分野で扱われるほとんどの理論、テクニック、医薬品は、導入と検証を経て、さらなる応用の幅の拡大という、予測可能な進化の道を辿っている。したがって、人に対する幻覚剤研究の初期に、研究結果が集まるにつれ、矛盾する結果が出てきたのは驚くに当たらない。予想通り、幻覚剤が難治性の心理療法の症例において「模範的精神病」や「治療」にはなり得ないという期待外れ感が漂うことになった。精神医学研究では、科学者が研究課題や疑問・手法・応用などを徐々に改良していくという過程を辿る。しかし幻覚剤研究ではまったくそのような過程を辿らず、進化の道のりはきわめて不規則だった。「驚異の新薬」として華々しく登場し、すぐに「恐怖のドラッグ」の烙印を押された挙句、無に帰していった。

医学や精神医学の学生が幻覚剤について学ぶ機会がほとんどないのは、研究が終了したからというより、その終わり方に原因があると私には思える。あんな終わり方をしたことが精神医学界の士気をくじくことになり、幻覚剤そのものにも背を向ける結果になったのだ。

幻覚剤研究は、かかわった多くの著名な科学者にとって汚点となり、彼らの人生の屈辱的な時期となった。彼らの多くは当時の精神医学分野でも特に優秀な科学者たちだった。今日の北米やヨーロッパの学術・産業の両分野で、主要精神医学系大学の学部長や国立精神医学研究所の所長クラスとなっている研究者たちの多くが、幻覚剤研究からその専門的キャリアをスタートさせている。その中で最も高い権力の座にある人々が悟ったのは、法による圧力と、それを後押しする世論、市民感情、そしてメディアに対してどれほど科学やデータ、論理を尽くしても聞き入れられるものではないということだった。

規制法が可決されると、政府の管理官や資金提供機関は速やかに許可を取り消し、薬物を没収し、出資金を引っ込めた。かつて研究者たちが精神疾患を解明する稀有なカギだと考え、何十人という人々がこの道の研究者となるきっかけをつくった同じ幻覚剤が、今や怖れと嫌悪の対象となり下がった。

もう一つの問題は、精神医学分野の内部でも、幻覚剤が厄介な論争の種となったことだ。生物学寄りの精神医学者は、「宗教を発見した」同僚に対して厳しい態度を示し、幻覚剤が起こすスピリチュアルな影響について騒ぎ立てた。こうして否定された側の精神医学者は、感性が欠如した、脳だけによる評価しかできない、視野の狭い輩だと対抗勢力を切り捨てた。精神医学では、もともとスピリチュアルな価値観に対して寛容だったわけではない。実際のところ、幻覚剤研究の結果を考察するため、精神医学の新分野、「トランスパーソナル」理論と実践が誕生した。かくして、少なくとも数人の幻覚剤研究者は、幻覚剤によって患者や自分、同僚たちに起きるいくつもの複雑で矛盾に満ちた、混迷を極める影響への対応を免れたと安堵していたことだろう。

大講堂を埋め尽くす、200名からなる賢い医学生たちを相手に、精神医学の歴史の恥部について講義したい人など誰もいない。幻覚剤研究の初期を担っていた人々のほとんどは高い専門性を持つ科学者であり、狂信者ではない。彼らは自分の同僚や恩人を公然とこき下ろすほど分別のない人々ではない。長く生きていれば賢くなるものだ*8。

幻覚剤を巡る主要な背景についてここまで論じてきたので、次はその効能について考えてみよう。幻覚剤は以下の三つの要素が複雑に絡み合って効果を発揮する。本人の状態・環境、そして薬物だ。本人の状態とは、本人の性質（長期的な人格と、その時点の気分）だ。それは本人の過去・現在、起こり得る未来を含む、好みや考え、習慣、感情などからなる。体と脳の状態も含まれる。

幻覚剤体験は、環境にも左右される。体験が行われる環境に何が、また誰がいるかいないか、田舎か都会か、室内か屋外か、空気の質、周囲から聞こえてくる音、などなど。環境は、薬物を摂取する本人が誰といるかによっても変わる。その相手が親友か他人か、やさしく導いてくれる人か、自分を検査対象として観察する科学者かによって、リラックスできたり緊張したりする。

そして、薬物(ドラッグ)だ。

そもそも、何と呼べばいいだろうか？　この重要なポイントについて、研究者の間ですら統一されていない。なかには薬物という言葉を嫌い、分子、化合物、作用因子、物質、薬剤、聖体などと呼ぶ研究者もいる。

仮に薬物(ドラッグ)という名称を採用したとしても、そこには多くのバリエーションがある。ハルシノゲン

（幻覚（ハルシネーション）を引き起こす）、エンテオゲン（神性（テオ）を引き出す）、ミスティコミメティック（神秘状態を模倣する）、オネイロゲン（夢見の状態をつくる）、ファネロタイム（感覚の視覚化を促す）、ファンタスティカント（ファンタジーを刺激する）、サイコディスレプティック（心をかき乱す）、サイコトミメティック（精神病を模倣する）、サイコトゲン（精神病を起こす）、サイコトキシン（精神病を起こす毒物）、そしてスキゾトキシン（統合失調症を起こす毒物）などさまざまだ。

名称の問題は些末なことではない。幻覚剤とは何か、どんな効果があるかについて誰もが同じ認識を共有できていれば、同じドラッグにこれほど多くの名前が付くことはなかったことだろう。多様な名前が付けられていることは、それほど幻覚剤とその効能が根深い、そして現在も止まない物議を醸していることを表している。

期待値というものがドラッグの効能に大きく作用することを知っているにもかかわらず、科学者たちは自分たちが付けた名称に驚くほど無頓着だ。心理学を専攻した大学生は皆、心理学入門コースで、1960年代に出版された画期的論文の講義によりこのことを学ぶ。そこに登場する実験では、異なる期待値を持った被験者たちが闘争・逃走ホルモンであるアドレナリンを接種される。鎮静剤だと伝えられた被験者たちは穏やかでリラックスした状態になる。興奮剤だと伝えられた被験者たちは不安やエネルギーの高揚を経験する*9。

こんなふうに処方したりされたりする薬物は、その効能に関する期待値に影響される。期待や予測によって効果そのものが変わることもある。期待値の解釈や、それをどう処理するかによっても変わる。幻覚剤以上に、付けられた名前に効果が大きく影響する薬物はない。なぜなら幻覚剤は、それを摂取した者の被暗示性を著しく高めるからだ。

幻覚剤に付けられた名称に加え、それを摂取する人を何と呼ぶかも本人の状態や環境に影響し、その効果もそれによって変化する。ドラッグを摂取する人は、研究対象、ボランティア、クライアント、あるいは聖餐式の執行者だろうか？　ドラッグを投与する人はガイド、シッター、研究者、あるいはシャーマン、科学者だろうか？

ひとつ心理エクササイズをしてみよう。あなたは「研究対象」として、「精神異常発現性の薬剤」の投与を受ける日を待っていると想像してほしい。次に、聖餐式の執行者として、「神性を引き出してくれる聖餐用のパン」をいただく儀式に参加すると想像したらどうだろう。これらのまったく異なる設定のもとで幻覚症状や激しい気分の浮き沈みを経験すると、あなたはそれをどう解釈するだろう？「気が狂った」のか、はたまた「神の啓示を受けた」のか？

もしあなたが幻覚剤を投与する側だったら、あなたの研究対象がどんな反応を示すと予測し、どんな反応を無視するだろう？　おそらくそれはあなたが投与した薬物が「統合失調症を引き起こす毒」か、「ファンタジーを刺激する薬」かによって大きく変わるだろう。シャーマン的視点から投与すれば、「幽体離脱」が起きたと捉えるだろうし、「精神異常発現性薬物」を投与し、「精神病の解毒効果」を予測していればその同じ反応を無視するだろう[*10]。

ハルシノゲンという呼称が、幻覚剤を表す最も一般的な医学用語で、主に視覚的な知覚効果があるとされている。幻覚剤が知覚に変化を起こす効果はすでに知られているが、他にもまだ認知も評価もされていない効果が存在する。強い陶酔感、知的・スピリチュアルな啓示を得る、そして肉体の境界線が溶けていく感覚といった、人々が渇望する経験と比較すると視覚効果は不要かもしれない。

私はハルシノゲンより、心が顕現するという意味を含んだ幻覚剤（サイケデリック）という表現のほうを好む。幻覚剤（サイケデリック）は、人の心の中身をあぶり出す。これまで隠蔽され、忘れられ、視界から抜け落ち、完全に予想外な、しかし明らかに存在している、潜在意識に収まる思考や感情が外にあぶり出されてくる。本人の状態と環境により、同じ人が同じドラッグを同じ量摂取してもまったく異なる反応を起こすことがある。ある時はほとんど何も起こらなかったが、別の日には空に舞い上がるようなエクスタシーとインスピレーション満載の体験となり、そうかと思うとまた別の日には逃げ出したくなるような悪夢に見舞われる。幻覚剤（サイケデリック）という呼称は、このような包括的な性質や幅広い解釈が可能な効能に合っている。

幻覚剤（サイケデリック）には独自の文化と言葉を紡いできた歴史がある。サイケデリックと呼ばれる特定の芸術、服飾、そしてそれを反映した一連の環境などがある。ドラッグの一つとして歩んできた道で言えば、サイケデリックは政治的・社会的問題というドラッグとは無関係な事柄に関する1960年代特有の強い感情や葛藤を刺激する。サイケデリックという言葉を聞くと、多くの人々が「カウンターカルチャー」「反骨」「リベラル」「左翼」などの言葉を連想するだろう。私はあえて本書でこの言葉で通したい〔英文のサイケデリックを、幻覚剤と訳している〕。存在している中でこれが最良の表現だと思っている。これによって気分を害する人がいないことを祈っている。

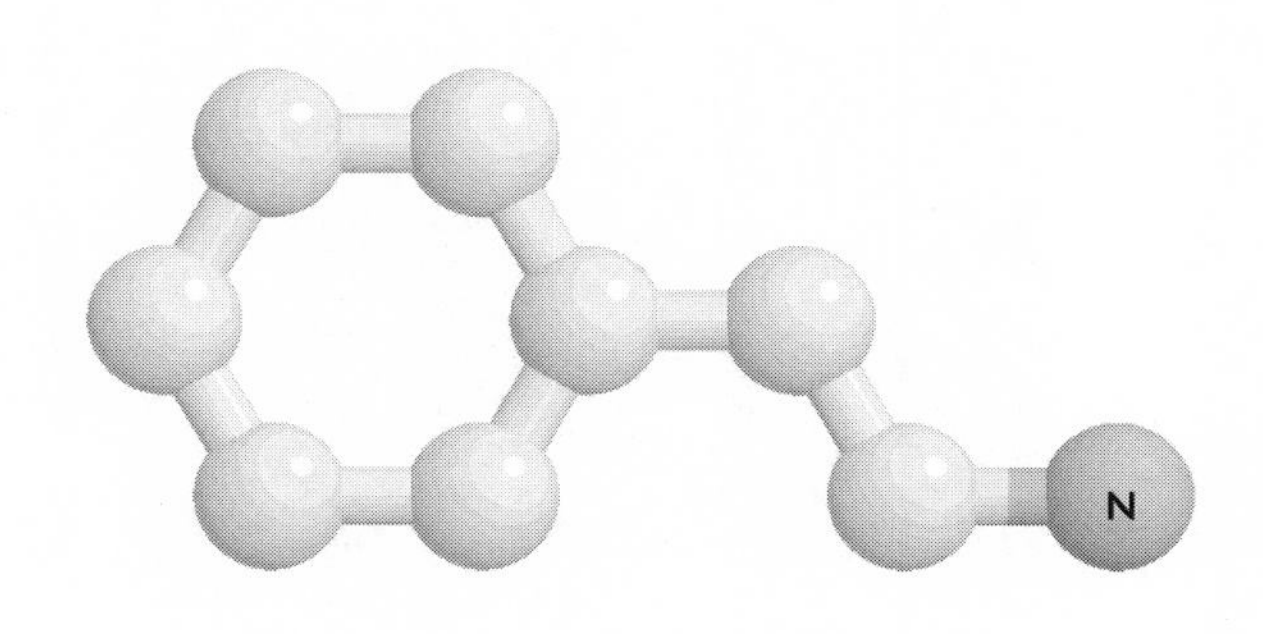

図1　フェネチルアミン

呼称はどうあれ、幻覚剤は物理的・化学的なものだという点には異論がない。この最も基本的なところから、その本質と効果について理解を深めていこう。

以下に幻覚作用のある多様な化合物の化学構造（図1〜11）と解説を示した。図に描かれた球は原子で、何も書かれていない白い球は最も一般的な炭素原子だ。Nと書かれた球は窒素、Pはリン、Oは酸素だ。無数の水素原子が分子を構成する原子を取り巻いているが、図を簡略化するために、それらは描かれていない。幻覚剤には二つの主要な化学族がある。フェネチルアミン（図1）と、トリプタミンだ[*11]。

フェネチルアミンは、フェネチルアミンの「親化合物」の上に構築される。

最も知名度の高いフェネチルアミンはメスカリン（図2）で、アメリカ南西部のサボテン、ペヨーテから抽出される。

次に知られているフェネチルアミンはＭＤＭＡ（図3）、別名エクスタシーだ。

幻覚剤のもう一つの主要な化学族は、トリプタミン（図4）

だ。以下の幻覚剤のすべてが、核または基本的構成要素にトリプタミンが含まれている。トリプタミンは、トリプトファンの誘導体で、トリプトファンとは食事によって取り入れられるアミノ酸の一種だ。

セロトニン（図5）はトリプタミン（より正確に言えば、5-ヒドロキシトリプタミン、5-HT）だが、幻覚作用はない。分子構造ではトリプタミンより酸素原子が一つ多い。

DMTもトリプタミンで、幻覚剤の中でもっとも単純な分子構造を持つ。トリプタミン分子に二つのメチル基を足しただけで、ジメチルトリプタミン、DMT（図6）が作られる[*12]。

今日のすべての幻覚剤の生みの親、LSD（図7）は、イボガイン（図8、中毒性がないことがよく知られるアフリカの幻覚剤）同様、トリプタミンを中核としている。

トリプタミン系で知名度の高い幻覚剤の一つ、シロシビン（図9）は、幻覚キノコの有効成分だ。幻覚キノコを摂取すると、体内ではシロシビン分子からリンの原子を取り除き、シロシン（図10）に変わる。シロシンとDMTの違いは、わずかに酸素原子一つだ。シロシビン／シロシンのことを、私は「経口で有効なDMT」だと考えている。

もう一つの重要なトリプタミンに5-メトキシ-DMT（図11、5-MeO-DMT）がある。DMTとの構造の違いはメチル基一つ、酸素一つ多いことだ。DMTを含む多くの植物、菌類、動物には5-メトキシ-DMTも含まれている。DMT同様、5-メトキシ-DMTを使う場合通常は吸引により摂取する[*13]。

化学構造の他、幻覚剤には活量〔化学反応の活性化の度合い〕がある。化学分野の話はここから薬理学（薬物作用の研究）の範疇となる。幻覚剤の活量の目安の一つに、効き始めるまでにどれくらいの時間を要する

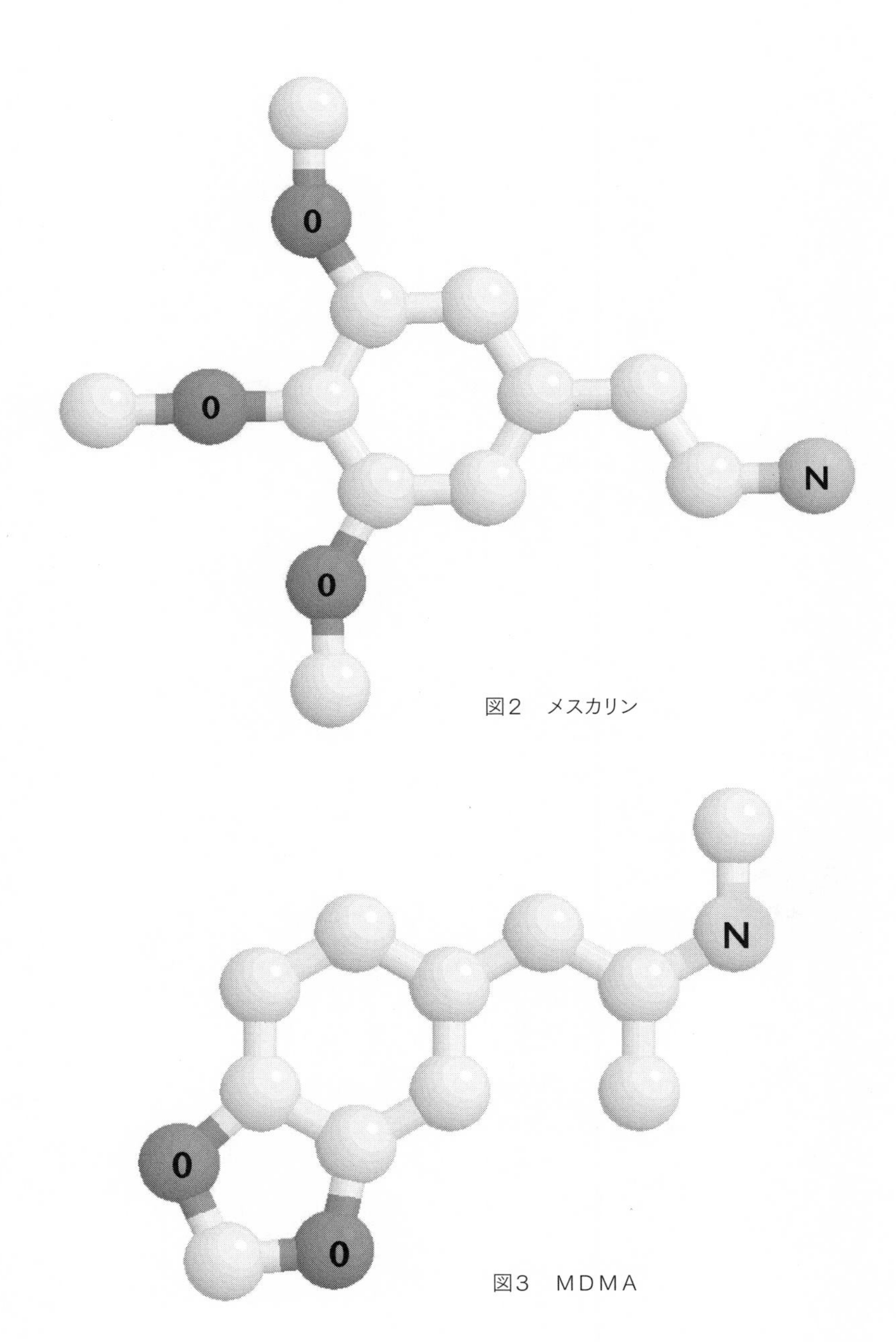

図2　メスカリン

図3　MDMA

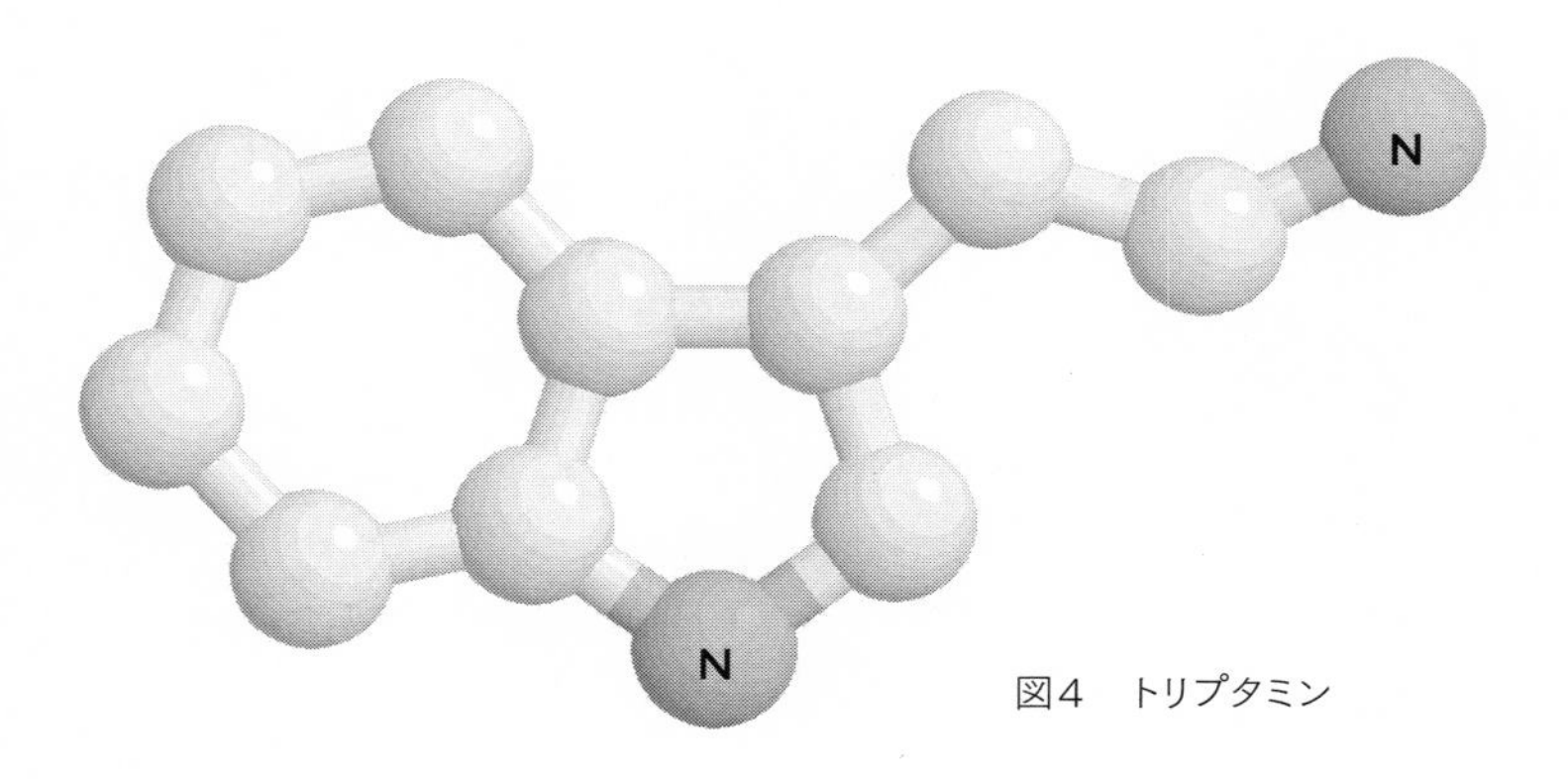

図4　トリプタミン

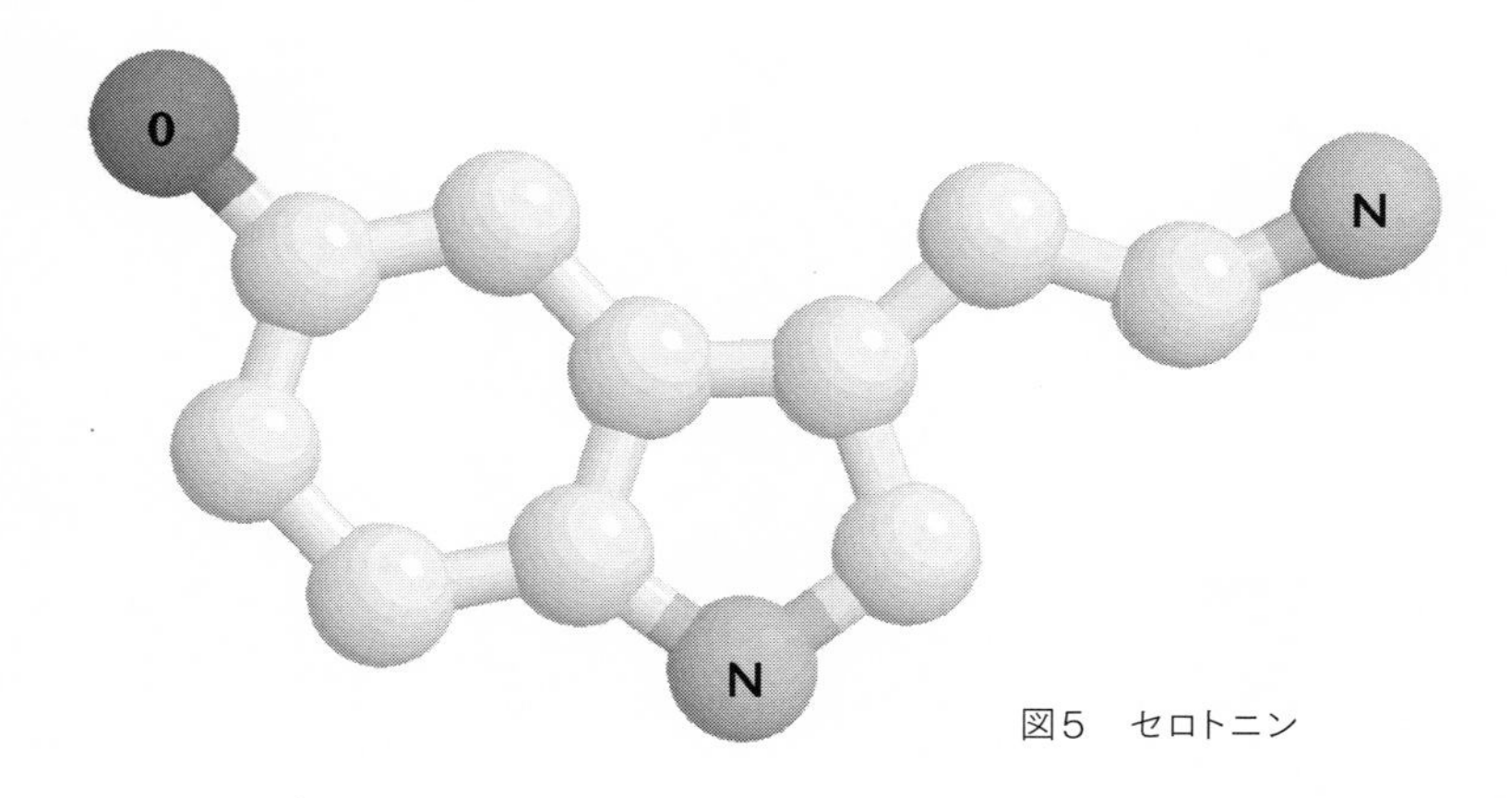

図5　セロトニン

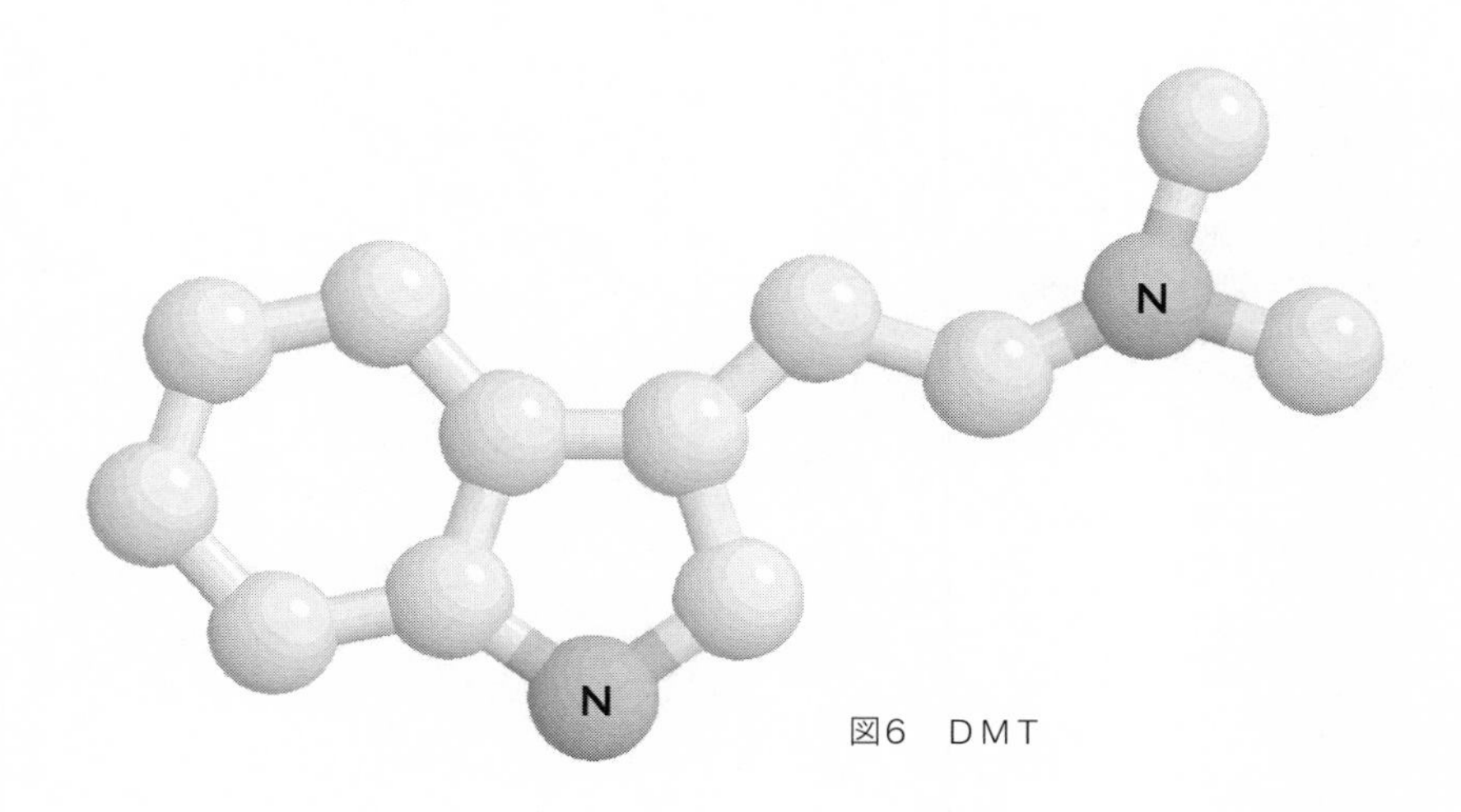

図6　DMT

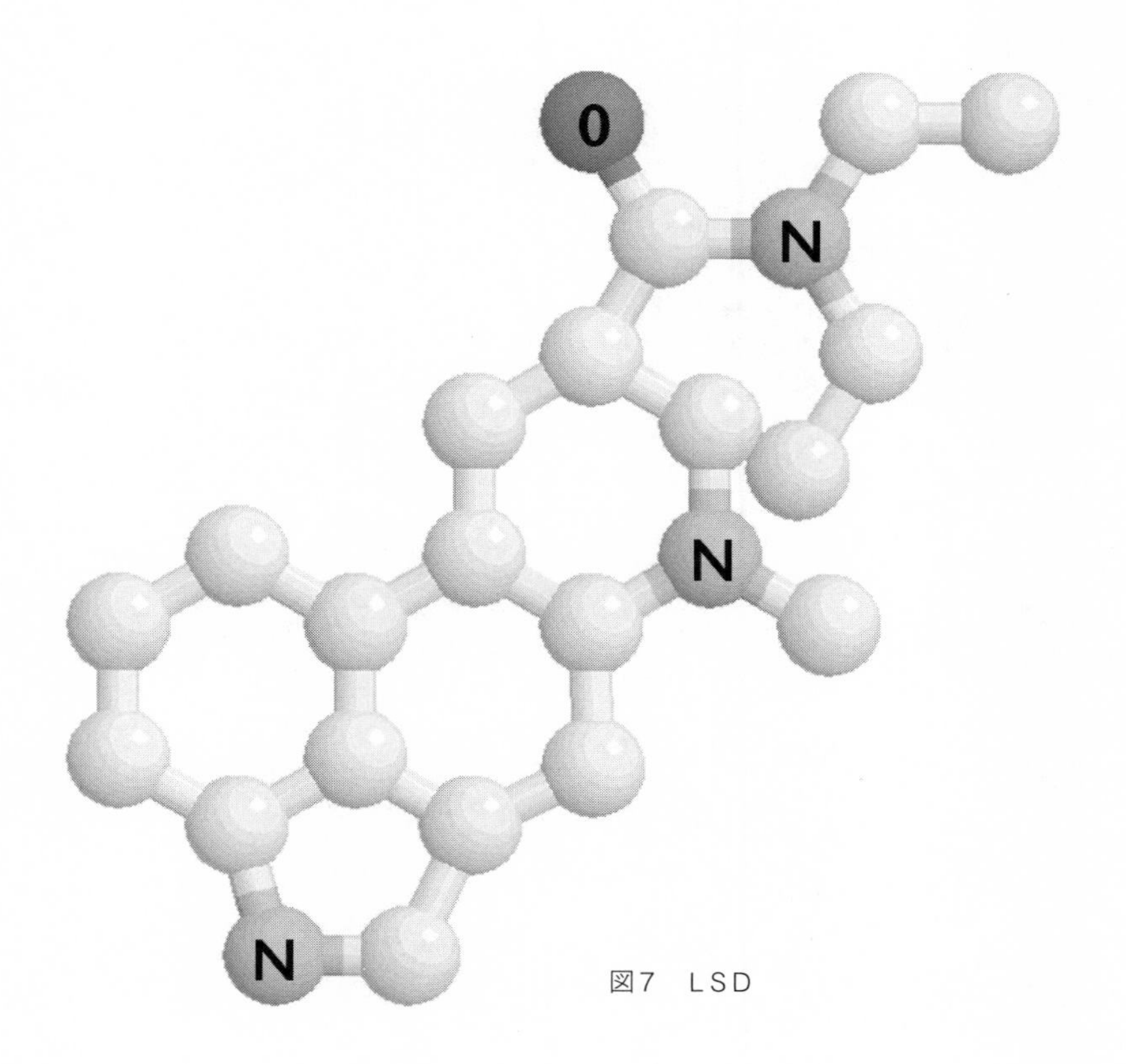

図7　LSD

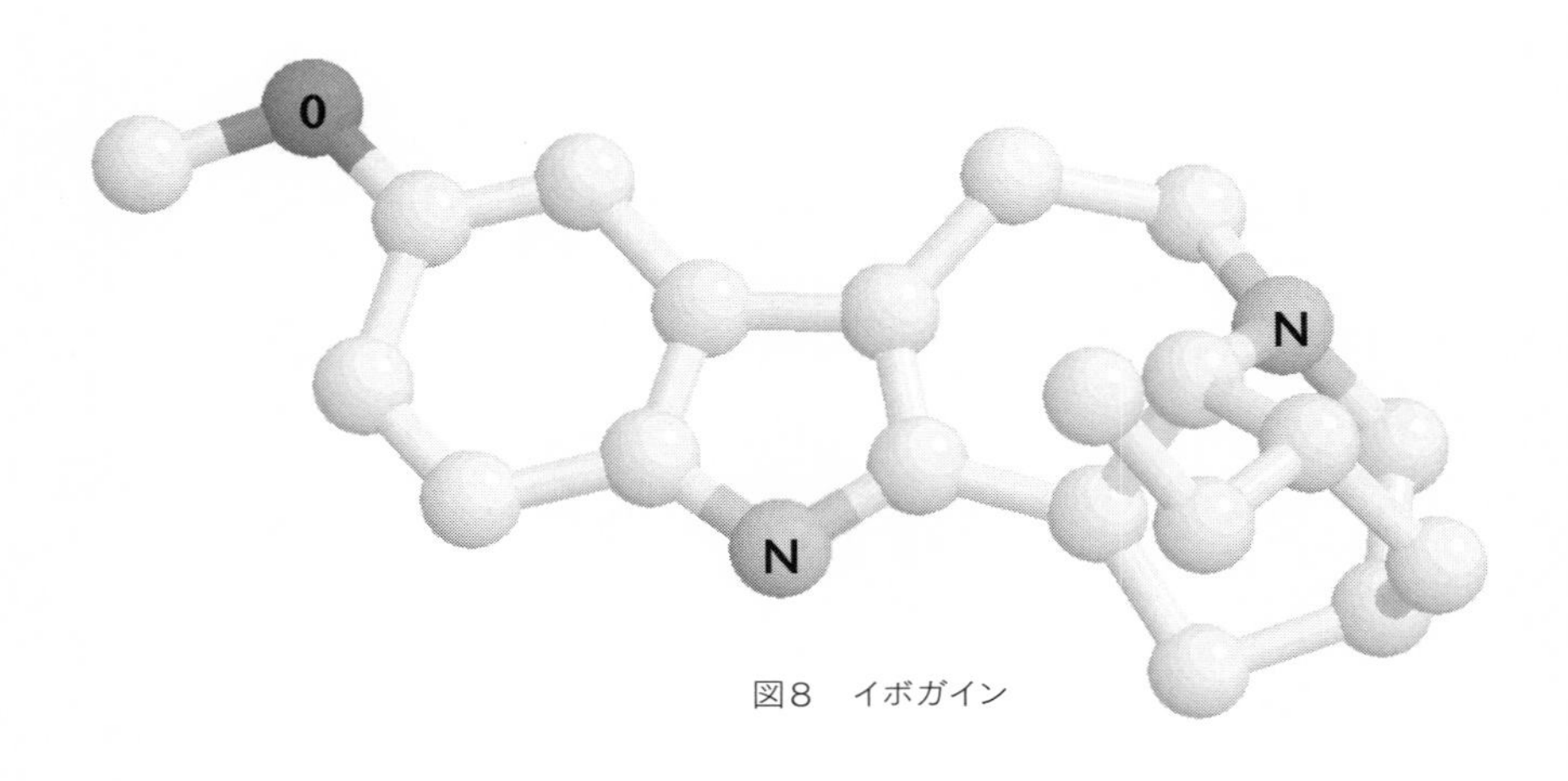

図8　イボガイン

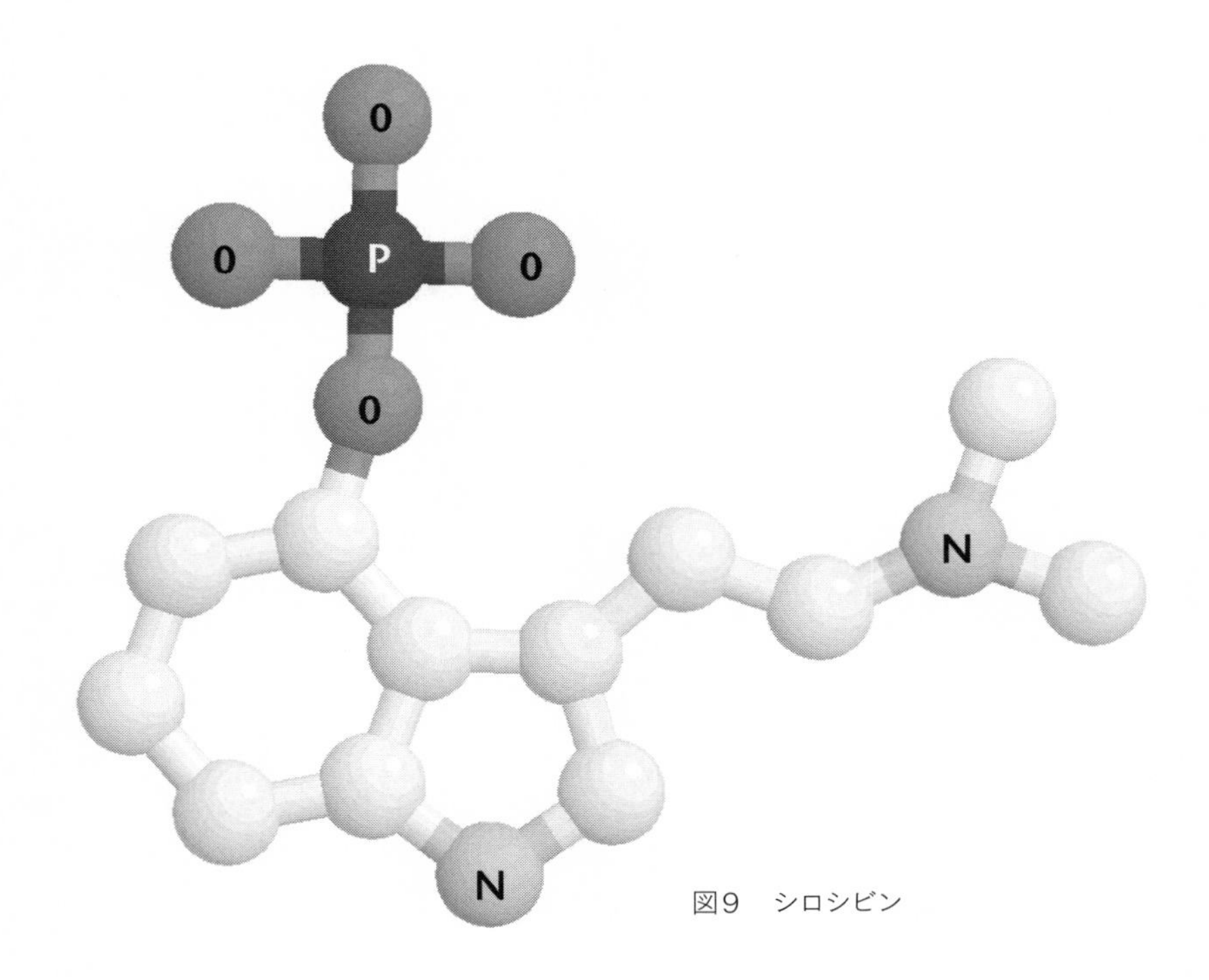

図9　シロシビン

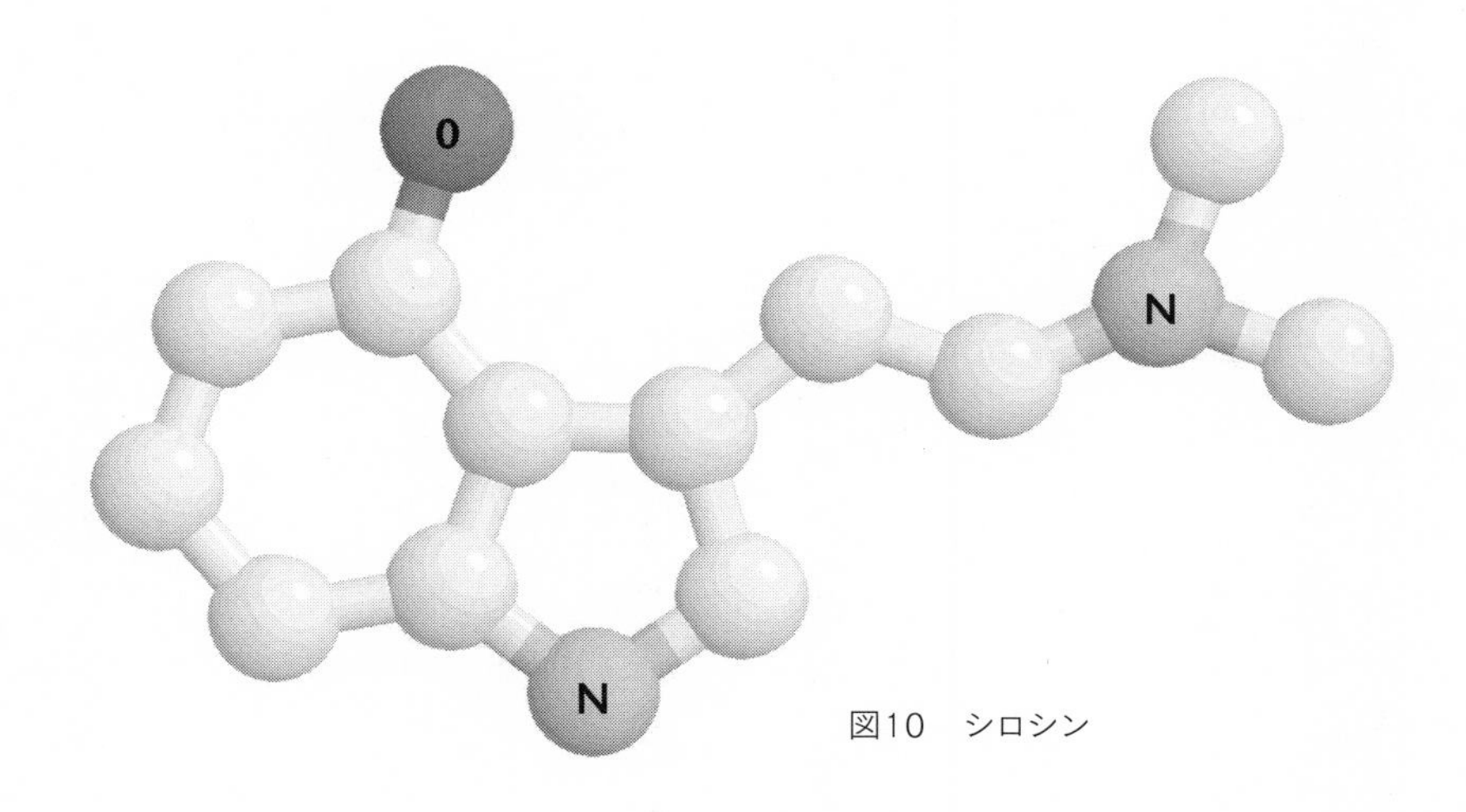

図10　シロシン

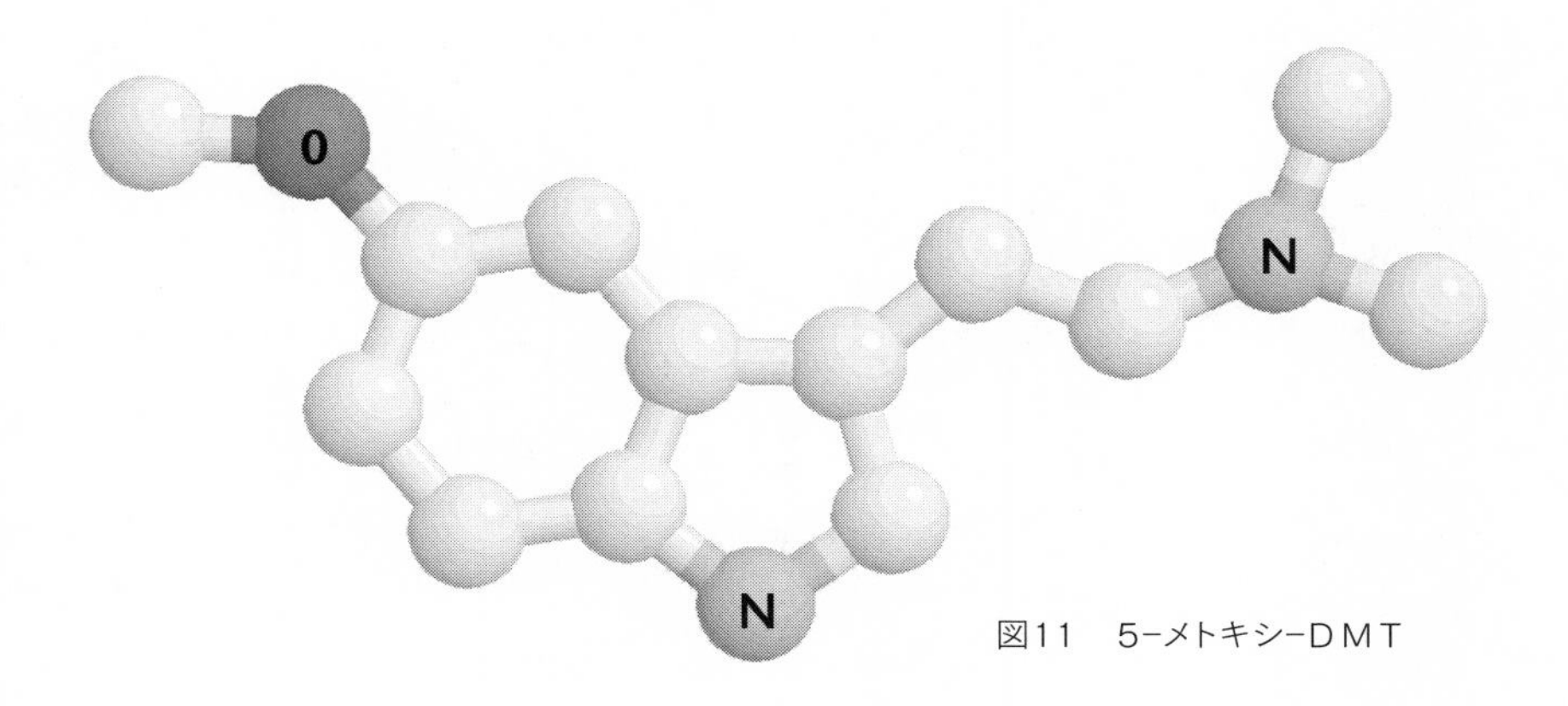

図11　5−メトキシ−ＤＭＴ

か、そしてどれくらい効果が続くか、がある。

ＤＭＴと５-メトキシ-ＤＭＴは画期的な速さで効き目が現れ、効果は持続しない。私たちはＤＭＴを静脈から投与したが、被験者はものの数回の心拍で効果を実感している。絶頂にあると感じられるのは１～２分で、20～30分で元の状態に戻る。

ＬＳＤ、メスカリン、イボガインはより持続性が高い。薬物を飲んだ後30～60分で効果が始まる。ＬＳＤとメスカリンはその後12時間効果が持続し、イボガインは24時間続く。シロシビンはやや短く、30分で効果が現れ、４～６時間続く。

薬理学上のもう一つの基本的要素としては、「活量のメカニズム」、つまりドラッグが脳にどんな影響を及ぼすか、がある。幻覚剤は脳機能を変えることにより意識変容を起こすため、これは非常に重要なポイントだ。人や動物に対する最初の精神薬理学実験によると、ＬＳＤ、メスカリン、ＤＭＴ、その他の幻覚剤が主な効果を発揮するのは、脳のセロトニン系を通じて起きることがわかっている。人体の研究とは対照的に、動物研究は過去30年にわたり続けられていて、この神経伝達物質が決定的役割を担っていると結論づけている。

セロトニンは何十年にもわたり、神経伝達物質の王様として君臨し続け、その地位が変わる気配すらない。より新しく安全で、効果的な抗精神病薬はどれもセロトニンに対するユニークな効能がある。プロザックを筆頭とする新世代抗うつ薬も、神経伝達物質の機能に特化して作用する働きがある。

今日では、幻覚剤がセロトニンの働きを、ある時は模倣し、またある時は阻害するということがわかっている。研究者の目下の関心の対象は、20前後の種類があるセロトニン受容体のどれが幻覚剤に対応するのかを知ることだ。セロトニンの複合ドッキング部位は、脳内の神経細胞に多く存在し、そこは心臓血管系、ホルモン、体温調節、睡眠、摂食、気分、知覚、運動、調節といった重要な心理的・物理的過程を調整するところだ。

ここまで客観的で計測可能なデータを用いて「幻覚剤とは何か」、そして「何をするか」についてみてきた。次にどう感じるか、について考えてみよう。なぜなら幻覚剤の効果は心の中でしか感じられないからだ。

幻覚剤について薬理学的にかなりのことがわかっている一方で、脳化学の変化が「直接」どのように内的・主観的体験と連携しているのかについてはほとんどわかっていない。これは幻覚剤だけでなくプロザックについても同じことが言える。つまり、特定のセロトニン受容体を活性化することでどのように新しい思考や感情に変更されていくのか、私たちはまったく理解できていない。私たちはセロトニン受容体が阻害されると「感じる」ことはないが、代わりにエクスタシーを感じる。前頭葉の活性化を「見る」ことはないが、代わりに悪魔や天使が登場する。

ある特定の日に幻覚剤を投与すると、どんなことが起きるかを正確に予測するのは不可能だ。しかし「典型的な反応」というものを知る必要があるため、一般論として主観的効果を把握していく。その手段として、私たちの実施したものを含め、これまでのすべての「トリップ」の平均値をとる（ここでいうトリップとは、LSD、メスカリン、シロシビン、DMTなどの典型的な幻覚剤の最大の効果を指している。トリップを定義するのは難しいが、実際に経験すればはっきりとわかる！）。

以下の解説に、ＭＤＭＡや標準的なマリファナといった「マイルドな」幻覚剤や、幻覚剤の少量投与のケースの反応は含まれない。これらの効果は幻覚剤ではないアンフェタミンなどのドラッグの効果に似ている。

幻覚剤は、知覚、感情、思考、身体感覚、自己認識など、すべての精神機能に作用する。

知覚、または感覚効果は、常にではないが多くの場合主要な経験となる。視界に入る物体は明るく（暗く）見え、また大きく（小さく）見え、形を変え、溶けていく。目を開けていようがいまいが、外界とかかわりないものが見える。渦を巻き、カラフルで、一面の幾何学模様、あるいは動き回る（静止した）物体のイメージなどが多様な動きや活動を展開する。

音は静か（大音量）だったり、耳障りな（心地よい）音だったりする。風に乗って新しいリズムが聞こえてくる。音のない環境から、歌声や楽器の音が聞こえる。

皮膚感覚は、触ると、より敏感（鈍感）になる。味覚はより鋭く（鈍く）なる。

感情はあふれ出すか無感情になるかする。不安や怖れ、快感やリラックスなど、すべての感情が極端なまでに満ちあふれてはイラつくほど遠ざかり、消えていく。その二つの頂点に、エクスタシーと恐怖を感じる。それらの相反する感情が共存しているように感じられる。感情の葛藤は痛みを伴うか、新しい感情の受容が起きる。他人の気持ちを尊重しようという新しい境地が芽生えるか、他人にまったく関心がなくなるかする。

思考のプロセスは普段より速く（遅く）なる。思考内容が普段より混濁する（明晰になる）。頭の中が空っぽになるか、新しい考えが洪水のように浮かんできて訳がわからなくなる。問題解決の新しい洞察が浮かぶか、古い轍にはまって絶望的に身動きが取れなくなる。物事それ自体より、それに付随するもののほうがより重要に感じられてくる。時間が崩壊し、瞬きひとつしている間に、2時間が過ぎている。あるいは時間が拡張し、1分の中に永遠に終わらない感覚や考えが次々と湧き起こる。

身体感覚は熱く（寒く）なり、重く（軽く）感じられる。手足が長く（短く）なったように感じる。空間を自由に上昇（下降）できる。体がなくなったように感じるか、体と心が分離したような感じがする。「自分」のコントロールがより良く（悪く）なったと感じる。他者が自分の心と体に良い意味で（有害な意味で）影響を与えていることに気づく。未来は自分次第でどうにでもなると感じるか、未来はすべて決められていて選択の余地はないと感じる。

幻覚剤は私たちの意識の全領域に作用する。このユニークな意識状態があるため、私たちは他の下等領域と一線を画し、神の領域へのアクセスが可能になるのだ。おそらくそれが幻覚剤が恐怖とインスピレーションを醸す一因かもしれない。幻覚剤は私たちが依って立つ柱、社会構造、秩序をつくる指標、人としてのアイデンティティを曲げたり引き伸ばしたりする。

それが幻覚剤だ。複雑で豊かな内容が私たちを待っている。その全体像に触れられる人はごくわずかしかいない。けっして新しい物質ではないし、すでにわかっていることもたくさんある。幻覚剤は近代の生物学的精神医学の先触れとなり、大いに喧伝された乱用により、比類なく豊かな人類の研究の成果が早すぎる終焉を迎えた。

その葛藤やためらい、論争の煮えたぎる坩堝に向かって、私は自らの研究計画を策定するべく、取っ掛かりとなる地点、明晰な視点を探っていく。どこに足場を置けばいいだろうか？　どの方向を目指せばいいだろうか？　私は幻覚剤研究をしまい込んでいる闇を開くカギを求めていた。

この仮想現実の沼から、小さくぼんやりした分子、ＤＭＴが浮かび上がってきた。それをどうしたものかさっぱりわからず、それを見つけたあと自分がどこに向かうのかもまったくわからないながら、その呼び声を私は無視できなかった。

第2章

DMTとは何か

N・N-ジメチルトリプタミン、別名DMTは、本書の主役である。化学的にはシンプルな物質だが、この「精神（スピリット）」の分子は、私たちの意識を実に驚異的な、予想もしなかったビジョンや考え、感情にアクセスさせてくれる。それは私たちの想像を超える世界へと至る扉をパッと開け放つ。

DMTは私たち全員の体内に存在し、動植物界のすべてで生成される。それは人類とその他の哺乳類、海洋動物、草類、豆類、カエル類、キノコ類、苔類、樹皮、花、根などにとって、通常の組成成分の一つだ。

幻覚剤の錬金術師、アレクサンダー・シュルギンは、その著書『TIHKAL：Tryptamines I have Known and Loved』で、まるまる1章を費やしてDMTについて語っている。彼は的確にもその章のタイトルを「DMTは至るところにある」として、「DMTはこの花にも、その木にも、あそこの動物にも入っている。DMTは、あなたが目を向けたすべての対象の中に存在する」と断言している。実のところ、DMTがどこにあるか、という議論ではなく、どこにないかを調査すべきところに来ている[*1]。

DMTが最も多く含まれるのは南米の植物だ。これについては、数万年前の昔からその驚くべき性質が知られている。しかし、太古の昔からDMTが人体とつながりがあったことが薄々わかってきたのは、ほんの150年前のことだ。

1800年代中頃、イギリスのリチャード・スプルースやドイツのアレクサンダー・フォン・フンボルトといったアマゾンの探検家の手記により、原住民が意識変容を起こす嗅ぎ薬や煎じ薬を使っていることが紹介されている。20世紀になると、アメリカの植物学者、リチャード・シュルテスが、この危険かつ魅力的な実地調査を継続した。とりわけ衝撃的だったのは、吸引時の精神活性作用のインパクトと使い方だった。

南米の原住民はこの「嗅ぎ煙草」を使い続け、ヨボ、エピーナ、フレマなど、多様な名前を付けている。彼らはこれを大量に使い、時には1オンス（約3グラム）以上消費することもある。その激しい使いっぷりのテクニックのひとつには、吸引パートナーがもう1人の鼻にチューブかパイプを介して粉末のドラッグを思い切り吹き込むというものがある。その破壊力は、吸いこんだ人をノックアウトしたことだろう。

スプルースとフォン・フンボルトは、これらの幻覚剤を吸引すると、原住民はすぐに無能力状態に陥ると書いている。しかしながら2人とも吸引がどんな経験をもたらすかに言及していない。ラリった原住民が悶え、吐き、意味不明の言葉を口走る様子を見るだけで十分だったのだろう。当時の探検家たちは、幻想的なイメージ、体外離脱体験、未来予測、紛失したもののありか、亡くなった祖先や肉体を持たない存在との対話などの話を聞き及んでいる。

もうひとつの植物化合物（これは飲料として摂取する）は、よりゆっくりしたペースで似たような効果を発揮する。この飲料にもアヤワスカ、ヤーゲなど、いくつか名前がある。この飲料が起こすインスピレーションにより、土着民の生活空間を彩る多くの岸壁画（今日サイケデリック・アートと呼ばれるもの）が描かれた。

スプルースとフォン・フンボルトは、新大陸の幻覚作用を持つ植物のサンプルをヨーロッパに持ち帰った。その化学的組成や効果を分析しようという関心もテクノロジーもなかったため、そのサンプルは何十年も棚上げされていた。

幻覚性植物が自然史博物館の棚に放置されている間、カナダの化学者、R・マンスクは、それとはまったく関係のない研究で、N・N-ジメチルトリプタミン（DMT）という新しいドラッグを合成した。1931年の科学誌の記事で、彼はトリプタミンを化学的に改造していくつかの化合物を作ったと書いている。彼がこれらの物質に関心を寄せたきっかけは、それが毒性のある北米のイチゴの灌木から抽出されたからだ。DMTは抽出された物質の一つだった[*2]。

周知の限りでは、マンスクはDMTを作り、構造を記録したのち、自らの研究室の棚の奥に保管したため、それは埃をかぶった。DMTが意識変容を促す植物に含まれていることやその幻覚作用、人体にも含まれていることなどについて、誰も知らなかった。それから何十年か経った第2次世界大戦後になるまで、科学界は幻覚剤にほとんど興味を示さなかった。

1950年代初頭の、LSDとセロトニンの発見はフロイト精神医学の基盤を揺るがし、新しい神経科学の世界の土台となった。自称「精神薬理学者」たちの間で、幻覚剤に対する関心がにわかに高まった。化学者たちは、百年前から幻覚作用があると言われてきた植物の樹皮や葉、種の調査を始め、有効成分を探っていった。セロトニンもLSDもトリプタミンであることから、トリプタミン族を対象としたのは論理的に正しかった。

成功はすぐにやってきた。1946年、O・ゴンサルブは、幻覚剤の吸引用に使われている南米の木からDMTを単離し、スペイン語で論文を発表した。1955年、M・S・フィッシュ、N・M・ジョンソン、そしてE・C・ホーニングが上記に非常に類似した嗅ぎ煙草の材料となっている木にDMTが含まれていることについて英語で最初の論文を発表した。彼らはDMTが幻覚作用をもたらす植物の成分だと知ってはいたが、DMTに向精神性があるかどうかまでは知らなかった[*3]。

1950年代、ハンガリーの化学者・精神医学者スティーブン・ザラはLSDとメスカリンが持つ強い意識変容効果について書かれた文献を読んだ。そして意識の化学について独自の研究を開始するべくサンド研究所にLSDを注文した。しかしザラは当時の「鉄のカーテン」の向こう側にいたため、スイスの製薬会社であるサンドは自社のパワフルなLSDが共産主義者の手に落ちることのリスクを嫌い、ザラの依頼を断った。それにもめげず、ザラはアマゾンの幻覚性嗅ぎ煙草にDMTが入っていることについて書かれた最新の論文に基づき、1955年にブダペストの研究室でDMTを合成した。

ザラは自らDMTを試し、どんどん量を増やしていったが何も感じなかった。彼はついに1gを摂取した。これはLSDの有効投与量の数十万倍に当たる。彼は自分の消化器系の何かがDMT経口投与の効果を阻んでいるのかもしれないと考えた。……注射による投与が必要なのかもしれない。このひらめきは、のちに経口DMTが腸ですぐに分解されるというメカニズムが発見されるより前のことだった。このメカニズムを回避する方法を、南米の原住民たちは何千年も前から知っていた。

1956年、「先陣を切る」という精神からザラは自らにDMTの筋肉注射を実施した。この時彼は現在の投与最大量の約半分を摂取した。

「3〜4分後、私は視覚的な刺激を経験したが、それはLSDを摂取したホフマンや、メスカリンを摂取したハクスリーの説明に非常によく似ていた。私はとてもとても興奮した。これが秘密の薬物だということは明らかだった[*4]」

その後摂取量を倍増させ、以下の感想を書いている。

「チクチクする感覚や、震え、かすかな吐き気などの『物理的』症状が現れ、『瞳孔が開き』、血圧と心拍数が上がった。同時に、直感像現象（視覚的に知覚される物質の残像や痕跡）、幻視や偽幻覚〔幻覚と思えるほど鮮明な感覚経験だが、本人は現実でないと認識しているもの〕が起こり、その後本物の幻覚が現れた。幻覚はまばゆい色で動く東洋のモチーフからなり、その後素晴らしい風景が次々に現れた。登場人物の顔は仮面のようだった。私は興奮状態で、時々強い陶酔感が訪れた。私の意識は完全に幻覚で埋め尽くされ、関心のすべてはそこに注がれた。したがって私は自分の周りで何が起きているのか説明できなかった。45分〜1時間後、それらの症状は治まり、何が起きたのか説明できるようになった[*5]」

ザラはすぐに若いハンガリー人の同僚医師の中から30人のボランティア被験者を募った。彼ら全員が最大量を投与された[*6]。

ある男性医師の感想。

「世界全体が輝いていた。……部屋いっぱいに霊魂がひしめいていた。眩暈がした。……これはすごすぎる！……空を飛んでいる感じだった。……自分がすべての上、地球の上空にいる感覚だった。地上に戻れて安心したよ。……見るものすべてにスピリチュアルな色合いがついていて、それがすごくリアルなんだ……着地できた」

ある女性医師の感想。

「すべてがなんてシンプルなんでしょう……目の前に、日光に照らされた2人の静かな神がいます。……彼らは新しい世界に入った私を歓迎してくれています。砂漠にいるような、深い静寂を感じます。……やっと家に帰り着いた。……危険なゲーム、このまま戻らないのはあまりにもたやすい。私は自分が医師だということをかすかに知っているけれど、それは重要なことじゃない。家族の絆、勉強、計画、記憶がみな遠のいていく。この世界だけが重要なの。私は自由で、この世界にたった1人」

西洋世界はＤＭＴを発見し、ＤＭＴは西洋人の意識に浸透した。

ボランティアの経験の中には不快な幻覚体験もあったが、ザラは効き目の早いＤＭＴが気に入った。ＤＭＴ

は比較的使いやすく、しっかりと幻覚作用を起こし、実験はものの数時間で実施できる。1950年代後半にDMT関連物資とともにハンガリーを脱出したザラは、ベルリンの同僚と会い、LSD研究者としての立場を得た。ザラはついに伝説の幻覚剤を使う機会を得た。その効果に興味を示したものの、それが12時間も続くのは彼の性に合わなかった。

アメリカに移住したザラは引き続きDMTを研究の主な対象とした。メリーランド州ベセスダの国立衛生研究所（NIH）に新しい職を得て、30年務めた。彼はNIHの薬物乱用部門、前臨床研究の部長として長年勤務し、1991年に退職した。

DMTが機能を発揮するには注射でなくてはならないというザラの発見を、他の研究グループが検証し、進展させていった。しかしながら、これらの研究者がザラのような詳しい心理的効果の記録をほとんど残していないのは驚くべきことだ。

たとえばザラがハンガリーを出た後、古巣の研究室は、健康な被験者がDMTを摂取した後、「カラフルな幻視、時間と空間の喪失、高揚感、妄想、意識混濁や不安感といった『精神病的』状態が起きた」との報告を出したのみだった[*7]。

米国内で人体への幻覚剤研究が最も盛んだったのは、ケンタッキー州レキシントンにある、パブリックヘルスサービスホスピタルだ。そこでは、麻薬法違反で実刑判決を受けた受刑者たちが何十という意識変容ドラッグを投与され、その実験の成果が何らかの治療法につながることを目指していた。しかし、この研究のDMT摂取報告には「不安、幻覚（通常は視覚的）、知覚の歪みが起きた」と書かれたのみだった[*8]。

米国立精神保健研究所（ＮＩＭＨ）ではさらに簡単だった。ここでは幻覚剤を経験した被験者グループが求められたのは、全量投与後、どれくらいハイになったかという数値スケールに記入することだけだった。コメントが添えられていたが、その内容は「全員幻覚剤経験者だったが、過去のどの経験よりもハイになった」とだけ書かれていた[*9]。

「サイケデリック・サブカルチャー」界は、研究者がＤＭＴを発見した直後にＤＭＴを見つけたが、その効果に言及した最初の文献のタイトルは『恐怖のドラッグ』だった。『裸のランチ』（河出文庫）の著者、ウィリアム・バロウズは、初期のＤＭＴユーザーの一人だ。バロウズ、そして彼のイギリスの友人にとって、最初の経験は不快なものだった。ティモシー・リアリーは、精神科医と友人が一緒にＤＭＴ注射をロンドンのアパートの一室で受けたというバロウズの話に言及している。友人がパニック状態になり、精神科医曰く、それはのたうち回ってクネクネ動く爬虫類に変身したかのようだった。「医者のジレンマ──身悶えする東洋だか火星だかの蛇の体のどこに中和剤の静脈注射を打てばいいのか[*10]」。これは「本人の状態」と「環境」の典型的な悪い例だ。みすぼらしい一室で、２人が同時にＤＭＴ注射でハイになっている状態で、互いを介抱しなくてはならない。これではまさに「恐怖のドラッグ」だ。

ＤＭＴが及ぼすプラスの効果について、リアリーがのちに発表したが、それでもＤＭＴについた恐ろしい印象をぬぐうのは困難だった。ＤＭＴの効果の持続時間の短さを好む人々の間では人気を博した。なかには大胆にもＤＭＴは昼食時に摂るといいなどと考える人が現れたことから、ＤＭＴに「ビジネスマンのトリップ」という胡散臭いニックネームが付けられた[*11]。

ザラやその他の研究者が盛んにDMTに関する論文を発表し続けたにもかかわらず、関心は「強い反応が短時間現れ、植物から抽出される」という薬理的な面に限定された。精神医学研究畑に強力なインパクトを与えるという意味で、LSDは明らかにDMTより勝っていた。しかし、ある研究者がラットの脳内にDMTを発見してから形勢が逆転した。研究者はその後、ラットがこの画期的幻覚物質を体内で生成する道筋を解明した。

DMTは人の体にも存在するのだろうか？　ある科学者が人の肺の組織サンプルの中に、DMTを作る酵素を発見した（この酵素を動物の体内から発見しようとしている過程で）ことからも、その可能性は高いと思われた。

こうして研究レースが始まった。1965年、ドイツの研究チームがイギリスの主要な科学誌『ネイチャー』に発表した論文によると、彼らは人の血液からDMTを分離することに成功したとのことだった。72年にはノーベル賞を受賞した、アメリカの国立衛生研究所（NIH）の科学者ジュリアス・アクセルロッドは、人の脳の組織からDMTを発見したと発表した。その後の研究では、DMTは人の尿や、脳を浸している脳脊髄液にも含まれているという可能性が指摘された。それは、ラットのような下等動物同様、人がDMTを生成する経路が発見されるより少し前のことだった。こうしてDMTは人体における最初の「内因性」幻覚物質となった[*12]。

「内因性」とは、その化合物が体内で生成されることを指す。「内因性DMT」とはつまり、体内で作られるDMTだ。他にも最近よく知られるようになった人体の内因性化合物がある。たとえばエンドルフィンという、内因性のモルヒネ類似物質がある。

しかし、内因性幻覚剤ＤＭＴの発見は、エンドルフィンが発見された時よりずっと反響が小さかった。本章後半で解説するように、当時の国中を席巻した幻覚剤への反感ムードにより研究者は内因性ＤＭＴ研究から背を向けてしまった。それとは対照的に、エンドルフィンを発見した科学者にはノーベル賞が授与された。

そこで重要な質問が自然に浮かび上がる。「ＤＭＴは人の体内でいったい何をしているのだろうか？」

精神医学的見地からは、「おそらく精神病を引き起こしているのだろう」という回答だ。

重篤な精神病理学の症例を理解し、治療する精神医学の立場からすれば、その答えは妥当と言える。しかし、それ以外にたくさんの科学的に有意な潜在的可能性を考えれば、その回答では不十分だ。ＤＭＴの働きを調べるにあたり、精神病関連に限定することにより、科学者は意識の神秘という奥義を解明する貴重な機会を逸することになる。

科学者たちはＬＳＤその他の「精神異常発現薬」は、正常な被験者に一時的な「精神病の元型」を起こすと考えた。彼らは「内因性精神異常発現薬」が見つかったことにより、重篤な精神病の原因や治療法が解明できるのではないかと考えた。初めて見つかった「内因性精神異常発現薬」であるＤＭＴは、その探求の目途がついたかにみえた。たとえば、正常な被験者にＤＭＴを与えて精神病を起こし、その影響を阻害する新薬を開発できるのではないか。そしてその「ＤＭＴ阻害薬」を精神病患者に投与すればよい。体内で自然発生するＤＭＴが過剰となって精神病を発症するとしたら、この「ＤＭＴ阻害薬」が精神病治療の特効薬となるだろうと。

このようなＤＭＴ探究が勢いを増した頃、１９７０年に議会がＤＭＴを含む幻覚剤を、厳格に規制する法律を可決した。その結果、新規の人へのＤＭＴ投与を伴う研究がほとんど不可能になった。そして１９７６年には米国国立精神保健研究所（ＮＩＭＨ）が発表した論文をもって、人へのＤＭＴ研究の終焉を告げた。この論文の著者たちは皆傑出した一流の研究者たちで、なかには患者にＤＭＴ投与した経験を持つ者も数人いた。彼らはＤＭＴが統合失調症にどのように作用するかは複雑かつ不確かだと指摘したが、この見解は正しい。しかし、より研究の精度を高めるために、さらなる研究を提案する代わりに著者たちは以下のような結論を発表した。

「統合失調症に対するＤＭＴモデルは、他の科学理論同様、最終的に試行錯誤的に得られた結果により存続するか死に絶えるかするだろう。予測可能な未来において、今後得られる実験結果によって、現在の理論は延命するか、あるいは完全に葬られるかだろう[*13]」

「周到な埋葬」はすぐにやってきた。人へのＤＭＴ研究に関する最後の論文が、その１～２年後に発表されたが、その死を悼む科学者はほとんどいなかった。

論争の領域となったことで自らのキャリアや評判が傷つくのを恐れた科学者たちによって、ＤＭＴは生き埋めにされたのだろうか？　ＤＭＴ精神病研究分野は、意識と脳の複雑で不確かな相関関係を紐解く試みである生物学的精神医学研究と何ら変わりはない。ＤＭＴを葬ることは、政治的動機だけでなく科学界の動機によるものでもあったようだ。

一般論として、ＤＭＴ精神病研究理論には二つのタイプがある。一つは、精神病患者と正常な被験者の間でＤＭＴの血中濃度を比較するというもの。もう一つは幻覚剤によるものと、自然発生的精神病による症状の主観的影響を比較するものだ。ＤＭＴと精神病の相関関係を過小評価し、結果的に人へのＤＭＴ研究を葬り去ったＮＩＭＨの研究チームは、そのどちらのアプローチも批判した。彼らは精神病患者と正常な被験者の血中濃度の差異に一貫性がないことを指摘し、ＤＭＴによる影響と統合失調症の症状には、さらなる研究を正当化するほど有意な共通点がないと指摘した。

まず第一の点、血中濃度の研究について考えてみよう。基本的にすべてのＤＭＴ研究では前腕静脈から採血した血液から濃度が測定される。しかし血液の濃度だけで、脳内のごく限定された領域で起きる、きわめて微細なＤＭＴ機能を測定するのは理に適っていないと思われる。そもそもＤＭＴが脳内で生成されるなら、血中濃度と脳内での影響との間に相関関係を見出すのはなおさら困難だろう。

セロトニンのようなよく知られた脳内化学物質であっても、測定が困難であることについてはすべての科学者が認めることだ。前腕静脈から採血された血液で、セロトニンの血中濃度を測定し、精神医学的に異常と診断しようと試みた何十例という研究があるが、どれも成功と認められていない。したがって、ＤＭＴ血中濃度を使って精神病患者と正常な被験者の比較により有意な結論が出せるとは考えにくい。精神医学研究者が、この論理によりすべての脳内化学物質の研究結果を求めるとしたら、セロトニンを葬り去れ、という声がなぜ聞こえてこないのだろうか？

第二の点、統合失調症の症状とＤＭＴによる影響を比較するという手法はさらに曖昧だ。統合失調症はきわめて複雑な症候群を持つ。種類は妄想型・無秩序型・分類不能型など多岐にわたり、ステージも初期・急性期・後期・慢性期などさまざまだ。正式な診断が下されるほど重篤化する以前に現れる前駆症状すらある。さらに、統合失調症の兆候は数か月から数年にわたり進行するため、患者はその異常な兆候に各自の行動を調節して変化させていく。それらの順応行動が新たな症状や行動変容を引き起こす。

正常な被験者にたった一度ドラッグを投与しただけで、統合失調症を疑似的に起こそうとするのには無理がある。今日、それが可能だと主張する研究者など一人もいないだろう。ただ当時の共通認識としては、幻覚剤による影響と、統合失調症の症状には顕著な共通項があったということだ。幻視その他の感覚の歪み、思考過程の変容、極端ですばやい気分の変化、身体感覚や自己認識の混乱などは、すべて統合失調症の一部、そして幻覚剤使用後にみられる状態だった。

精神医学では、研究対象となる疾病と、研究のために比較対象とするモデルとの間には常に類似点と相違点が存在する。研究者は常によりよいモデルを模索するが、欠点を承知のうえでとりあえず入手可能なモデルを使用する。ＮＩＭＨの研究者たちが、ＤＭＴが「有効な」精神病状態をつくり得ないとして否定した議論は、学会で認められている研究理論・実践・結論と一致していない[*14]。

人に対するＤＭＴ研究の停止への科学的根拠が希薄なら、実際は何が理由で止まったのだろうか？「存続か死滅か」「延命か埋葬か」のレトリックの背後にはどんな意味があったのだろう？　より詳しい説明が切望されたが、政府系科学者は破格に有望なこの分野から自らを遠ざけ、他の科学者たちにも追随を促した。

ＤＭＴはまずい時にまずい場所にいた。ＤＭＴ機能の正当な研究は、管理されていない環境での誤用と乱用によって生まれた、反幻覚剤を叫ぶ怒号によって蹴散らされた。幻覚剤に対する公衆衛生上の恐怖から、入手制限を設けようとする動きが起きたことにより、ＬＳＤその他の幻覚剤とともに、ＤＭＴ研究は煽りを食った。政治的懸念が科学の原理を圧倒した[*15]。

統合失調症研究に果たす役割を訴えながら泥沼にはまり、反幻覚剤を叫ぶ大衆感情の勢いに蹂躙され、最も明白で差し迫った疑問をあえて問い続けようというＤＭＴ研究者は誰もいなくなった。人体の研究の初めの一歩で探求できなかった疑問――私はその疑問を看過できなかった。

「ＤＭＴは人の体内でいったい何をしているのか？」という疑問を。

ＤＭＴはトリプタミン系幻覚剤の中で最も単純な物質だ。他の分子と比較すると、ＤＭＴは小型で、その重量は１８８分子単位だ。つまりＤＭＴ分子は人体が持つ最もシンプルな単糖、グルコース（１８０分子単位）よりほんの少し重く、水分子（18分子単位）の10倍の重量だ。ＬＳＤの重量３２３、メスカリンの重量２１１とも比較してほしい[*16]。

ＤＭＴは、幻覚剤が幅広く作用する神経伝達物質セロトニンと親密な関係がある。ＤＭＴは、他のよく知られた幻覚剤と薬理学的共通点が多い。ＬＳＤ、シロシビン、メスカリンとほぼ同じようにセロトニンの受容体部位に影響を及ぼす。セロトニン受容体部位は人の全身に広く分布し、血管、筋肉、腺、皮膚にも存在する。

しかしＤＭＴが最も興味深い効果を現すのは脳だ。ＤＭＴに敏感なセロトニン受容体が多い脳内部位とは、気分、知覚、思考をつかさどる場所だ。脳はほとんどのドラッグや化学物質を拒絶するが、ＤＭＴにはとりわけ強く惹きつけられる。脳がＤＭＴを「渇望している」という真実を、私は誇張しているわけではない。脳はきわめて敏感な組織で、毒物や代謝不均衡には特に感受性が強い。ほぼ透過不可能な遮蔽体である血液脳関門は、受け入れたくない物質が血中から毛細血管壁をくぐって脳組織に侵入するのを阻止する。この防御機能は、他の組織ならエネルギー源として取り入れる複合糖質や脂質も遮断する。その代わり脳は最も純粋なエネルギーの形であるグルコースと呼ばれる単糖のみを取り込む。

しかし、いくつかの主要な分子だけは血液脳関門を越えて「能動輸送」される。微細な専門の担体分子がそれらの分子を脳内に運ぶが、その過程で貴重なエネルギーをたくさん消費する。ほとんどの場合、脳がなぜ特定の化合物をその「聖地」に「能動輸送」するかははっきりしている。たとえばその一例であるアミノ酸は脳タンパクの維持に不可欠だからだ。

25年前、日本の科学者が、血液脳関門をＤＭＴが透過して脳組織に能動輸送されることを発見した。脳がこれほど熱心に招き入れる幻覚剤は、私が知る限りＤＭＴ以外に存在しない。このことは心に留めておくべき驚愕の事実で、生物学的精神医学研究者たちが人体へのＤＭＴの重要な役割をすぐさま否定したことを考えればなおさらである。もしＤＭＴが私たちの体の代謝の結果生まれる、取るに足りない副産物であるなら、どうして脳はわざわざ特別な処遇をしてまでその聖地に招き入れるのだろうか？[*17]

体内でＤＭＴが生成されると、または摂取されると、ものの数秒で特定の酵素がそれを分解し始める。モノアミン酸化酵素（ＭＡＯ）と呼ばれるその酵素は血液、肝臓、胃、脳、そして腸内に多く存在する。ＤＭＴの効果が長続きしない理由は、ＭＡＯが体内の広範囲に存在するからだ。いつでもどこでも体内にＤＭＴを見つけ次第、体はそれをすばやく分解・消費する[*18]。

ある意味DMTは、脳の貴重な燃料であるグルコースと同様に扱われる「脳の食物」と言える。それはすばやく取り込まれ、すぐに消費される高回転システムの一部だ。脳はDMTを鉄壁の透過を経て能動輸送すると、すぐに分解を始める。それはあたかもDMTが正常な脳機能を維持するために必要であるかのようだ。DMT濃度が正常の機能に使われる量を超えた場合、不思議な体験が始まる。

ここまでDMTの背後にある歴史と科学について論じてきた。ここからはあの、差し迫った重要な疑問、これまで誰もまともな答えを見つけられなかった疑問に戻ろう。「DMTは体内でいったい何をしているのだろう?」。より具体的に、こう問いたい。「人はなぜ体内でDMTを作るのだろう?」

私の答えは、「DMTは精神(スピリット)の分子だから」だ。

では、精神(スピリット)の分子とは何だろう? それにはどんな役割があり、それはどのように果たされるのか? そしてなぜDMTが最有力候補なのか?

幻視アーチスト、アレックス・グレイは、DMT分子をインスピレーションたっぷりに表現した。アレックスの作品のおかげで私はこれらの疑問についてより明確に捉えられるようになった。それではさらにこの疑問を深く掘り下げ、この化学物質の特性がどう反映されるかについて考えてみよう。

精神(スピリット)の分子を引き出すには、ある程度信頼できる状態で、ある程度スピリチュアルな心理状態でなくては

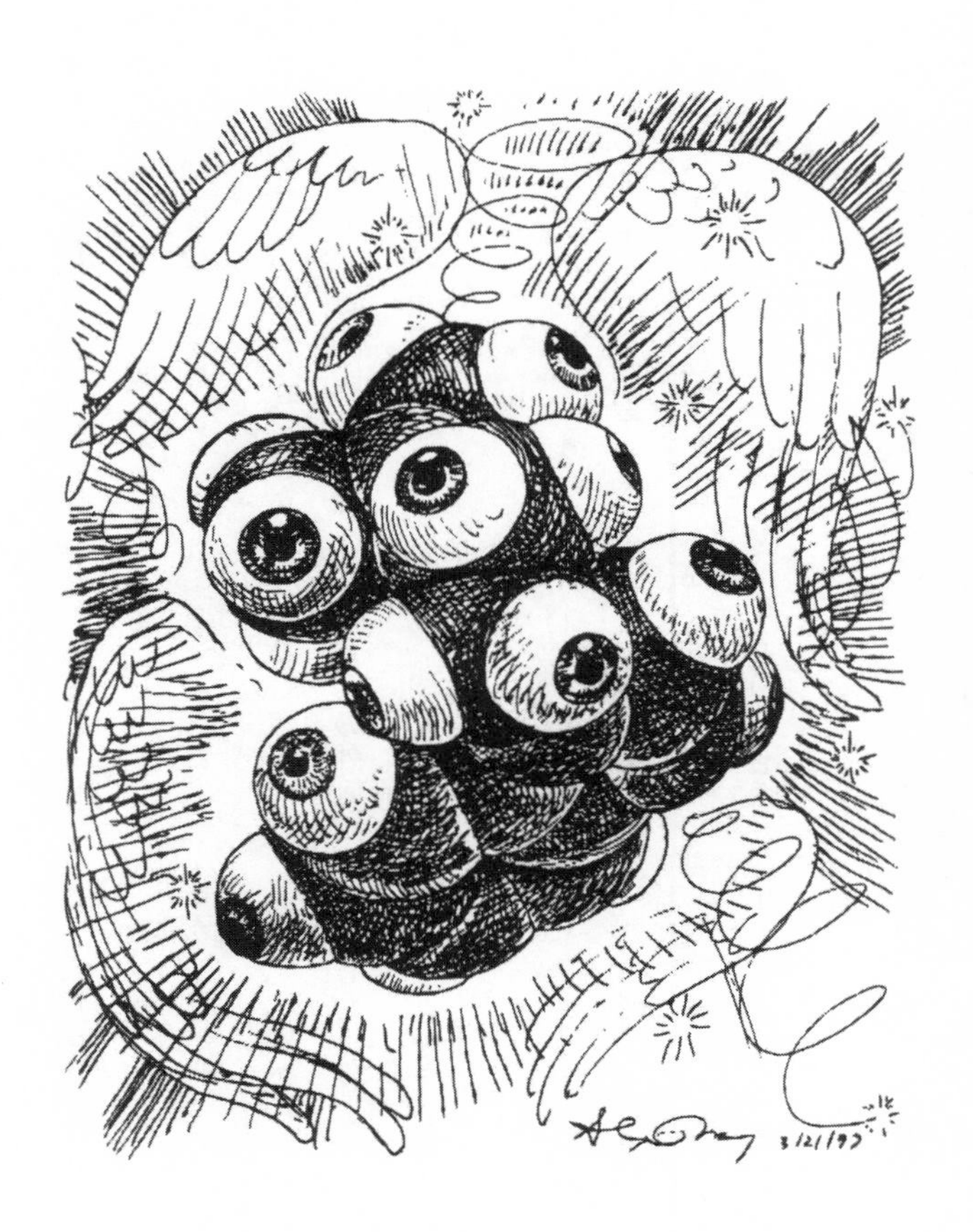

ならない。つまり尋常でない幸福感、時間を超越した感覚、そしてその経験が「現実よりもリアル」に感じられるような状態だ。その分子は私たちに、たとえば生と死、美徳と悪徳など相反する概念が共存し得ること、魂は死後も生き続けるという概念、森羅万象が基本的に一体であると理解すること、すべての存在にある種の知性と愛が内在するといった概念を受け入れるよう促す。

精神（スピリット）の分子はまた、私たちをスピリチュアルな領域へと誘う。その領域は通常私たちの目に見えず、測定もできず、通常の意識状態ではアクセスできない。そういう世界が「私たちの心の中だけに存在する」という考えが正しいと思われるのと同様に、その世界は私たちの外側に、独立した世界としてリアルに存在するという考えもまた正しい。脳内の受容能力を調節するだけで、私たちはその世界を感知し、相互に交流できる。

心に留めておいてほしいのは、精神（スピリット）の分子はそれ自体が霊や魂ではないということ。それはツール、あるいは乗り物だ。それはタグボートや馬車、馬に乗った案内役などのように、私たちの意識を結びつけるものと捉えてほしい。それは閉ざされた秘密の世界へ連れていってくれる。私たちはその道具にしっかりつかまって、心の準備を整えなくてはならない。その領域には天国も地獄もあり、良い夢も悪夢もあるからだ。精神（スピリット）の分子の役割は天使のように見えるが、悪魔のような世界に連れていかないという保証はない。

ＤＭＴが精神（スピリット）の分子の最有力候補とされるのはなぜだろう？

その効果は尋常でなく、完全なる幻覚作用を起こす。１９５０年代、60年代に実施された初期の臨床研究に参加した、事前知識を持たない被験者から得られた初期の報告書を、これまでいくつか見てきた。本書でこれから紹介していく、幻覚剤の知識と経験を豊富に持つ被験者によるＤＭＴ体験報告を読むと、ＤＭＴが真に衝撃的な効果を発揮することがわかるだろう。

右記に劣らず重要な点は、ＤＭＴが私たちの体内で生成されるということだ。これは人体が自然に作る物質なのだ。脳がそれを探し、招き入れ、すぐに消化する。内因性幻覚剤ＤＭＴは、ドラッグ摂取と何の関係もない、自然発生的幻覚状態に関与しているかもしれない。しかしドラッグによって起きる状態との類似性には目を見張るものがある。その状態の中にはもちろん精神病も含まれるが、これについて考える際には精神病以外のケースについても考慮しなくてはならない。内因性ＤＭＴの効果の中には誕生、死、臨死体験、神聖な存在や宇宙人との遭遇、神秘的・スピリチュアル意識などの人生が変わるほどの経験を起こす場合もある。これらについては後で詳細に論じたい。

本章ではＤＭＴとは「何か」について学んだ。次は「どこで」と「どのように」に関心を移そう。基本的な情報がわかったところで、次は神秘的な松果体について論じたい。潜在的な「精神（スピリット）の腺」、あるいは内因性ＤＭＴを生成する母体としての役割を持つ松果体について、次の2章を費やして語っていきたい。また、幻覚作用を起こせるだけのＤＭＴ生成が、どんな状況下で起きるのかについても探っていきたい。

第3章

松果体―精神(スピリット)の腺と出合う

ＤＭＴ研究に向けた私の最大の動機は、スピリチュアル体験の生物学的根拠を知ることだった。何年にもわたり学んできたことの多くが起点となって、私は人が神秘状態にある時や自然発生的に幻覚体験をしている時、松果体がＤＭＴを生成しているのではないかと考えるようになった。その考えは私がニューメキシコで研究を開始するよりも前に思いついたものだ。第21章では、実験で得られた結果をもとにこの仮説を発展させている。

本章では、すでに解明されている松果体の知識について解説する。次章ではそれをベースに、「精神(スピリット)の腺」と思しき松果体が意識変容を起こすほどの量の内因性ＤＭＴを生成する条件について解説していく。

１９７０年代初頭、スタンフォード大学の学部生だった頃、私は実験室で鶏の胎児が神経系を形成する過程の研究をしていた。私は受精した単細胞がどのように発育して完成形となり機能するのかに関心を持っていた。これは大変興味をそそられる分野であり、私は自分が実験科学に向いているかどうかを知りたかった。

より不純な動機として、研究を選択科目に加えることで医学部進学が容易になるとも考えていた。

この研究への情熱はあったものの、私は鶏の胎児を殺すことに罪悪感を感じていた。私は夜な夜な茫洋とした恐ろしい風景の中で鶏たちに襲われるという悪夢を見続けた。夢の中で私は母の洗濯機によじ登って逃げ切っていた！

また、私が当時興味を持ち始めていた分野の研究と実験科学は相容れないことが判明した。私はスタンフォードで睡眠、夢、催眠、意識の心理学、生理心理学、そして仏教といったクラスを選択したが、どれも当時のカリフォルニアの大学では最先端の分野だった。

一度頭を整理するために、私は学生保健センターの精神医学者の一人と話をした。彼はスタンフォード大学工学部で働く心理学者、ジェイムズ・ファディマン博士と会うことを勧めてくれた。

私はジムの秘書に連絡を取り、会う約束を取りつけ、大学内の「工学コーナー」というわかりにくい場所への行き方を教わった。何度も道に迷った末、ようやく私はジムの研究室に辿り着いた。彼は窓を背にして座っていたが、窓からは太陽光が降り注ぎ、私はまぶしくて彼の姿がよく見えなかった。彼の頭を取り巻く後光効果［ある人やモノを評価する際、その一部の顕著な特徴により他の部分の評価が歪められる現象］により、すでに不安でいっぱいだった私はさらに不安になった。この出会いは重要なものだと私は直感した。

自らの不安を鎮める目的で私はまず、「心理学者であるあなたが工学部で何をしているのか」と訊ねた。彼は笑ってこう答えた。「工学部生に物事の考え方を教えているんだよ。彼らは全員賢いんだ。それは確かなんだが、想像力によって問題を解決できるだろうか？　創造的な過程にどんなふうに取り組んだらいいだろう？　私は彼らが状況を違った視点から捉える方法を教えているんだ」

ジムが、近隣の研究センターで、創造力を向上させるために幻覚剤投与を行っていたウィリス・ハーマンと共同研究をしていることを、当時の私はほとんど知らなかった。30年以上前に出版されたその研究の論文は今でもその分野で唯一の論文であり、幻覚剤が創造的過程を刺激するという大きな潜在的可能性を示すものだった。彼の授業を受けた工学部生のうち何人が、この研究にかかわったか知りたいものだ[*1]。

ジムは前のめりに身を乗り出し、目くらましの太陽光はさらにきつくなった。そして彼はこう訊ねた。「で、君は何をしに来たの？」

私は話し始めたが、頭がまったく整理されていなかった。私は幻覚剤に魅了されている。私は超越瞑想（TM）を始めたところだ。大学での学習過程は面白い分野に向かっている。これらすべてを貫く一つのテーマがありそうだが、いったい何なんだろう？　共通項を見つけるにはどこに行けばいいのか？

ジムは椅子にもたれかかり、考え込んでいた（ように見えた）。背後の太陽がまぶしくて、顔がよく見えなかった。彼は沈黙の後、「松果体について調べてみるといい」と言った。「妻のドロシーが、神秘主義者が語る『内なる光』の体験について映画を撮っているんだ。彼女は、たくさんの伝統文化に共通する叡智の霊的源泉である、この光に関心を持っているんだ。もしかしたら本当に脳内で光が生まれているのかもしれない」

「ショウカタイって、どういう字を書くんですか？」私はメモを取りながら訊ねた。

それから私は学部卒業後の計画について少し話し、短時間の最初の面談が終わった。

ジムの助言に従い、私は脳の真ん中に位置する小さい組織、松果体について書かれた文献を読み始めた。その年、私はいくつかの論文を書いたが、それがのちに辿り着いた理論の土台となった[*2]。

深淵かつスピリチュアルな気づきに伴うまばゆい白い光の記述は、洋の東西を問わず神秘的な伝統の中で枚挙にいとまがなかった。この「啓発(エンライトメント)」の光はふつう、スピリチュアル、心理学的、そして倫理的な開発段階をいくつか経て意識が進化した後に訪れる。すべての神秘的伝統文化で、その過程と段階について語っていた。

たとえばユダヤ教では意識はセフィロト（精神の成長段階を表すカバラの生命の木の各センター）を辿って進化し、その頂点をケテル（王冠）と呼んでいる。東洋のアーユルヴェーダの伝統では、各センターに当たるのがチャクラで、各センターを通るエネルギーはそれぞれ異なる経験を生む。最高位のチャクラもまたクラウン（王冠）と呼ばれ、別名を千弁の蓮華（サハスラーラ）という。両方の伝統文化で、クラウンセフィラ、または頭頂のチャクラの位置にあるのが頭蓋骨の中心、解剖学的に当てはまるのが人の松果体だ[*3]。

歴史上、松果体が最初に記述されたのは、アレクサンダー大王の時代、紀元前3世紀のギリシャの医学者ヘロフィラスによる医学書だ。名前の由来はラテン語のピニアス（松を意味する）を語源としている。したがってこの小さい組織はピニフォーム（松ぼっくりのような形を意味する）と呼ばれ、そのサイズは小指の爪より小さい。

松果体のユニークな点は、脳内で単体として独立していることだ。脳内の他の組織はすべて左右一対となっている。たとえば前頭葉や側頭葉はそれぞれ左と右に分かれている。脳の深層部にあるペアになっていない組織として、松果体は約2千年近くにわたり解剖学的関心の的となってきた。西洋世界ではこれがどんな機能を持っているのか誰も知らなかった。

松果体への関心は、ルネ・デカルトが興味を寄せてから急速に広まった。「我思う。ゆえに我あり」で知られる17世紀フランスの哲学者・数学者は、それらの思考の源泉を求めていた。内観によりわかったのは、人は一度に一つのことしか考えられないということだった。その一つの思考は脳内のどこで生まれるのだろうか？　松果体だけが単体だったことからデカルトはそこから思考が生まれると提唱した。さらに松果体が脳脊髄液の主要な通路の真上にあったことから、そういう機能があるに違いないとデカルトは直感した。

脳の深奥部の空洞である脳室で脳脊髄液は作られる。この透明でしょっぱい、タンパク質が多く含まれる液体は脳のクッションの役を果たし、突然の振動や衝撃から脳を守っている。この液体はまた、脳の深奥部の組織に栄養を運び、老廃物を取り除くという運搬役を果たしている。

デカルトの時代には、脳室を通る脳脊髄液の満ち干が思考の動きと完璧に一致していると考えられていた。松果体が思考を「分泌」し、脳脊髄液に流すと、「意識の流れ」に乗って脳内の他の場所へと運ばれる——それよりいい方法があるだろうか？[*4]

デカルトにはきわめてスピリチュアルな側面があった。彼は、人の思考や想像は基本的に、人の神性、つまり人が神と共有する性質がもたらすスピリチュアルな現象だと考えた。言い換えると、人の思考とは人の魂の表現であり、魂が存在する証であるということだ。デカルトは、松果体が魂の表現に重要な役割を果たしていると考えた。

「魂は全身とつながっているが、魂の機能が最も強く反映されているところ（松果体）が一つだけある。松果体は、精気（理性を導き、感覚と行動をもたらす）を含む通路の間に浮かんでいる。そしてその動きを魂に伝達する働きをする。そして逆に松果体という腺が魂（またはそれ以外）によって何らかの動きを感知すると、体という機械は体を取り巻いている精気を脳内の細孔へと送り出す[*5]」

このようにデカルトは松果体が何らかの形で「魂の在処（ありか）」、精神と物質を結ぶ存在であることを提案した。肉体と精神はそこで出合い、それぞれに働きかけ、それぞれが互いに影響を与えている。

デカルトはどこまで真実に迫っているだろう？　現在までの生物学で私たちは松果体について何を知っているだろう？　生物学的機能と精神とを結びつけることは可能だろうか？

トカゲや両生類といった、進化の過程では古い部類の動物では松果体を「第三の目」とも呼んでいる。物理的な二つの目同様、第三の目にも水晶体や角膜・網膜がある。それは光に反応し、体温と体色という、環境の光に密接に関係している二つのサバイバル機能を調節している。松果体がつかさどるホルモンであるメラトニンは、この原子的な松果体にも存在する。

動物が進化の梯子を上るにつれ、松果体はより体の中のほうに移動し、脳内の最深部に収まると外的影響から隔絶されるようになった。鳥類の松果体は頭蓋骨のてっぺんにあるわけではないが、頭蓋骨が紙のように薄いため、外界の光に反応する。人類を含む哺乳類の動物の松果体は脳の最奥部に埋め込まれているため、少なくとも大人の場合、外界の光に直接反応することはない[*6]。松果体がよりスピリチュアルな役割を担うようになるにつれ、頭蓋骨の奥深くにしまい込んで厳重に守る必要が高まっているのかもしれないというのは興味深いことだ。

人の松果体は、受胎後第7週齢、または49日後の胎児に姿を現す。これとほぼ同じタイミングで、その胎児の性別が判別可能になるということを知った時、私は大いに感銘を受けた。これ以前の胎児は、男か女かわからない。というわけで、松果体と、人としての最も重要な識別が同時に現れるということだ。

人の松果体は、実は脳の一部ではない。胎児の口蓋にある特殊な組織が発達して作られる。その場所から移動を始め、最終的に脳内の最良のポジションに落ち着く。

松果体が脳脊髄液の水路のすぐ近くにあるため、そこから分泌される物質が脳内の隅々にまで届けられることについてはすでに書いた。もうひとつ言えば、松果体は脳の重要な感情・知覚中枢に近いという好都合の位置にある。

これらの感覚・知覚中枢は、視覚聴覚丘（専門化された脳組織の塊）と呼ばれる。それらは感覚情報を脳内にある情報登録・解釈をつかさどる部分へと送る中継拠点だ。つまり、目や耳で始まった電気的・化学的刺激を私たちが景色や音として経験するには、必ずこれらの丘を経由しなくてはならないということだ。松果体はこれらの丘の真上に浮かんでいて、その間には脳脊髄液のごく小さい水路があるだけだ。したがって松果体で分泌されたものは何でも瞬時にこれらの丘に至る。

さらに言えば、松果体を囲んでいるのは大脳辺縁系、別名感情脳だ。辺縁「系」とは、喜び、怒り、恐れ、不安、快楽といった感情体験に直接かかわりのある脳の構造の集合体を指す。したがって、松果体は脳内の感情中枢とも直結している。

長い年月にわたり生理学者たちは哺乳類の松果体のことを「脳内盲腸」とみなしてきた。それは人類がかつて下等な爬虫類だった頃から淘汰され残った、意味不明の痕跡器官ということだ。この認識は1958年、アメリカの皮膚科学者アーロン・ラーナーがメラトニンを発見した時に一変した。この一連の発見以来、いわゆる「松果体の機能はメラトニン仮説」の時代が始まった。

ラーナーは白斑という、全身に皮膚の脱色や明るい色に変化した斑点ができる皮膚疾患に興味を持っていた。1917年の研究では、牛の松果体の分泌物がカエルの皮膚を明色化したことがわかっている。これを読んだラーナーは、松果体が白斑に関係があるという仮説を立てた。彼は1万2千頭を超える牛の松果体をすりつぶし、とうとう皮膚の色を明るくする化合物を発見した。そしてそれをメラトニンと名づけた。その物質はある特殊な細胞に含まれる黒い色素を収縮させて皮膚の色を明るくするということで、黒を意味するメラに、縮小、または絞るという意味のトニンから命名された（ラーナーの研究むなしく、今日ではメラトニンが白斑に効果があるという証拠は見つかっていない）[*7]。

同じ頃、畜産業界では重要課題である家畜の最も経済効果の高い繁殖のタイミングとなる光の影響を理解する目的で、明暗周期調節の研究をする科学者たちがいた。そしてわかったのは、暗闇環境が続くと生殖機能がブロックされ、性器が縮小するということ、そして松果体の成長が刺激され、メラトニンが作られるということだ。その一方で、明るい環境が続くと松果体が縮小し、メラトニン量が低下し、生殖機能が活性化された。この実験結果を受けて、科学者たちはメラトニンがあると生殖機能が減退し、ないと活性化するということでメラトニンが松果体の重要な要素であると結論づけた。簡単に言えば、メラトニンには強い生殖阻害効果があるということだ*8。

松果体の謎がいくらか解けたところで、次の疑問は松果体が持つといわれる「スピリチュアルな」性質とメラトニンがどうかかわるかだ。私には、脳内のどこかに精神(スピリット)の分子が存在するという確固たる信念があり、それが脳内で自然発生する神秘体験や変性意識状態を起こすなり支援するなりしているに違いないと考えていた。私の最初の有望な仮説では、松果体のメラトニンが「精神(スピリット)の分子」で、体と精神がこの化学の通信係を通じて交信するということだった。もし、メラトニンに強い幻覚性があれば、松果体と人のスピリチュアリティを結ぶ媒介の探求は、そこで終わっていた。

メラトニンの正式名称は、N–アセチル–5–メトキシトリプタミンだ。その名前と構造を見れば、DMTや5–メトキシ–DMT同様、メラトニン（図12）もトリプタミンだということがわかる。

人の体がメラトニン生成をどのように調節しているかについてはよく解明されている。それは「暗闇ホルモン」だ。日中の太陽光でも夜間の人工照明でも、光がメラトニン生成のスイッチを切る。夜の暗い時間が長いほどメラトニン量が増え、昼の明るい時間が長いほどメラトニン量は減少する。日夜の識別に加え、メラトニン生成パターンは人を含む動物たちに1年の周期についても教えてくれる。そのような長期に及ぶメ

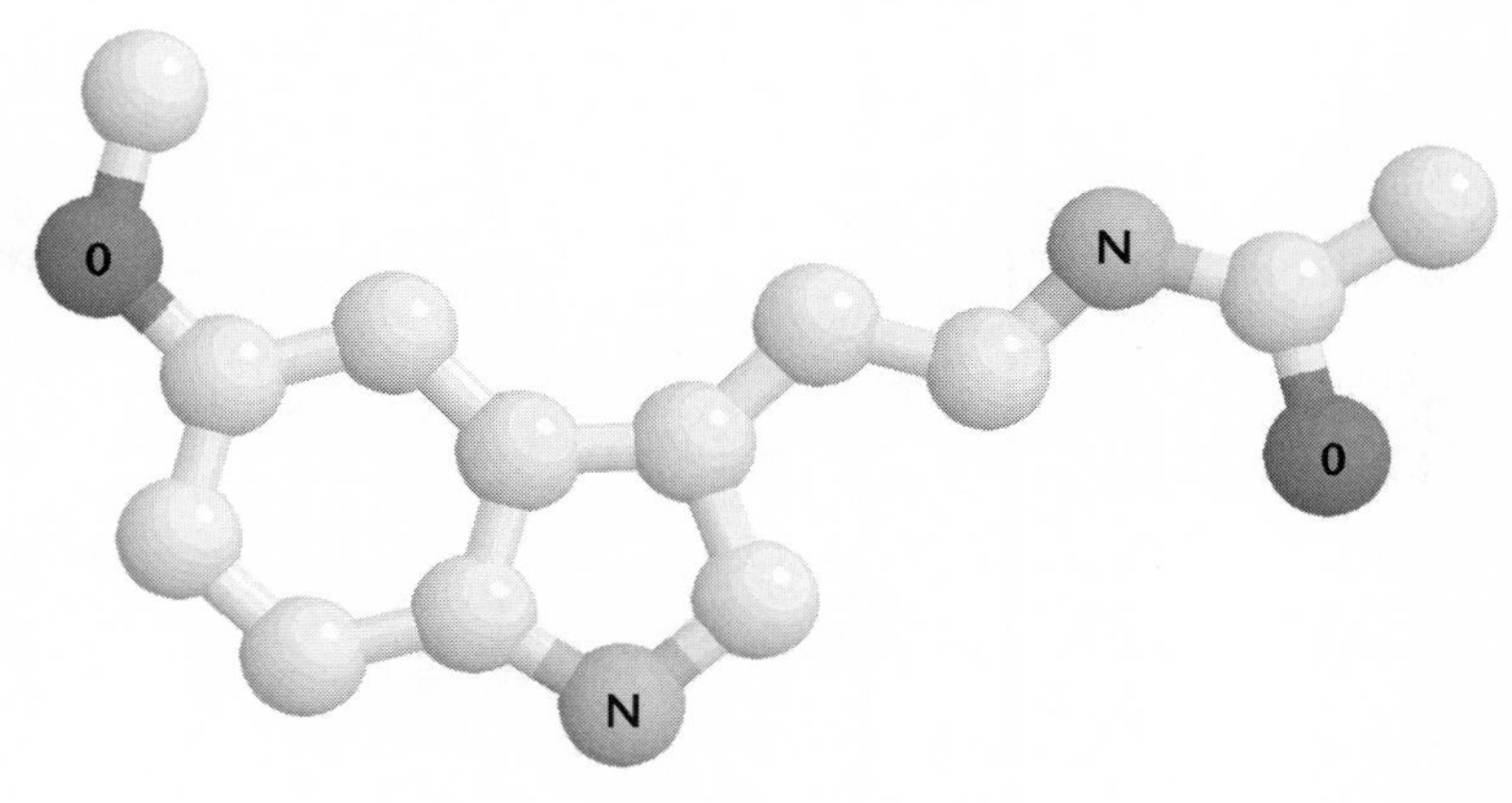

図12　メラトニン

ラトニン効果は動物たちに、1年のうちで最良の時期選び（春と秋に妊娠、冬に冬眠、夏に脂肪を落とすなど）に貢献している。

ノルアドレナリンとアドレナリン（またはノルエピネフリンとエピネフリン）は、松果体でのメラトニン化合物生成を促す神経伝達物質だ。これらは松果体にほとんど接触している神経細胞から直接放出される。特定の受容体に付着した神経伝達物質は、メラトニン生成に向けた化学過程を開始する。

アドレナリンとノルアドレナリンは副腎でも生成される。それらはストレス反応として血流に放出される。これは人体が危機に瀕した時の闘争・逃走反応の一環で起きる重要な信号となる。しかし副腎など、松果体付近の神経終末から放出されていないアドレナリンやノルアドレナリンは松果体に作用することがない。

それは私たちの予測に合致していない。なぜなら松果体は脳組織から発達したものではないため血液脳関門の外にあり、血液が運ぶ化学物質やドラッグに反応するはずだからだ。しかし体は松果体を鉄壁の守りで保護している。ストレス反応により副腎から血流に大量投入されたアドレナリンとノルアドレナリンが松果体に入ることはない。神経細胞の「掃除機かけ」をする松果体の防御システムは、血液が運ぶアドレナリンとノルアドレナリンを信じられないほど高い効率で一掃する。その強力なシステムにより、メラトニンを刺激して日中にメラトニンを生成させることが不可能なのも驚くにはあたらない。

松果体でメラトニンが生成されると、そのホルモンは松果体を取り囲む小さい血管にすぐに進入し、全身に行き渡る。松果体から出るメラトニンは脳脊髄液にも直接注がれるため、全身に届く前に脳内を満たしていく。

メラトニンが人以外の動物に与える影響はかなりわかってきたものの、人に与える機能ははっきりしていない。メラトニンが動物の生殖機能に影響するという機能が人にも同様に通用するかについては大きな関心が集まっている。人が思春期を迎えると、メラトニン量が著しく減少する。これにより生殖機能が松果体の抑制から解放されるため、成人のような振る舞いが可能になると考える研究者もいる。しかしまだ結論づけるに足る証拠は見つかっていない。メラトニンが時差ボケ、冬季うつ病、睡眠、がん、あるいは老化に作用するという説もまだ仮説の域を出ていない[*9]。

精神(スピリット)の分子と呼ぶためには、少なくともその物質が幻覚効果を持っていなくてはならない。メラトニンの化学組成がＤＭＴや５-メチル-ＤＭＴに酷似しているということは、メラトニンにも強い向精神性があるのだろうか？

初期の研究によると、メラトニンには意識変容を起こす性質があるとされていた。たとえば就寝直前に大量投与すると、鮮やかな夢を見ると言われた。しかしこの手の古い論文は解釈が難しい。研究がメラトニンの幻覚効果を調べる目的で実施されていないうえ、その効果の測定もされていない。メラトニンに幻覚性があるか否かを見極めるただ一つの方法は、私自身が被験者に投与してみることだった。

精神医学の研修期間を終了した後、私はアラスカ州フェアバンクスの地域精神医療センターで1年働いた。北極圏での経験により、私は新しい研究分野「冬季うつ病」を見つけた。この症候群は松果体とメラトニンの生物学への私の関心に再び火をつけた。松果体とメラトニンが冬季うつ病に与える役割の研究は、人の多様な季節性の症候群を理解し、治療法を探る有効な手がかりになりそうだった。この驚くべき偶然により、私は松果体の謎を解き明かすというテーマに着手することになった。とはいえ人の研究に関する私の知識は乏しく、さらなる研究の方策を練ることになった。

私はサンディエゴに引っ越し、カリフォルニア大学で1年間の臨床精神薬理学研究の特別研究員となった。そこで私は科学分野の企画書や補助書類の書き方、実験の組み立て方、臨床環境での研究用薬物の処方の仕方などを学んだ。評価スケールを配り、記録し、血液その他の生物学的サンプルを収集し、それらを分析して集計表を作った。

サンディエゴの同僚ジョナサン・ライサンスキー医師のあとに続きアルバカーキに引っ越した私は、小児内分泌学者、グレン・ピーク医師の指導のもとで働くようになった。グレンはニューメキシコ大学の一般臨床研究センター（ＮＩＨが資金提供している高度な研究拠点）の科学部長だった。グレン、ジョナサン、そして私は、正常な被験者にメラトニンが与える影響に関する包括的研究を3年間実施した。この研究から現時点ではまだ一つしかない、人の生理学にメラトニンが及ぼす影響に関する論文（メラトニンは早朝の体温低下に関係している）が生まれた。

人の生物学的機能の多くには日周リズムがある。その中で最も安定しているのが体温だ。人の体温は午前3時に急落するが、この時メラトニン量が最高値に達する。

私たちは19名の男性被験者を対象に、メラトニン生成を抑制するに十分な明かりの下で一晩中起きているという実験を行った。メラトニン抑制状態の被験者たちの体温低下は通常より少なく、私たちはこれにメラトニン不足が関係しているのではないかと考えた。被験者たちに通常と同じメラトニン量が戻ると、体温低下は通常と同じになった。これらの結果から、私たちは人の早朝の体温急落にはメラトニンが主要な役割を果たしていると提言した[*10]。

私にとって最も重要だったのは、メラトニンの心理的性質を測定したいくつかの指標だった。測定結果の評価から私は、松果体が作るこの物質には何らかの顕著な意識変容効果があるのではないかという期待を抱いた。しかし私たちの結論は、メラトニンにはちょっと高いレベルの鎮静・リラックス効果があるということだった。

メラトニンが顕著な意識変容効果を持たないことに私は落胆した。このプロジェクトの終盤のある晩、被験者の一人が誤って通常の10倍のメラトニンを投与されたといって電話で呼び出された時は、興奮を隠せなかった。これは面白いことが起きるかもしれない。メラトニン投与量が少ない結果、大した変化が起きていないのであれば、この事故は私が求めていたメラトニンの心理的性質の探究を前進させることになるかもしれない。

助手がどのようにしてメラトニン投与量を間違ったのかを語る研究室の看護師の説明に、私は注意深く耳を傾けた。それは単純な間違いのようだった。そしてその被験者の心拍や血圧は正常だった。しかし彼の心の状態が私の関心を奪った。

「彼の様子はどうだい？」と私は訊ねた。

「それがね」と彼女はあくびをしながら言った。

「彼の評価スケールを記入してもらうのに、彼を起こすのに死ぬほどてこずっているの。目を開けていられないの」

「幻視はないかな？」と期待を込めて私は訊ねた。

「ストラスマン先生、残念だけどそれはないわ」と彼女は笑いながら答えた。

「いやいや、彼が元気でよかったよ！」と私は医者の分別を装って言った。

他のどの事例以上に、この一件をもって私はメラトニンが幻覚剤ではないことを確信した。しかし研究の評価を重ねるにつれ、精神（スピリット）の分子を探るには松果体を調べるべきだという私の考えはますます強くなった。

それではその情報、そしてその間に浮かんだ考えについて解説していこう。その過程で、松果体のＤＭＴ形成機能について考えていきたい。

第4章

幻覚剤を作る松果体

私がメラトニン研究を始めるより以前に読んだ文献により、メラトニンは精神（スピリット）の分子ではないかもしれないという考えがあった。そして松果体が何か別の、幻覚性の化合物を作るのではないかと考えた。私はまだキャリアを始めたばかりの、ＤＭＴプロジェクトを思いつくよりずっと以前の頃から、それらの考えが物議を醸すことを知っていた。

１９８２年、私はカリフォルニア大学サンディエゴ校で、１年間の臨床精神薬理学研究コースを履修した。私の研究は主に甲状腺と気分との相関関係についてだったが、同時に松果体について学べることをすべて学んだ。

私の指導者の一人にＫという医師がいた。彼は生体リズム、メラトニン、そして睡眠の大家だった。履修課程の半ば頃、私は自分の中で生まれかかっている、松果体が幻覚作用に与える役割に関する考えについて彼に話すことにした。私たちはサンディエゴ退役軍人病院の中の、無数にある廊下の一つを歩きながら、多方面に及ぶとりとめのない話をしていた。ふとした沈黙があり、私はすかさずこう訊ねてみた。

「松果体が幻覚物質を生成する可能性があると思われますか？　構成要素がそろっているような気がするんです。それが幻覚のような症状、たとえば精神病みたいな症状を起こすよう促しているような気がするんですが……」

私はそれ以上突っ込んだ話をすることを躊躇し、松果体に関するもっと危うい仮説、つまり松果体が臨死体験や神秘体験といった、もっと激しい精神状態に一役買っているという考えについては話さなかった。

K医師は立ち止まり、くるりと向きを変えた。彼は額にしわを寄せ、眼鏡越しに私を凝視した。きらりと光る眼から私は脅威を感じた。「まずい」と思った。

「リック、覚えておきなさい」と彼はゆっくりと確かな口調でこう答えた。

「松果体と幻覚ドラッグとは何の関係もない」

これ以降私はその年、「松果体」と「幻覚剤」を同時に人に話すことはなかった。

とはいえ私は引き続き文献を読み、本書にも書くことになった概念をいくつか温め始めていた。他の科学者の研究結果に加え、その後の自らのメラトニン研究を根拠として、私は次のような提言策定へと引き込まれていった。

これらの仮説は立証されていないが、科学的に立証済みのデータと、スピリチュアル・宗教の観察や教義に基づくものだ。仮説のほとんどは入手可能なツールや手法により検証可能だ。以下の理論が投げかける影響は深く心をざわつかせるかもしれないが、同時に希望と期待を生み出す方向を示すものだ。

最も一般的な仮説は、松果体が幻覚を起こせるだけの量のＤＭＴを、人生の異常な時に生成する、というものだ。松果体のＤＭＴ生成は、非物質、あるいはエネルギー的な過程の物理的表現だ。松果体は人の生命エネルギーの最も極端な顕現を意識的に経験する機会を与えてくれる場所だ。この現象の具体例をいくつか以下に挙げる。

個としての生命エネルギーが胎児の体に入る時、つまり、人として存在し始める瞬間に、松果体は原初のＤＭＴ大量放出のスイッチを初めて入れる。

その後誕生の際、松果体はさらにＤＭＴを放出する。

人によっては、松果体のＤＭＴが深い瞑想に役立ったり、精神病や臨死体験を引き起こしたりする。

死ぬ時は、生命エネルギーが松果体を通って体から抜けていく。その際も、最後にこの幻覚作用を起こす精神（スピリット）の分子を大量放出する。

松果体はＤＭＴを作るために必要な素材を持っている。たとえば最大量のセロトニンが全身にあり、セロトニンは松果体のメラトニンの重要な前駆体だ。また、松果体はセロトニンをトリプタミン（ＤＭＴ生成の重要なステップとなる）に変えることができる。

セロトニン、メラトニン、またはトリプタミンを幻覚性化合物に変える、特殊な酵素が松果体の中で異常なまでの高濃度で検出される。メチルトランスフェラーゼと呼ばれるこれらの酵素はメチル基（つまり炭素1個に水素3個）を別の分子に付けてメチル化している。トリプタミンを2回メチル化すると、ジメチルトリプタミン、つまりＤＭＴができる。生成に必要な酵素と前駆体を大量に持っているため、松果体はＤＭＴ生成が起きる場所として最も理に適っている。これまで松果体の中のＤＭＴを誰も探さなかったのは驚きだ。

松果体は他にも、意識変容を起こす潜在能力を持つベータカルボリンを生成する。その化合物は、体内のモノアミン酸化酵素（ＭＡＯ）によるＤＭＴ分解を阻害する。ベータカルボリンの働きを最も如実に示しているものの一つにアヤワスカがある。ベータカルボリンを含むある種の植物を、ＤＭＴを含む別の植物と合わせてあの幻覚性アマゾン・ブレンド茶を作ると、ＤＭＴを口から摂っても奏功する。ベータカルボリンがなかったら、腸内のＭＡＯがすぐさまＤＭＴを分解・消化するため、意識変容は起こらない。

ベータカルボリンが単体でも幻覚性を持つかどうかについてははっきりしない。しかしＤＭＴの効果を増大する性質は明らかだ。したがって松果体はＤＭＴに加え、その効果を拡大させる物質も作っているかもしれない。

いったいどんな環境下で松果体は最低限の精神活性に留まるメラトニンの代わりにＤＭＴを作るのだろう？それが起きるには、平時に松果体のＤＭＴ生成を抑制している以下の要素の一つ以上が弱体化しなくてはならない。

・松果体周辺の細胞防御システム
・松果体内部の反ＤＭＴ化合物の存在
・ＤＭＴを生成するメチルトランスフェラーゼの不活性

・ＭＡＯ酵素がＤＭＴを分解する機能

初期の人体におけるＤＭＴ研究の基本的指針は、ＤＭＴの影響と統合失調症の症状を比較することにあった。したがって科学者たちは人のＤＭＴシステムの上記４要素に沿って研究した。これらの精神病研究の文献から、松果体がＤＭＴを作る条件に関する私の仮説を支持する概念を引き出せる。

ＤＭＴと精神疾患との相関関係について私が関心を寄せるのは、内因性ＤＭＴが精神疾患を引き起こす唯一の原因だと考えるからではない。むしろ、精神疾患とは自然に発生する意識変容であり、実際にデータも存在する。臨死体験やスピリチュアル体験といった、他の「自発的幻覚」状態でも同様にＤＭＴとの相関関係があると私は考えている。しかしこれについてはまだ研究が俟たれている[*1]。

松果体のＤＭＴ生成を抑制する主要な要素はおそらく、前章でも述べた鉄壁の松果体防御システムだろう。この防衛能力を示す、よく知られた例として挙げられるのが、日中にメラトニンを生成しようとしても不可能ということだ。

夜間のメラトニン生成を促す神経伝達物質アドレナリンとノルアドレナリンには、カテコールアミンという総称がある。松果体にほとんど接触している神経細胞はカテコールアミンを放出し、松果体組織の特定の受容体を活性化すると、松果体はメラトニン合成物を出す。

副腎でもストレスに反応してアドレナリンとノルアドレナリンを血流内に放出する。しかし、血液によって運ばれた副腎カテコールアミンが松果体に辿り着いても、松果体を取り巻く神経細胞が速やかにつまみ出して捨ててしまう。したがって、ストレスや運動によって副腎カテコールアミンが放出された場合でも、日中のメラトニン生成は起こらない。

私たちはこれを明確に示す実験を行った。トップアスリートたちが標高1万フィート〔約305０メートル〕以上の場所で高地マラソンをした際、レースの前後にメラトニンの測定をした。多くの参加者にとって、これは「臨死体験」と言えるほど過酷なレースだった。しかし彼らから検出されたのは、夜間に通常放出される程度のメラトニン量で、脳化学の爆発と呼べるものではなかった。しかしストレスがある一定量を超えた時は、松果体の防御の盾を破ることも可能だという確証を得た*2。

神経科学者の見解では、松果体活性の障壁があるのは、動物にとって日中の時間帯に環境が「暗い」と感じることは問題だからだという。松果体は正常時、夜間のみメラトニンを放出するので、昼間のメラトニン放出は「間違った」時間に暗さを感じることになり、動物は感覚を狂わされるという論理だ。

しかしこの説明は説得力に欠ける。日中のメラトニン放出はあれほど複雑で効率のよい防御システムに値するほど危険ではない。メラトニンの効果に即効性はなく、数時間、あるいは数日かけて起きる。さらに言えば、太陽光がメラトニン生成を瞬時にほとんどゼロに抑制するため、体内で何か起きるより前に基準値に戻る。

しかし、もしちょっとしたストレスが松果体に、メラトニンではなく、ＤＭＴを生成させるトリガーとなるとしたら、何が起きるだろう？　ＤＭＴによって体が動かなくなり、予想外の圧倒的な画像や感情を揺さぶる映像が洪水のように訪れる。当然ながら、しょっちゅうＤＭＴの大量放出が起きたら、それは動物にとってメラトニン放出よりよほど危険なことになるだろう。

日中のメラトニン生成が非常に困難な理由は、松果体の防御システムが壊れることは「どんな場合でも」耐え難いからではないか。松果体は強度のストレスに対してバリアを張り、内部にあるすべてを均等に守っている。したがって松果体がＤＭＴを生成するような状況に陥る場合とは、ストレスによって誘発されたカテコールアミン放出が松果体のバリアを凌駕するほど強い時ではないかと思われる。

もう一つの可能性として、松果体の防御システムが精神病患者では正常に機能しないということも考えられる。この仮説を間接的に支持する強力なデータがある。精神病患者がストレスにさらされると、幻覚・幻視症状が悪化する。これらの患者のＤＭＴ量は、精神病の重症度に比例する。つまり症状が重いほどＤＭＴ量が多くなる。また動物がストレスにさらされるとＤＭＴ量が増えることもわかっている。通常レベルのストレスに誘発されたカテコールアミンが、精神病によって脆弱になった松果体の防御を破り、過剰のＤＭＴ生成を引き起こすのかもしれない。こうして分泌されたＤＭＴが精神病患者の症状を引き起こしたり悪化させたりする[*3]。

松果体が幻覚を起こすほどのＤＭＴ生成を抑制しているもう一つの要素は、松果体そのものにある。最初に血中で見つかった、ある特定の小さなタンパク質がＤＭＴを生成する酵素の活動を阻害することがわかっている。この、いわゆる「反ＤＭＴ」タンパクは、松果体の中に多量に含まれている。この阻害物質がブロックされる時、ＤＭＴが生成されやすくなる。潜在的に危険なＤＭＴの過剰生成を抑制する「反ＤＭＴ」物質を作る場所として、これ以上にふさわしい場所があるだろうか？

この論点を支持する精神病研究結果もある。１９６０年代に統合失調症患者が実験的治療として松果体の抽出物を投与された。すると症状が著しく改善した。この結果に対する評価として、松果体の抽出物投与により、患者の松果体に欠落している「反ＤＭＴ」物質が入ったからだと考えられた。そのおかげで病理学的高レベルに達している患者の松果体内のＤＭＴが制御され、精神病症状が改善したのだと[*4]。

さらに、松果体のＤＭＴ生成を抑制する可能性として考えられるのは、二つの酵素の働きだ。一つは体内で精神(スピリット)の分子を生成する、もう一つは抑制する酵素だ。

健常者と比べると、統合失調症患者の松果体のメチルトランスフェラーゼ（ＤＭＴを作る）の正常時の動きがより活発だということが研究で明らかになっている。この状態でＤＭＴ生成量は増加する。この異常な酵素の機能について、研究者は体内の多くの組織を対象に研究しているが、残念ながら松果体は含まれていない[*5]。

最後に、正常時にＤＭＴを破壊するＭＡＯシステムに欠陥があれば、破壊されるＤＭＴ量が減り、結果的に幻覚・幻視症状が起きると考えられる。統合失調症患者のＭＡＯ機能は、健常者のそれより劣るため、統合失調症患者のＤＭＴは破壊される量が少なく、より長い時間がかかるのではないかと考えられる。その結果、彼らのＤＭＴ量は精神が正常に働くには高すぎるレベルになるのではないかと。研究者は体内の多くの組織を対象にＭＡＯの働きの研究を実施しているが、残念ながら統合失調症患者の松果体におけるＭＡＯは含まれていない。

ではここで少し病理学から離れ、松果体のＤＭＴの関与が考えられる、比較的一般的に起きる変性意識について考えてみよう。その一つが夢想だ。

一般に人が夢を見やすい時間帯は、メラトニン量が最大となる時間帯、午前3時頃と一致している。メラトニン自体が幻覚を起こす性質を含まないため、メラトニンと同様に分泌される別の化合物の存在が想起され、ＤＭＴはその候補となる。しかし正常な被験者を対象に、夢見の深さや頻度に照らしてＤＭＴ量の推移やパターンを24時間調べたデータは存在しない。

ジェイス・キャラウェイ博士は、松果体由来のベータカルボリンが夢見に介在していると指摘している。この仮説ではベータカルボリンの心理的効果ははっきりしないが、松果体由来のベータカルボリンはＤＭＴ生成を促すという意味で、間接的に夢見を活性化すると言える*6。

瞑想や祈りによっても深い変性意識に至る。松果体でつくられるＤＭＴがそれらの神秘的、スピリチュアル体験の背後に作用している可能性がある。

スピリチュアル探求や修行のすべてにおいて、意識変容が起きるときわめて強い幻覚体験が起こり、それが修行目的にもなっている。目も眩むほどの輝く光、天使や悪魔の存在、恍惚感、時間の喪失、天上の音楽、死と再生の感覚、すべての現実に内在する圧倒的存在からの愛……これらの経験は文化や伝統を問わず、すべてに共通してみられる。

瞑想はどのように松果体にＤＭＴを作らせるのだろう？

瞑想の手法のいくつかを極めると、たとえば呼吸という一点に意識が集中するなど、感覚が研ぎ澄まされる経験をする。脳波図を通じて測定される脳内の電気活動は、これと連動、またはシンクロしている。熟練した瞑想家の脳波パターンは、日常の意識状態に比べて周波数が低く、より統制がとれていると指摘する研究は少なくない。瞑想状態が深いほど脳波は低く強くなる。

集中力が増すもう一つのテクニックに、詠唱がある。それぞれの伝統の価値観に従って書かれた古代の経典など、いにしえの言語を使う詠唱は、深い心理効果があると思われる。複雑でダイナミックなイメージを心の目で見るという視覚化訓練でも、恍惚とした、天に上るような意識状態をつくる。

これらの状態では、ダイナミックでありながら不動の感覚、喩えるなら川の流れの中の定常波のようなものがある。それはすべてが忙しく波打っているのに動きが止まって見えるような経験だ。実際のところ、激しく流れる水が波をつくっている。そしてその波がユニークな音を奏でる。

ある周波数帯で波が奏でる音が醸し出す現象は、広範囲に乱反射して影響の場を拡大していく。その場の中にあるものは、同調して振動する、つまり同じ周波数となり「共振」する。

共振のパワフルな例を挙げると、音自体が多くなくても周波数が一致するとガラスを打ち砕くほどの現象が起きる。この時ガラスはそれを取り巻く音と同じ周波数で共振している。その特定の周波数が、ガラス内部に耐えられないほどのストレスを生み、結果として粉砕に至る。

これと同様に、音や視覚、意志の力を使った瞑想テクニックも特定の波動パターンを生み出し、脳内に共鳴現象を起こしている可能性がある。何百年にもわたる人類の試行錯誤の結果、ある種の「聖なる」言葉や視覚的シンボル、心理的エクササイズが独自の望ましい効果を生むと言われている。そのような効果が生まれるのは、脳内に特定の周波数の場ができるからだと考えられる。その場が、複数のシステムにある特定の周波数で振動や脈動を促す。人がその特定のスピリチュアルな何かをすると、心と体が共振するのを感じる。もちろん松果体も同じ周波数で震えている。

ガラスが粉砕するほどの破壊的影響ではないにしろ、同じ過程で松果体にも同様の共振が起きていると考えられる。松果体がある周波数で「振動」を始めると、ＤＭＴ生成を阻む複数の障壁、つまり松果体細胞の防御壁、酵素量、そして反ＤＭＴ物質の量を減らし、障壁を弱体化する。その結果、松果体の精神（スピリット）の分子が増量され、主観的な神秘意識状態が生まれる[*7]。

ここまで、精神病やスピリチュアル体験といった、命にかかわらない現象についてみてきた。ここからは、よりダイナミックで主観的で、幻覚的現実を伴う現象である誕生、臨死、そして死について扱っていきたい。誕生、臨死、死はきわめて「ストレスのかかる」出来事だと言っても過言ではない。生命エネルギーは全力を傾けてそこに留まろうと奮闘する。これらの出来事の最中にはストレスホルモンが大量に放出され、その中には松果体を刺激するカテコールアミンやアドレナリン、ノルアドレナリンも含まれる。

まず誕生のプロセスについてみてみよう。出産は麻酔を施されていない母体にとって、高度に幻覚を誘発する経験だ。新生児にとってはどれほどの体験だろう！　研究室で誕生したばかりの動物にはＤＭＴの存在が確認されている。人の新生児にもＤＭＴがあると考えるのは妥当だろう。しかし出産時の母親と新生児からＤＭＴの検出を試みるという研究は存在しない。

産道を経由した通常の出産時には膨大な量のカテコールアミンが放出される。大量のストレスホルモンを浴びることにより、母体と胎児の松果体の防御システムが無力化され、ＤＭＴ放出が起きると考えられる。母体に麻酔がかかっている場合、カテコールアミン量は少なくなり、帝王切開の場合はさらに減少する。したがって、これらの場合では母体や胎児の松果体からのＤＭＴ放出は少ない、またはまったくないと考えられる。

出産時に高濃度のＤＭＴ放出が起きることは、幻覚心理療法の古典的叡智の一部の説明となる。経験豊富なＬＳＤ心理療法士、スタニスラフ・グロフ医師によると、幻覚療法セッションの最中で起きることの大半は、誕生の過程の再現だということだ。彼は、帝王切開で誕生した患者は、通常の産道経由で誕生した患者に比べて幻覚療法での「解放」がうまくいかないことを発見した。通常の出産では幻覚作用を起こすくらいの量のＤＭＴ放出があり、帝王切開では不十分なストレスホルモン量によりＤＭＴ放出も少ないということが、その発見を裏づけている*8。

大人になって経験した、強い感情を伴う出来事から完全に「解放」されるには、誕生時に自然発生する「高濃度ＤＭＴセッション」の体験を初期値として持っている必要があるのではないかと思われる。そうでないと、大人になってからショックを伴う予想外の出来事に遭遇した時、経験値がないため足をすくわれ、恐怖にさらされることになる。出産時に経験し、克服したという成功体験が欠落しているからである。

臨死体験（ＮＤＥ）時にも大量のストレスホルモンが放出される。臨死体験に関する文献の多くが、神秘的、幻覚的かつ圧倒的な心理体験だと捉えている。もしかしたら、この時にも松果体の防御システムが押し流され、本来不活発なＤＭＴ生成機能のスイッチが入るのかもしれない。

死の生理学について、私たちはほとんど知らない。体、脳、意識は死んだらどうなるのだろうか？　その過程はどれくらい続くのだろうか？　呼吸が止まった時に終わるのだろうか？　世界の多様な伝統文化では、それぞれいつ遺体を動かし、また埋葬すべきかが定められているが、それらには根拠があるのだろうか？　死んでいく者の残留想念をそっとしておくことになぜこだわるのだろうか？　死が迫っている時、そして死後において、松果体組織が腐敗していくことが意識にどんな影響を及ぼすかについても考える必要がある。

死んでいく、そして死亡直後の松果体組織は、数時間またはもっと長い間、ＤＭＴを生成し、残留意識に影響を与えると思われる。「死後」の脳波は「フラット」になるが、この時心の内面で何が起きているのか誰にもわからない。

死にゆく松果体組織が幻覚性化合物を生成するという仮説を検証するにあたり、何年も前のことだが、近隣の伝手のあった死体保管所で約10体の死体から松果体を収集したことがある。私はそのサンプルを研究室に送り、ＤＭＴ量を測定してもらった。残念ながら脳は「新鮮凍結」ではなかった、つまり死後すぐに液体窒素に保管されたものではなかったため、松果体からＤＭＴが検出されることはなかった。その処理がされていれば、その時点以降の組織の劣化は進まない。もし少しでも見つかれば組織の劣化は、場合によっては数日にわたり遅らせることができ、分析する前に失われることはなかったかもしれない。

最後に、幻覚性のドラッグは松果体に何らかの影響を与え、そのドラッグを使う過程でＤＭＴ生成が起きる可能性がある。

松果体にはLSD受容体があり、メスカリンは松果体内でセロトニンレベルを上げる効果がある。ベータカルボリンはメラトニン生成を促進し、前述の通りDMTの効果を引き延ばし、拡大する性質を持っている。そしてDMTはいくつかの幻覚剤の中で最も強く松果体のメラトニン生成を刺激する物質だ。

DMTが自らを作る材料と思しき素材の生成を促進することは、発火の過程（小さな火種がやがて大きな炎となる）と似ている。マッチの火でまず紙を燃やし、紙で木の枝を着火させる。枝が燃えると、もっと太い木が着火し、最後は燃え盛る大きな炎になる。これと同様に、内因性DMT生成を促す多様な状況が、最初は小さな素材の生成から始まると考えられる。そこを着火点として、必要な先駆けとなる素材の量を増やしながらどんどん量を増やしていく。そして最終的に松果体DMTの全面的幻覚の爆発を起こす「引火点」に到達する。幻覚の「炎」は一定の過程を辿って燃え、原料の素材を焼き尽くす。

この「松果体機能によるDMT仮説」を使えば、松果体機能によるメラトニン仮説で説明できない部分の説明がつく。

すでに提示した疑問の一つに、松果体はストレスに対してなぜこれほど強い防御システムを持っているのか、という点がある。メラトニン仮説ではこれに答えることができない。しかしDMT仮説なら、ずっと納得のいく説明が可能だ。つまり、体が松果体を鉄壁の防御で守っているのは、日常的なストレスに負けて幻覚を起こすほどの量のDMT生成が起こらないようにしているからだ。

メラトニン仮説で解明できないもう一つの謎は、松果体の置かれたユニークな位置だ。松果体は脳の一部ではなく、胎児の口蓋の組織に端を発した組織だということ。それがどうして脳の真ん中まで昇り詰めたのかという点だ。

そのユニークな位置にあるおかげで、松果体は視覚と聴覚の伝達中継地点にほぼ接触している。それを感情センターである辺縁系が取り囲んでいる。この位置からなら松果体の生成物質を直接脳脊髄液に流し込むことができる。

伝統的に松果体の置かれた位置は、昼夜の光の状態に最もよく反応できる場所と信じられていた。しかし目から松果体に至るルートは不思議に入り組んでいる。目から松果体に至る神経は脳の外に出て、頭蓋骨の中央部にある松果体に着く前に首を通って遠回りしていく。それなら松果体が首や上部脊椎の位置にいて、そこからメラトニンを直接血管に流し、その体の持ち主に外界の光の状態を知らしめたほうが効率がいいのではないか。

松果体の位置は、たとえば生殖機能をつかさどる下垂体のような、近隣の主要な脳器官にメラトニンを届けるために必要だからかもしれない。しかしそれでも松果体が脳内の奥深くにいなくてはならないことはない。たとえば卵巣や副腎ホルモンと同様に、どこか別の場所にあってもメラトニンが血流に乗りさえすれば何ら問題はない。

もしかしたらメラトニンは脳脊髄液に直接アクセスする必要があって、脳脊髄液で満たされた脳室のすぐ上に位置しているのかもしれない。しかし松果体は何時間にもわたり着実にメラトニンを放出し、その効果は数日、数週間と持続する。メラトニンのような性質を持つホルモンが脳脊髄液にアクセスする必要性は見当たらない。

最後に、メラトニンの心理的性質は顕著なものではない。ごく微細な意識変容効果は、視覚聴覚丘や辺縁系といった知覚や感情を調節する深淵なる脳構造に直接アクセスすることを正当化するものではない。したがって、人の暮らしに果たすメラトニンの役割を助けるために、松果体がその位置にある必要はない。しかし、もし松果体がＤＭＴを生成しているなら、戦略的にその位置にあることを正当化できる。松果体に隣接している視覚・聴覚・感情中枢にＤＭＴが直接放出されれば、人の内的体験に深淵なる影響を与えるだろう。メラトニンではとてもできないようなレベルで見、聞き、感じ、考えることができる。

ＤＭＴの効果がほんの数分しか続かないという点も、松果体と近隣の中枢組織との間が数ミリしかないことで有利に働いている。ＤＭＴは血流を経由することなく、直接脳脊髄液を通じて脳内の各所に行き渡る。もしＤＭＴが最初に血流に入ると、脳内各所に届くよりずっと前にＭＡＯ酵素に破壊されてしまうだろう。

これらの考えはまた、ＤＭＴ精神病理論への反論（健常者と精神病患者の血液のＤＭＴ量に差異がないこと）にも答えることができる。ＤＭＴが作られるとすぐに分解されるため、前腕静脈から採取した血液のＤＭＴ濃度が脳内で起きることとほとんど無関係だということがわかっている。

この理論はまた、死後に分解を始める松果体が残留意識に与える影響についても示唆を与える。もし死後にＤＭＴが直接脳脊髄液に入れば、単に混ざるだけで感覚・感情器官に到達できる。心臓が止まっても支障がない。

これまでメラトニンモデルとDMTモデルという、人の松果体機能を巡る二つの理論についてみてきた。次にこれらの相対するパラダイムが示すところの分析に移りたい。

前章で私は松果体がメラトニンを使って生殖機能を抑制することについて解説した。本章では、松果体のDMTが深淵な幻覚体験への感覚を開くという仮説を提示する。それはあたかも松果体の中にスピリチュアルとセクシュアルという双璧の間にパワフルな力学、あるいは緊張関係があるかのようにみえる。

宗教の教義の多くが、精神の高みに到達するには禁欲が不可欠だと信じていることは大変興味深い。この考えの根拠としては、精神の発達を極めるのに集中投下させるべきエネルギーを、性行為によって奪われるというものだ。人は肉欲か精神性かの二択を迫られる。ただし禁欲と生殖とは同列ではなく、種の保存と、禁欲を貫き個人の至高の精神を開花させるという二つの目的の間には葛藤がある。

この葛藤は松果体によって生物学的に解決されるかもしれない。貴重なエネルギーが、生殖を重視するメラトニン生成か、精神性に不可欠な暗闇ホルモン、内面の光の物質DMT生成のいずれかに振り向けられるという図式だ。

しかし、この対立は現実というより見かけだけかもしれない。性行為に伴う激しい運動、過呼吸、強い感情の結果、松果体がDMTを放出し、性的恍惚感をサポートしているという可能性は考えられないだろうか。オルガズムには幻覚的性質が含まれる。実際性行為による強い快感がDMT放出を促すことが、生殖行動の主要な動機の一つとなっているのかもしれない。

タントラ〔ヒンドゥー教の、シバ神妃の性力崇拝〕の修行者はこれら両方の恩恵を得ようと試みる。この教義では、性的興奮とオーガズムが高度な恍惚状態をつくることに着目し、性行為を瞑想の手法として活用している。性行為と瞑想を合体させることで、タントラ修行者は通常の修行のみ、あるいは性行為のみでは到達できない境地にアクセスしている。深い瞑想、そして激しい性行為という刺激により松果体がＤＭＴを放出することが、幻覚効果を高めるのかもしれない。

　生殖と高次の意識を結びつける第三の要素として、松果体内の二つの要素をつかさどるエネルギー母体としての精神（スピリット）、あるいは生命というものが考えられる。

精神（スピリット）の概念を科学、とりわけ生物学的に説明するのはきわめて困難だ。しかし現実にその現象があるのに語らないのはもっと困難だ。ここに示した要素について、直接的かつ深く考えるため、以下に取り組んでいきたい。

　精神（スピリット）をどのように定義するか？

生と死の比較——生きている状態と、死んでいる状態を比べてみよう。ある瞬間、人は考え、行動し、感情を感じる。細胞は分裂し、古い細胞は死に、新しい細胞が生まれ新陳代謝をして肝臓や肺、皮膚や心臓ができている。次の瞬間、人は呼吸を止め、心臓が拍動を止める。両者の違いはどこにあるだろうか？　いったい何が失われたのだろう？

　それが体内にあれば、その持ち主を「生かす」何かがある。それが物質の中にある時、その物質が動き、熱を持つことによって存在を示す。脳内で、それは受信したものを思考、感情、認識などへと変換させる。

それがなくなると光が消え、エンジンが止まる。それが何であれ、それの持つ生かす力は人にこの時空に存在し、やり取りする機会を与えてくれる。

精神（スピリット）、あるいは生命は、「個人的」ではないが、私たちの生きることの連続に付随した「歴史」を持つ。私たちと一緒に物事を経験しても、個々の出来事によってその本質が変化することはない。それが動くと、体の精神的物理的活動によってもたらされる響き、あるいは音が、ユニークな影響の場を形成する。体がそれを体内に留めるには弱すぎる時、それは体から去っていく。そして別のものに宿るか、周囲の漠然とした場に溶け込んでいく。しかしそれが体にしっかりくっついている間つくられるユニークな場は消散する前にしばらく留まっている。その場が大きいほど、また響きや音が大きいほど、消散するまでに長い時間がかかる。

私が松果体に魅了されている大きな理由の一つに、精神（スピリット）の生態と機能へのかかわりがある。これの重要性、潜在能力に気づいたのは、私が医学生だった１９７０年代中頃、松果体と仏教の輪廻転生に関する驚くべき一致を発見した時だ。この発見は私にとってとてつもなく大きく、松果体、そしてその中にある精神（スピリット）の分子が果たす精神的役割への探求を不動のものにした。

当時私はチベット仏教の『死者の書』について知っていて、それによると死んだ人の霊魂は49日で「転生」するとされている。つまり、人の死後7週間経つと、魂は次の体に宿るということだ。それから数年後、私は胎児の発達に関する医学書で、人の胎児形成の二つの重要な事柄の間には、チベットの『死者の書』とまったく同じ49日の間隔があるというくだりを読んだ時、背筋がぞくぞくしたことをはっきりと覚えている。つまり受胎日から数えて、胎児に松果体が現れる日まで、49日かかるということだ。胎児の性別が明確になるのにかかるのも49日だ。したがって魂の再生、松果体、そして生殖器の形成という三つの出来事が完成するのにどれも49日という期間を要する。

チベット仏教と医学のシンクロニシティを発見した時、私は20代前半だった。当時はそれをどう解釈すればいいかわからなかった。今でもわからない。実際、所要日数が同じというだけのことから、かけ離れた二つの現象を結びつけるという憶測は、昔の薬草学の「類似原理」（植物の薬効は外見の特徴に現れるという考え方）のような非科学的な希望的観測にすぎないかもしれない。ある植物がハート型をしていたら、心臓に効くだろうという程度の。

私が提案しているのは、ほとんど「時間差原理」という話だ。仏教の教義と人の胎生学でそれぞれ異なる現象が完了するのに49日かかるとするなら、これらはつながりがあるに違いない、という論理だ。両者を結びつけるのは論理的には疑わしいが、直感的にはワクワクする。

受胎後49日で、松果体と生殖器が解剖学的に出現するということが、魂や生命とどうかかわり得るだろうか？

臨死体験が死を類推できるなら、死に際し、人の意識は体に強く結びついたものから、体から離れたものへと大きく変化する。松果体のＤＭＴは、この体と離脱した意識をつくることを可能にする。カテコールアミンの放出、ＤＭＴ分解が減少し、ＤＭＴ生成が増加、反ＤＭＴ物質の減少、そして松果体の組織分解といった、これまで解説したすべての要素が相俟って死の間際に最後のＤＭＴ大放出が起きる。したがって、死の瞬間に最も盛んに活動するのが松果体と言えるかもしれない。だとするなら、生命エネルギーは松果体を通って抜けていくと考えられないだろうか？

脳ベースの意識が死ぬ際、ＤＭＴ大放出が起きた結果、チベット仏教がバルドと呼んでいるもの（死後から次の転生までの状態）を隠すベールが剥がされる。ＤＭＴが私たちの内面の感覚の扉を開き、このどっちつかずの状態で無数のビジョンや思考、音、感情が訪れる。体が完全に動けなくなると、意識は体をすっかり抜け出し、そこにあるたくさんの場に混ざり、場として存在し始める。

精神（スピリット）の分子は、この領域の偵察者としての役割を終える。此岸から彼岸へと導かれた意識は、これより自力で存在する。それから49日間、私たちは意志の力で自らの生命エネルギーの特徴――積み上げられた人生経験、記憶、習慣、傾向、今終えたばかりの人生への想いなどをその先へと進めて行く。個々の人生を戦ってきた個人意識はそこで終了となり、周辺の場に溶け込んでいく。それはあたかも打ち鳴らされる鐘のようで、初めは大きな音を鳴らし、背景の雑音に紛れ、少しずつ聞こえなくなるようなものだ。

こうして残ったものは、前の人生で未解決だった課題をこなすのにふさわしい次の物理的存在の中に宿ることになる。残ったものと新しい器の間には類似した場の共鳴や共振がある。たとえばハ短調はハ短調に引き寄せられ、動物は動物へ、植物は植物へ、そして人は人へと引き寄せられていく。

人の場合、処理され残った傾向や未完の仕事は、「準備」が整うまで胎児に入ることはできない。準備を整えるのに49日かかるのかもしれないし、松果体がＤＭＴを生成できるようになるまで49日かかるのかもしれない。松果体は霊魂のためのアンテナか避雷針の役割を果たすのかもしれない。そして男女の性別が確定するのに同じ期間かかるのは、その生命が自己主張を始めるための生物学的枠組みが整うまでの期間ということかもしれない。
死んだ体から抜け出た生命エネルギーが、松果体を通じて胎児の新しい体に宿る際の動きで最初のＤＭＴ発射が起きるのかもしれない。これが個として性別を明確にして成立した存在としての意識の始まりだ。松果体からほとばしるＤＭＴの目も眩むほどの光は未発達の脳を照らし、その境界線を超えたことを宣言する。

この49日という分岐点が来るまでは、胎児は精神性を持たないただの物体だ。とすれば、49日齢以降の胎児を、意識を持ったスピリチュアルな存在とみなせるのだろうか？

本章では、松果体が高レベルのＤＭＴ生成を行うことで起きる、自然発生的変性意識について論じている。しかし、がんや脳梗塞によって松果体が破壊されてなくなった人はどうなるのだろうか？　正常に機能する松果体の持ち主と同様に、内因性ＤＭＴによる意識体験ができるだろうか？

松果体内の酵素や前駆体は独自のものではないが、これらの化合物が集中的に存在すること、そして松果体が非常に好都合な位置にあることが、精神（スピリット）の分子の起源として理想的なのだ。肺、肝臓、血液、眼球、そして脳は皆ＤＭＴ生成に必要な原料を持っている。実際ある時期研究者が冗談交じりに、統合失調症は肺の疾患だと言っていたが、その理由は肺にＤＭＴ生成に使われる酵素が大量に存在するからだった。松果体以外の器官でも、松果体が刺激されたのと同様の条件がそろえば、そこでもＤＭＴ生成が起きるかもしれない。

極端な論理ではあるが、私は従来の医学的手法（実験プランを構築し、データ分析を行い、段階的研究の結果に従って理論の修正をする）で検証可能だと考えている。したがって、仮説を組み立てた後の作業としては、ＤＭＴを投与された人が、内因性ＤＭＴによるものと同じ経験をするかを知ることだ。もし外部から摂取されたＤＭＴが、臨死体験や神秘体験などの内因性ＤＭＴによると思われる経験をなぞったら、私の仮説の信ぴょう性が高まるだろう。こうして私は何らかの形で人に対するＤＭＴ研究をする必要があった。

しかし私の研究対象はメラトニンで、この松果体ホルモンではＤＭＴの効果に遠く及ばなかった。これ以上メラトニンの生理学を研究しても得るものがなさそうだった。

私がメラトニンのプロジェクトに従事していた頃にサンディエゴで書いた論文『幻覚剤の副作用』がリック・ドブリン（幻覚剤研究の資金調達と意識改革に熱心な人物）の関心を引いた。彼は私を１９８５年の会議に招待し、私はそこで幻覚剤研究・治療の大御所たちと出会った。多様な学術研究畑の代表者が一堂に会し、幻覚剤による経験を解明し、活用すべく、学際的な議論を闘わせた。こうしてできた新たな同志たちは、支援、インスピレーション、貴重な経験談、そして決定的な情報をもたらしてくれた。彼らのおかげで幻覚剤研究プロジェクトをどう組み立てるかの概念構築がスムーズにできた。

１９８７年、ニューメキシコ大学での私の師、グレン・ピークが、雪の降るクリスマスの朝のランニングから帰るなり、亡くなった。悲しみに暮れるなか、私の研究の方向性に迷いが生じた。それ以前から私が「正当」と考える研究と、自分が本当に知りたいと思う研究との間に乖離が生まれていた。私にはメラトニン研究があり、一方で幻覚剤研究があった。グレンの早すぎる死によって、私はこのギャップを早々に埋めることになった。彼の葬儀で、私は彼のストレートなアドバイスを思い出した。「君が本当に知りたいことを研究したまえ。他人がどう思うかなんて関係ないさ」

私はメラトニン研究をやめる決心をして、ＤＭＴプロジェクトについて考え始めた。この考えについて、私はメラトニン研究をサポートしてくれた学長や学部長、大学の各リーダーたちに相談した。彼らは皆、研究分野の変更には現実的かつそれなりのリスクが伴うと指摘した。しかし全員が、「それが君のやりたいことなら」と、幻覚剤研究を後押ししてくれた。

こうして何年にも及ぶ準備期間は終了した。今やらなかったらもうチャンスはない。１９８８年のことだった。

第2部

懐胎と誕生

第5章

89-001

私がやろうとした人体へのＤＭＴ研究には、二つの独立した、しかし重なり合った領域があった。一つは臨床研究で、もう一つは規制だった。本章で私は研究の科学―実際の研究計画―に焦点を当てる。次の章では認可を通す組織や機関の迷宮について詳説する。

ニューメキシコ大学ヒューマンリサーチ倫理委員会は、人に対するすべての研究プロジェクトを審査する。この委員会はすべての計画書に番号を付けて判を押す。最初の２桁はその年号で、次の３桁は受理された順を示す。私はＤＭＴ計画書を１９８８年の暮れに提出したため、この委員会の年明け１月の会議で受理された。というわけで、付いた番号は８９-００１だった。

私は完璧なスタートを切るために、冒頭の一文を１か月かけて何度も書き直して練り上げたが、その結果がこれだった。

「このプロジェクトは、内因性幻覚剤でもあるＮ・Ｎ-ジメチルトリプタミン（ＤＭＴ）乱用によるトリプタミン系幻覚剤の精神生物学の再検討を開始するものである」

それから2年近く経った1990年11月15日、米国食品医薬品局（FDA）からこんな回答があった。

「審査が終了しました。……そしてあなたが提案した研究を進めても比較的安全だという結論に達しました」

乱用の可能性のある意識変容ドラッグを人に投与することに関する難しさについて、私はすでに経験済みだった。その経験とは、DMT研究をしようと思い立つよりさらに数年前にFDAに手続き申請をした時のことだった。その時のドラッグはMDMAで通称エクスタシー、意識変容効果を持つ幻覚剤だ。

1980年代初頭、セラピストの緩いネットワークでは、心理療法の一環としてこのドラッグを患者に投与していた。これは違法ではなく、精神科医や心理療法士たちはLSDよりその効果が信頼できると考えていた。彼らにとって残念なことに、数十年前のLSDのように、このワンダードラッグが大学の構内で幅広く乱用されるようになった。さらに、MDMAは研究室の動物の脳に損傷を起こすという学術研究論文が発表された。すると1985年、米国麻薬取締局（DEA）がMDMAを、最も規制の厳しい法定カテゴリーである「スケジュールI」に認定した。

MDMAを治療に使っていたセラピストたち全員が、この裁定を覆そうと取締局に抗議した。私は、別のルートで、新しいカテゴリーに入ったMDMAの使用許可を申請した。

私がFDAに申請を出したのは1986年だった。内容は、ボランティア被験者にMDMAを投与して、その心理的・生理的効果を測定するというものだった。「当局から30日返信がなければ、進めてよいものと考えてほしい」という通常通りの返信が届いたのを見て、私は「やった！　1か月以内に研究を始められるぞ！」と思った。ところが、待っていたかのようにきっちり29日目に連絡が来て、まだ始めてはならない、と伝えられた。そして間もなく手紙が来て、ＭＤＭＡの神経毒性の影響についての懸念があるとの説明があった。彼らが許可を出すために必要な情報がいつ入手できるかわからないため、許可の見通しが立たないとのことだった。長くかかりそうだった。

私のＭＤＭＡ研究の申請書はＦＤＡの書類棚に棚上げされ、にっちもさっちもいかなかった。ＦＤＡは巨大で古い体質の組織だと私は学んだ。それもそのはず、ＦＤＡ内の、私のＭＤＭＡ計画書を審査する部署の部長であるＬ医師と話した際に合点がいった。

Ｌ医師と私は１９８７年に同じ会議に出席した。コーヒー休憩の間、私たちはたまたま近くに居合わせた。私は自己紹介をした後、終末期患者にＭＤＭＡを投与するという研究を許可するかどうか、彼の見解を訊ねた。終末期と言ったのは、彼が健常者に対する脳損傷を問題視していたからだ。今思えばずいぶんと横柄で冷淡な言い方だったが、私は余命6か月の患者なら脳損傷の懸念はそれほど問題ではないだろうと付け加えた。そして大胆にも、この研究によって終末期患者の治療に対する心理療法の道が開かれるだろうと言った。

Ｌ医師は感情を交えずにこう答えた。「終末期患者にも人権があるのだから、君だって彼らの命を無駄にしたくはないだろう。それに終末期という見立てが間違っていることも往々にしてあるんだよ」。後日彼は文書で、死期の近い患者に対する一切のＭＤＭＡ投与研究に反対する、と書いてきた。

それから数年後、ＤＭＴ研究が半ば進んでいた頃、ＦＤＡは私のＭＤＭＡ申請を取り下げてはどうかと打診する文書を送ってきた。それはいい考えだと私は思い、合意した。

メラトニンプロジェクトが始まり、この松果体ホルモンの心理的影響力がわずかだという確証が得られたため、この分野で信頼の置ける友人であり同僚でもある人物を訪ね、意見を求めた。1988年8月、北カリフォルニアにある彼の自宅の屋根裏部屋で、私たちは人に対する幻覚剤研究プロジェクトの枠組みについてどんなアプローチをするべきか、一日中話し合った。日が暮れる頃、私たちは比較的シンプルでありながら確かな結論を二つ導き出した。

第一に、DMTは明らかに研究対象とするべきドラッグだということ。信じられないくらい興味をそそり、私たち全員の体内を巡っている物質でもあるからだ。第二に、幻覚剤研究プロジェクトは内容が何であれ現行の薬物乱用の問題に抵触してはならない、むしろ当局と一致した方向性でなくてはならないということだ。米国政府は制御不能の薬物使用の対策に何十億ドルという資金を投下している。その資金の一部を、人に対するDMT研究に回してもらえるかもしれない。法規制を撤廃してもらえるように政府と闘うより、科学的思考にアピールして最終的に研究実施に落とし込むほうが合理的だ。DMTのようなドラッグが何をするか、どのように機能するかについて、知りたいのは皆同じだ。

この同僚はDMTプロジェクトが成功するかについて必ずしも楽観的ではなかった。MDMAの一件では多くの研究者のやる気が萎えた。「考えてごらんよ。発表できる論文はやってはいけないことについて、という一本だけってことになる。君のMDMAの計画書の顚末を見ろよ」と彼は予測した。私のMDMA研究は単独だったが、DMT研究ではダニエルX・フリードマン医師の支持を得ていた。

1987年、私は頻繁に科学の学会に参加するようになったが、その一つでダニー・フリードマンと出会った。その手の会議は参加者同士のネットワーキングの機会であり、研究者としてのキャリアを成功させるための儀礼の一部だった。小人（こびと）のように小柄なフリードマン医師は、当時のアメリカの精神医学界の重鎮にはとても見えなかった。彼の精神医学のキャリアは、イェール大学で実験動物にＬＳＤを投与する実験から始まった。その後彼はシカゴ大学に移り、精神医学部の学部長になった。私が彼と出会った当時は、再び移動してカリフォルニア大学ロサンゼルス校（ＵＣＬＡ）精神医学部の教授で副学部長となっていた。

彼は米国精神医学会を始め、ほとんどの主要な生物学的精神医学組織の代表でもあった。彼は政府の保健分野に籍を置く代わりに、精神医学界で最も影響力のある学術誌、『一般精神医学アーカイブ』の編集者として力を行使することを選択した。彼は編集部に無限に届けられる野心的研究者による数千件の論文の取捨選択をするという職務を通じてキャリアを急速に築いていった。

フリードマンは学術界・産業界の何十人という優秀な研究者を育てていた。彼は気に入った最新研究や政治的進展について話したいと思えば、誰にでも深夜にでも電話をかけて話をした。彼には無限にエネルギーがあり、ほとんど睡眠も必要としていないようだった。彼はチェーンスモーカーで、恐ろしく濃いコーヒーを四六時中飲んでいた。魅惑的キャラであると同時に、彼の逆鱗に触れたら予測不能な鉄槌を下される危険もある人物だった。

彼が１９６８年に発表した論文、『ＬＳＤの使用と乱用について』は、画期的な内容だと私は思った[*1]。私は彼の臨床幻覚剤研究に対する単刀直入かつ広い視野で取り組む姿勢に敬服していた。彼は１９５０年代には統合失調症患者を対象としたＬＳＤ研究をしていたが、それ以降はほぼすべてのＬＳＤ研究を実験動物で行っていた。ＬＳＤに関する彼の初期の動物の薬理学の論文が、その後の幻覚剤影響下のセロトニンの役割についての実験室でのアプローチの土台となった。彼はまた１９６６年に米国上院の、ロバート・ケネディを委員長とする委員会で証言を行ったが、それを機に幻覚剤を法的規制対象とするとの運命が確定した。

フリードマンは、人に対する幻覚剤研究を正しく行う可能性を大いに疑問視していた。彼は被験者が薬物の効果に過度の期待を抱くと信じていた。もう一つの懸念は、「信頼の置けない関係者」の可能性で、婉曲に研究チームによるドラッグ使用を指していた。この二つ目の懸念は、確かに私自身のニューメキシコの研究チームで発生したいくつかの問題の一つを予言するものだった。

フリードマンとの対話や文通の中で、彼は私のＤＭＴ研究が純粋に薬理学に限定するものである限り、協力を惜しまないと断言した。心理療法研究は、不合理な熱意、疑わしい結論、そして科学論争を生むと彼は考えていた。このため、初めは実験動物から得られるデータを豊富に集め、検証するのが安全だし、実用的だ。彼のこの論理には疑いの余地がないが、私たちの生物医学的モデルは、のちにいくつかの問題を起こす環境をつくった。

フリードマン医師の指導のもと、私は「用量反応プロジェクト」としてのＤＭＴ研究計画を作成した。それはシンプルで分別のある、実現可能な四つのゴールを目指すものだった。

・「実験対応力と幻覚剤使用経験を持つ」ボランティア被験者を選定する。
・血中のＤＭＴ測定の手法を開発する。

・ＤＭＴの心理的効果を査定する、新しい評価スケールを創出する。
・いくつかのＤＭＴ用量に対する心理的・物理的反応の特性を明らかにする。

精神医学分野での幻覚剤の歴史を簡単に要約した後で、私は現行の動物研究に比べ、人に対する実験がはるかに遅れていることを指摘した。幻覚剤が薬物乱用のドラッグとして人気を博し続けていることから、これがどんな働きで、どう働くかを理解することは公衆衛生上の実利的意義がある。

私は既存の動物および人に対するＤＭＴ投与記録を吟味し、人への幻覚剤研究を再開するにあたり最も望ましい特徴をリストアップした。ＤＭＴを対象として選択する主要の理由の一つに、ほとんど誰も聞いたことがない点を挙げた。メディアが私の研究に目を付けたとしても、その影響力はＬＳＤプロジェクトが巻き起こした大きな関心に比べればずっと小さいだろう。

次に私は内因性の精神異常発現物質の議論を掘り起こし、体内で自然発生する統合失調症を起こす毒物の有望な候補を特定できた科学者がいないことを指摘した。研究者たちは、幻覚剤が活性化するセロトニン受容体を阻害する抗精神病薬を新規開発していた。したがって、ＤＭＴの知識が増えるほど、精神障害に対する理解を深められるかもしれない。もし健常者へのＤＭＴ効果を阻害できたら、場合によっては統合失調症の新たな治療の選択肢となる可能性がある。

私はまた、ＤＭＴの効果が短時間であることは、長時間持続するドラッグに比べると、病院などで投与環境が整わない場合でも使いやすいことを挙げた。

そして最後に、ザラ博士による人へのＤＭＴ研究を例示し、過去の研究での安全な使用実績について言及した。

この導入部分は、DMT研究の理論的基礎となる生物医学モデルへと続く。DMTを含む幻覚剤は、セロトニン同様、多くの脳内の受容体を活性化することは精神薬理学者によって明確に確立されている。人への研究が途絶えてから何十年と継続している実験動物研究では、特定のセロトニン受容体の関与を見つけている。私はこの動物実験のデータをもとに、これが人にも当てはまるのかを確認したい。

最も重要な変数は、自然発生する神経内分泌物だ。神経内分泌学とは、薬物がまずある特定の脳の部分を刺激することで、どのようにホルモンに影響を与えるかについての学問だ。たとえば、脳内の特定のセロトニン受容体を活性化することで、成長ホルモン、プロラクチン、β-エンドルフィンといった特定の下垂体ホルモンの血中濃度が上がる。薬物に反応して変化するホルモンは、それらの薬物が作用する脳内の受容体に対応している。

セロトニン受容体は心拍、血圧、体温、瞳孔の直径などを調節している。私はDMTによってセロトニン受容体が反応するすべての兆候を記録するため、それらについても計測する。これらは客観的な、数値化できるデータだ。

私は研究対象として、幻覚剤経験者のみを採用することにした。幻覚剤がどんな作用を起こすのかまったく知らない人に比べると、経験者はよりよいフィードバックができると思われる。さらに、経験豊富な被験者ならDMTの極端にパワフルな影響が起きた際（臨床研究センターという無機質な環境ではより心細く感じられるという悪条件にもかかわらず）、パニックにならないだろう。最後に、不快だが現実的な責任という問題について。被験者が私の研究を理由に薬物使用を始めたとして被験者に訴訟を起こされた場合に備え、自らの身を守らなくてはならない。私の研究以前に幻覚剤使用経験がある人なら、私が薬物を提供したと訴えるのはより困難となるだろう。

被験者候補はまた、職場や学校での成績が比較的高水準で、人間関係もうまくいっている人でなくてはならない。そういう人々なら、厳格で制約の多い研究に臨みながら、彼らの日常の現実とうまく折り合いをつけられるだろう。もし被験者がセッション以外のことで何らかの助けを必要とした際には、私の研究チームではなく、彼ら自身の周辺から協力を得られることが望ましかった。

ボランティアの選別には慎重な医学的・心理的審査が行われる。女性は妊婦や、妊娠の可能性のある人を除外し、セッションをする日の前日には必ず尿検査を行い、娯楽目的の薬物使用がないかチェックを行う[*2]。

幻覚剤の心理的影響を評価する手法について、既存の質問票はすべての項目が不快で精神異常を起こす効果を想定しているという結論に至った。より偏見の少ない、幻覚剤を好ましく捉える人々が示すような反応に基づく新しい評価基準があれば、その効果を幅広く捉えられるだろう。この目的で、多くの娯楽的DMT使用者にインタビューを行った。彼らはDMTの効果について幅広い感想を話し、新しい評価スケールの基になる情報を提供するだろう。研究を進めながら、質問内容を適宜修正していけるだろう。

また、血中のDMTの測定についての検査法や手順を開発しなくてはならない。いくつかの既存のやり方を試し、最も簡単で感度の高いものを探すことにする。最も可能性の高い手法は、国立精神保健研究所（NIMH）の研究者（DMTの「周到な埋葬」を促す論文を書いた面々）が採用しているものだ。

ＤＭＴが人のホルモンに与える影響に関する１９７６年の研究に基づき、私たちはＤＭＴの異なる量、そしてプラシーボとして塩水を投与する実験に要する被験者数は12人いれば十分だという結論に至った。新薬の用量反応実験のほとんどが採用しているのは、高用量を1回、低用量を1回、中用量を1〜2回で、効果の全容をカバーしている。私は可能な限り大容量のＤＭＴ投与をしたかったので、各被験者にプラシーボ１回、ＤＭＴ４回（高1、低1、中2回）を投与することにした。

各被験者は二重盲検方式で、異なるＤＭＴ量を無作為に投与される。「無作為」とは、投与内容の順番がランダムだという意味で、ちょうどサイコロを振って出た目に従ってその日の投与内容が決まるような感じだ。ニューメキシコ大学一般臨床研究センターの生物統計学者クリフォード・コールズ博士が彼のコンピュータの中で投与量の無作為順を作り、それを封筒に入れて封印したものを薬局に届ける。「二重盲検」とは、被験者も私もその日どんな投与が行われるかを知らないということだ。薬剤師だけが各被験者への投与指示リストを持っている。

無作為の二重盲検方式で実施する目的は、結果への期待が結果に影響するのを避けるためだ。私は第１章で薬効評価に対する期待の力を示す古典的研究について書いた。それと同様に、もし被験者が例えばＤＭＴ投与が低量だと知っていたら、その反応に主観が反映されかねない。実際の反応ではなく、用量が多くても少なくても、またプラシーボでもその場合に起こりうる反応への期待に沿った反応を示す可能性がある。

さらに、複雑な二重盲検テストを始める前に、参加の手始めに2回の「非盲検」ＤＭＴ投与をするのがよいと考えた。いきなり本番を迎えると、その衝撃で正しい結果が取れない可能性を考慮して、スクリーニングの意味で0・05㎎/㎏という低用量を初めに与え、2回目には0・4㎎/㎏という量に増やし、二重盲検テストで体験する最大量に慣れさせていく。私たちはこれを較正(こうせい)投与と呼んでいる。本番が始まってから、もしもある被験者が最大量の投与を初めて経験し、それが実験で投与される最大量だと知らされないため、この先もっと強い衝撃を起こす量が投与されるかもしれないという怖れを理由にドロップアウトしかねない。この2回目のスクリーニングで、被験者は本番を始める前にドロップアウトするという選択肢が与えられる。したがって被験者は合計6回のDMT投与(練習2回、本番4回)を受けることになる。

新薬の試験には常にプラシーボが使われ、私たちの研究も例外ではない。プラシーボを対象群に加えた研究は、その新薬に対する期待の効果を実際の効果と区別することを助ける。「プラシーボ」とは、ラテン語で「私は楽しませる」、あるいは「私はあなたの期待に応える」という意味を持つ。私たちのほとんどはプラシーボを不活性物質だと捉え、「偽薬」と呼ぶ。偽薬の代表的な例は砂糖の錠剤だ。私たちのDMT研究では偽薬として殺菌された塩水、生理食塩水を使用した。

実際のところ、二重盲検テストでプラシーボを加えると、二重盲検にするのはかなりの困難が伴う。活性薬物の効果は多くの場合、塩水や砂糖の不活性物質に比べて歴然と現れるため、被験者も研究者もほぼいつでも違いを確認できる。

しかし、この最初のDMT用量反応プロジェクトで、私たちは最低用量投与時と、プラシーボ投与時の間に差があるかを確認したかった。その意味でプラシーボ投与の実験日は貴重な意味を持っていた[*3]。

このやり方にはいくつかの欠点があった。被験者たちは最初の二重盲検テストの前にかなりの不安を感じるのが常だった。今回も、もしかしたらあの衝撃的な最大量になるかもしれない？　それとも最低量になるのだろうか？　初めの2~3回が明らかに低用量だった場合、その後のセッションへの不安は、初期に高用量を投与された被験者に比べて高まっていく。統計的には「均等分布」になるように無作為順を決めているので、全員が同じ条件ではあるものの、受ける側にはそれなりの負担となる。

私はまた、副作用による心理的・物理的影響の対処の仕方についても取り組んだ。パニック反応の初動対応としては、まず被験者を安心させる言葉をかけて落ち着かせる。それでも落ち着かない場合は弱い鎮静剤、たとえばヴァリウム注射をする。被験者が完全に制御不能に陥った場合、私たちはソラジンなど大手メーカーの鎮静剤注射をする。喘鳴やひどい湿疹といったアレルギー反応には、抗ヒスタミン薬の静脈注射を用意した。血圧が急上昇した場合には、狭心症による心臓の痛みへの対処時のように、舌下ニトログリセリン錠剤の投与が奏効するだろう。

私が提示した考えを支持する、何十という参考資料のリストも添付した。リストの中には初期の、人に対する幻覚剤研究資料も含まれていた。幻覚剤が動物、そしてセロトニン受容体に与える影響について、すでに知られている内容を網羅した記事もあった。安全性についての懸念が出ることを予測して、幻覚剤の副作用について、私が以前発表した評論記事も入れた。その中で私はこのように書いた。もし被験者が健全な精神の持ち主で、十分な準備を整え、その経験の前、最中、そして後に至るまで監視体制が行き届いていれば、深刻で長期にわたる精神医学的副作用の可能性は著しく低い。

計画書は、ニューメキシコ大学ヒューマンリサーチ倫理委員会、ＦＤＡ、ＤＥＡを含む、人の薬物乱用研究をつかさどる関係各所に配られた。この研究はニューメキシコ大学病院の一般臨床研究センターで実施されるため、そこにも一部送った。この研究センターが大量の血液サンプルのＤＭＴとホルモンレベルを測定するためのコストを負担してくれる可能性があったため、研究の予算内容をそこの検査センターに送付した。

　そして最大の難関は、このプロジェクトを監視し、予算を付ける立場にある全員が、このプロジェクトは安全で、予算を投じる価値があるということに合意することだった。

第6章
迷宮

アメリカでは1970年に施行された規制物質法により、一般市民は潜在的に有害な薬物から守られている。この法律はまた、臨床研究畑の人々がそれらの規制薬物の入手を阻む障壁となっている。それは人に対する幻覚剤研究者なら誰もが越えなくてはならない迷宮だ。

規制物質法では、すべての薬物を「スケジュール」と呼ばれる薬物一覧に規定し、「乱用の危険性」「認可された医学的用途」、そして「医療管理下での安全使用」に分類している。最も強い規制がかかったスケジュールI薬物とは、「乱用性が高く、医学的用途に欠け、医療管理下での安全使用ができない」ものだ。ダニエル・フリードマン医師を含む数十名の高名な精神医学研究者たちの反対を押し切って、議会はLSDとその他すべての幻覚剤をスケジュールIに分類した。

スケジュールIIにはメタンフェタミンやコカインがある。これらには高度な乱用性があるが、医学的用途もある。たとえばコカインは目の手術の局所麻酔に、メタンフェタミンは多動児の治療に使われる。ごく一般的に使われている鎮痛剤、コデインはスケジュールIIIに分類されるが、これはスケジュールIより乱用の可能性が「低く」、医療管理下で使われた場合の悪影響の頻度も程度も低いからだ。ザナックスやヴァリウムといったスケジュールⅣの薬物はスケジュールⅢの薬物より乱用の危険性が「低く」、医学的用途に伴う問題も「限定的」だ。

幻覚剤の場合、当局が問題視する高度な乱用の危険性というものは、ヘロインやコカインによくみられるような強迫的で制御不能なものではない。幻覚剤は渇望感や離脱症状を引き起こさない。実際、3～4日続けて摂取しても何の影響もないし、突然摂取をやめても離脱症状を起こさないのは、幻覚剤の主要な特徴の一つだ。むしろ幻覚剤の急性の影響のほうが重度の破壊や、時には重症化を引き起こす。その強い不安定効果により、議会は幻覚剤を厳格な規制の対象にすることを決定した。

1950年代と1960年代に臨床研究を行った科学者たちはLSDとその他の幻覚剤が持つ独特な危険性を認識し、周到な配慮をしていた。そのおかげでこれらの薬物の心理的悪影響を予防し、発生時にもすばやく対処できていた。しかし一般による野放しの乱用と、ハーバードのリアリーとそのグループによる研究のルールを無視した違反行為と、メディアの注目により、予想通りの結果になった。それらの薬物は公に知られる問題を引き起こしたため、被害対策として扉を閉ざさなくてはならなくなった。

乱用への勢いを止めるのに、議会は幻覚剤が持つ否定的な性質をことさらに強調したため、肯定的・中立的な性質がかすんでしまった。かつては「医療管理下で安全使用」できていたものが、「医療管理下での安全確保不能」に変わった。研究や研修のツールとして、また心理療法の治療の一環として「医学的用途」があった薬物もそそくさと「認可された医学的用途」分類から外された。

私がＤＭＴ研究の計画書を整える際に覗き込んでいたのは、規制システムというブラックホールの闇だった。

審査過程は１９８８年12月に開始されたが、私はそれ以降の2年にわたり、８９-００１、ＤＭＴ計画書に関するすべての電話、手紙、会議、ファックス、話し合い内容の記録を取った。１９９０年に許可が下りた直後、私はその記録から重要なやり取りを要約してまとめた。それを「もし私がバスに轢かれたら?:文書」と名づけた。この迷路をうねりながら何とか進む方法を人々に知らしめることは重要だった。実際突破可能で、そのためのルートがあるからだ。もしＤＭＴプロジェクトが駄目になった場合でも、せめてこのガイドだけでも残しておきたかった[*1]。

規制に関して最初の関門となったのはニューメキシコ大学医学部研究センターの科学諮問委員会とヒューマンリサーチ倫理委員会という、二つの組織だった。

一般臨床研究センターの科学諮問委員会は、私の計画書の裏づけとなる科学が担当だ。委員会のフェロー研究者が、この計画の科学的利点について精査し、修正案を提示する。またこの委員会は、研究センターとしてこの計画を許可するか、そして計画に含まれるたくさんの血液検査のコストを負担するかも決定する。私は2年間研究センターでメラトニンプロジェクトを実施していたため、当時は私もメンバーの一人だった。

ヒューマンリサーチ倫理委員会は、私が提案した研究の安全性を審査する組織だ。ここの仕事は、この研究が一定の安全基準を満たし、インフォームドコンセントの文書が研究内容を明確に反映し、リスクを明記しているかをチェックすることだ。

倫理委員会の会長が強い自由至上主義者だった（国家より個人を先行させる）ことは大変幸運だった。彼は、教育のある者は自分で判断できると信じていた。審査グループの一つのリーダーである彼の座右の銘「私たちは神の真似をしに生まれてきたのではない」には、大いに勇気づけられた。

インフォームドコンセントの文書は人の研究には不可欠な要素だ。この文書で研究者は計画の目的や、なぜその研究をするのかを説明する。そこには研究についてのきわめて退屈でつまらない詳細や、実施目的などを正確に記載する。ボランティア参加に伴う潜在的なリスクやメリットを列挙したうえで、研究チームがどのようなリスク対策を講じるかを説明し、悪影響が出た際には必要なすべての処置を無料で受けられることを明記する。この承諾書は被験者候補に対し、参加はまったくの自由意志で、いつでも行使できることを知らせる。いかなる理由であれ参加者はいつでも途中でやめることができ、その際に罰則や、それまで継続されていた処置の中止もない。被験者が何らかの不当対応を感じた場合、苦情を申し立てられる機関名、連絡先を承諾書に明記する。

大学の委員会とやり取りをしながら、私は同時に後半の、もっと途方もない規制の砦であるアメリカの二つの連邦機関とも交渉を開始した。計画の最終決定権は彼らの手中にあった。

まず一つ目は、米国麻薬取締局（ＤＥＡ）だ。本部はワシントンＤＣ、支部がアルバカーキにある。私がＤＭＴを所持していいかどうかはここが決める。許可が下りた場合、それはスケジュールⅠの許可となる。

もう一つの連邦機関とは、やはりワシントンＤＣに本拠地を置く米国食品医薬品局（ＦＤＡ）だ。ここは私が研究で人にＤＭＴ投与しても安全が確保できるか、そしてその価値があるかを決定する。許可が下りた場合、ＦＤＡの許可は新薬臨床試験（ＩＮＤ）許可証となる。

大学の委員会に計画書を提出した際、私はＦＤＡとＤＥＡの両方からＤＭＴ投与許可が出るまでは研究を開始しないと伝えた。ところが連邦当局は、まず地元の許可の取得を要求してきた。

インフォームドコンセントの文書は最大の障害と思われ、私はＤＭＴ投与で起こり得る影響について、倫理委員会に率直に話した。私は被験者に、簡単な一日になると錯覚してほしくなかったが、起こり得る悪影響を強調した結果、怖がって辞退されるのも望まなかった。そこで私は承諾書の2ページ目にこんな文章を書いた。

「この薬物の主たる影響は心理的なものだと私は了解しています。視覚、そして（または）聴覚的幻覚や、その他の認知の歪みが起こる可能性があります。時間の感覚が変わる（実際より長く感じたり短く感じたりするなど）ことがあります。非常に強い感情（快感・不快感）を経験する可能性があります。同時に真逆の経験も起きるかもしれません。周囲の環境に対して感性がひどく敏感になる反面、周囲の環境がまったくわからなくなるかもしれません。心と体の分離を感じるかもしれません。死や混乱が差し迫ったように感じたり、実際に起きたと感じたりします。幸福感が起きることがよくあります。体感が始まるのは30秒以内と早く、投与量が多ければより鮮明かつ長くなります。経験のピークは2～5分で、その後緩やかな鎮静状態が

20〜30分続きます。注射のあと1時間で、普段の自分の感覚が戻ってきます」

リスクについては、以下のように簡潔かつ正直に書いた。

「DMTの主たる効果は心理的なもので、すでに書いた通りです。それらは1時間以内で収束します。ごくまれに残留感情が残る場合があります(24〜48時間)。平衡感覚を取り戻すまで、必要なら宿泊を含め、研究センターに留まることができます。DMTは物理的に安全です。緩やかで短時間の血圧や心拍の上昇が起きる場合があります」

DMT研究には何らかの潜在的メリットがあると承諾書で語るのは、時期尚早かつ不適切だと思われた。DMT体験を被験者は楽しむだろうという予測はあったが、私は何らかの症状の治療を提案しているわけではないため、このように続けた。

「この研究にあたり、私が個人的に得るものはありません。しかし幻覚誘発物質の作用のメカニズムをよりよく理解するという潜在的メリットがあります」

DMT研究の計画書を提出して1週間しないうちに、倫理委員会はインフォームドコンセントの冒頭部分に、「医学的用途が認められていない」という文言を加えるよう指示してきた。これに対し、私はそのひと言によって、潜在的被験者を必要以上に怖がらせることになると答えた。加えて、もし研究許可が下りた場合、そのひと言は、厳密な意味で不正確になると伝えた。その場合、臨床研究のツールとしての医学的用途を満たすということだ。委員会はこの回答を受理した。

秘密保持と匿名性は、倫理委員会・研究センター、そして大学病院事務局に対して取り組まなくてはならない重要案件だった。DMTボランティア被験者のほぼ全員に仕事と家族があり、職場も家族も違法ドラッグで身を危険にさらすような人物を望んでいなかった。幻覚剤使用経験者が参加の条件だったことから、参加するにはまず法を犯したことを告白しなくてはならない。私は病院の医療記録や入院手続き部門のスタッフ、研究センターの看護師長と事務局長、病院の顧問弁護士と会い、協力しながら複雑だが効果的な段取りをつくった。

研究センターの外来クリニックで行われる医学的スクリーニングの記録には重要な医学的情報が含まれる。この情報は将来被験者が何らかの健康問題を発症した場合、対応する医師が基本的な数値（たとえば心機能など）を参照できるという、非常に大きなメリットがある。したがって身体検査記録には実名を使い、検査結果や研究室のスクリーニングの結果を記載した。この表には薬物使用履歴も、私の研究に参加したことも記載されない。署名されたインフォームドコンセントの文書はふつうこの表に添付されるが、署名には実名を書かなくてはならない。秘密保持のため、私は署名されたインフォームドコンセントを自宅オフィスの引き出しに収納し鍵をかけた。実名入りの表には「承諾書に署名済み。研究室主宰者が保持」と書くだけでよかった。

各被験者には、たとえばDMT‐3といったコードナンバーを割り振った。これ以降、この匿名のIDが唯一の名前となり、書類を持ち出す鍵を持っているのは私一人となった。彼らは病院から新しい書類を受け取るが、そこにはDMTナンバーしか書かれていない。このコードナンバーが最初に使われたのは、薬物使用歴と精神面の問題をチェックする精神医学調査だった。

最後にひとつ懸念材料があった。外部の組織が、実験対象薬物の長期使用の影響を参照するために研究書類を閲覧することに関連するものだ。私のメラトニン研究では、インフォームドコンセントの文面に、メラトニン製造業者とFDAはメラトニン投与にかかわるリスクや問題を調査する目的で患者ファイルを閲覧する場合がある、と書いた。DMTのコンセント文書にもこれを入れた時、ボランティア候補者から反対が出た。DMTによる長期的健康被害を調査する何らかのメカニズムは必要と思われたが、自由意志も尊重しなくてはならなかった。

そこで妥協点として、もしFDAやDMT製造業者が被験者との面会、あるいは医療記録の閲覧を求めてきた場合、私を経由しなくてはならないということにした。私が各被験者と連絡を取り、関心の有無を確認する。研究記録は当然召喚可能だが、コードナンバーの解明なしに、その使用は限定的となる。私は医師と患者の間の特権を盾に開示を拒絶できる。面倒なプロセスではあるが、やる価値はある。

結果的に、60名以上の被験者に対し5年間行われた研究の過程で、秘密保持や匿名が破られたケースは1例もない。研究終了後5年経った今でもそれは起きていないし、権威筋から研究結果の閲覧依頼も届いていない。

研究センターの科学諮問委員会は、DMT研究計画は科学的にみて比較的ストレートで単純だと考えた。主な障害は倫理・政治・実務的なものであり、それを扱うのは自分たちより倫理委員会がふさわしいことに彼らは気づいた。

しかし安全性と責任に対する問題が残っていた。研究センターは私に、被験者をひと晩病院に留め、実験後丸一日医療監視下に置くよう言ってきた。私はそれをすると、参加者の数が減ってしまうだろうと答えた。以前実施したDMT研究では、朝実験を行い、昼には家に帰していたが、安全性に問題はなかった。彼らはその説明に納得した。

研究センターの科学者たちは、DMT投与に最も適した時間を確立するよう望んだ。一日のリズムの中でDMTに敏感に反応する時間帯はあるのだろうか？　朝と夜では反応が違うだろうか？　私の回答は、それはわからないが、全員に朝の同じ時間に投与すれば、時間帯によるばらつきを回避できるというものだった。一日の中でどの時間帯がより適しているかについてはまた別の研究をすればいい。

同僚の研究者には、私が知りたい血中ホルモンレベルについて、もっと動物実験によるデータを集めて裏づけを取ったほうがいいと意見する者もあった。それらの情報は容易に取得できた。最終的に被験者から尿サンプルを採り、薬物乱用のチェックをした。

それから1か月以内の1989年2月19日、研究センターはDMT計画を許可した。血中ホルモンレベルの検査費用を負担してほしいという私の依頼も受け入れられた。

その3日後、ヒューマンリサーチ倫理委員会も、研究を許可した。

そこで私はDMTの入手先を探し始めた。同時に、手に入った時点で私が法的に保持する資格が必要だった。これらはつまり所有について、DEAが私にスケジュールIの許可を出すかにかかっていた。

１９８９年4月、スケジュールⅠ薬物の安全保管に際しＤＥＡが定める条件のことで、大学病院の薬局担当者と会った。その薬剤師は以前マリファナの研究に携わった経験があったため、彼らの安全管理は十分だと考えた。

私はＤＥＡにスケジュールⅠの許可申請書を送った。研究室用のＤＭＴを保持し、人の血中のＤＭＴを測定する方法を探るために許可証が必要だと書いた。その後、許可証には実験で使用する人体用のＤＭＴも含まれなくてはならなくなった。人体用ＤＭＴは研究室用ＤＭＴよりも純度の高いものでなくてはならない。ＦＤＡが研究を承認し、人体用ＤＭＴの純度を承認してからでなければ人へのＤＭＴ投与は始められない。

ＤＥＡ審査の担当部署の一つからＤＭＴの薬物番号を訊ねられた。私はワシントンＤＣのＤＥＡオフィスに電話をかけ、担当者は全米医薬品コードの中からＤＭＴの番号を調べてくれた。この番号は必要な書類に書き込まれた。

2週間後、ＤＥＡに電話をかけると、そこに私の申請書はなかった。電話を受けた担当者は「現在オフィスの引っ越しをしているので、すべての書類は箱詰めされています」とのことだった。

それからさらに2週間後、依然として私の申請書は見つからなかった。その数日後、申請書一式が返送されてきた。ＤＭＴの正しい医薬品コードが必要だ、とのことだった。そのコードは書類一式の中に入っていた。ワシントンＤＣのオフィスでコードを教えてくれた人が番号を間違ったのだ。その日のうちに私は「修正した」コードを記入し、申請書を再送した。

ＤＥＡはまた、ニューメキシコ薬品委員会のスケジュールⅠ許可証も求めてきた。そこでそれを申請し、

2～3週間で届いた。ニューメキシコの委員会は、「すべてはDEA次第だ」と言った。するとDEAは、病院の薬局とスタッフが必要な安全確認を行うなら研究室用DMTの申請を許可すると言ってきた。書類はワシントンDCからデンバーへ、デンバーからアルバカーキへと移った。

1989年6月、アルバカーキのDEA支部の支部長Dは、私に会い、薬局を見るために大学にやってきた。彼女はDMTに接触し得る薬局担当者全員の名前を求め、全員の住所、電話番号、社会保障番号を求めた。彼女は安全上の問題点をいくつか発見し、鍵つきの冷蔵庫を置くよう指示した。その冷蔵庫は鍵つきの麻薬貯蔵所の中に入れなくてはならないと。そして冷蔵庫の鍵を私が所持してはならず、薬剤師だけが持つようにと言った。もし紛失した場合、私が盗んだと思いたくないからだと言った。

彼女にはちょいちょい微妙なジョークを言う癖があった。「そうすればあなたを牢屋に入れなくて済むでしょ！」。そして「ご心配なく。手錠をかけてしょっぴいたりしないから」などと言った。

私は曖昧に笑顔をつくった。

その日が終わり、帰り際に彼女はこう言った。「立場をわきまえておきなさい。窃盗、紛失、ずさんな記録管理、もしそういうことが起きたらまずあんたを疑うからね」

Dの訪問は私を不安にさせたが、とりわけ最後のこのひと言が悩ましかった。「ところで、被験者に投与するDMTをどこから調達するの？」

その月の後半になって、DEAは研究室用DMTの所持を原則として許可した。私はこのグレードの低いDMTを人に投与せず、FDAが人体用DMTを許可するのを待つと約束した。人体用DMTは別の薬物なので、ＤＥＡは依然として私が人体用ＤＭＴを所持できるかを決定する権利を握っていた。

１９８９年３月、大学がＤＭＴ研究を許可してから１週間以内にＤＥＡ宛ての書類を送った直後、私はミズーリ州セントルイスのシグマ研究所に連絡を入れた。シグマは化学物質供給元で、私は松果体研究用にメラトニンを納入させていた。その商品リストにＤＭＴが入っていたので、売ってもらえないかと問い合わせた。体液内でのＤＭＴ測定をするため、研究室用ＤＭＴを注文した。同時に人体にも使える臨床用ＤＭＴも注文した。シグマの回答は、研究室用ＤＭＴの購入には何ら問題はないが、それにはＤＥＡ発行のスケジュールＩ許可証が必要とのことだった。

人体用ＤＭＴを入手するのはもっと複雑で、シグマはＦＤＡ向けに原薬等登録原簿（ドラッグマスターファイル）という書類を作らなくてはならなかった。シグマは、これまでにＤＭＴを人に投与した研究者に、ＤＭＴの入手元を訊ねてはどうかと提案した。そうすればシグマはどこまで詳細をＦＤＡに提出すべきかわかるとのことだった。もしその書類の所持者を見つけるのに問題があれば、米国情報公開法を持ち出すといいと助言してくれた。この法律により、市民はアメリカの国家の安全という国益を損なわない限り、部外秘情報を請求できる。

私は国内で現在行われている新薬臨床試験のすべてを網羅した承認リストを入手し、ＤＭＴの承認を受けた人がいないか調べてみた。が、残念ながら一人もいなかった。情報公開法を使って過去の承認記録を辿る試みは失敗した。ＦＤＡが過去にＤＭＴの許可証を出した記録もファイルも存在しなかった。

人にＤＭＴを投与するための申請書は４月下旬にＦＤＡに届いた。私は第１世代がＤＭＴ研究を実施した際の古い許可の記録をＦＤＡ自身が見つけることに期待して、過去の例に倣ってくれることを願った。「周到な埋葬」論文の著者の一人である、ＤＭＴ人体投与をした科学者が、私のために彼の古い記録をＦＤＡから探し出すことに合意した。しかし後日訊ねてみたところ、彼は薬物の情報を持たず、誰に供給してもらったのかも覚えていなかった。彼はただ私に幸運を祈った。

5月初旬、ＦＤＡのＰという女性から最初の書状が来た。それによると、1か月以内に連絡がいかなければ研究を開始してよいとのことだった。当然ながら私はＤＭＴを持っていないが、今や私の申請書はＦＤＡにあり、受理番号がついていた。そこでシグマはＦＤＡに連絡を取り、私のために原薬等登録原簿の作成に取りかかった。

6月、ＦＤＡのP氏から連絡が入り、シグマのＤＭＴ製造過程情報が不十分とのことだった。シグマが言うには、彼らのヨーロッパの供給元がそのような情報は企業秘密のため提出を拒否していると返答した。シグマはこれまで他の人体研究用薬物としてＦＤＡに提出した情報以上の詳細を、今回のＤＭＴには要求しているのではないかという懸念を持っていた。シグマは私の申請書を担当しているＦＤＡの化学者R氏の名前を教えてくれた。それからの1年半、R氏と私は延々と対話を続けることになる。

私はR氏に、ＦＤＡはなぜ私の以前のメラトニン研究の時より多くの情報をＤＭＴに関して要求するのか訊ねた。

R氏は、「ケースバイケースです」と答えた。

シグマは、ＦＤＡが理不尽だと不満を言った。ＦＤＡは追加情報がないとして先に進まなかった。私はR

氏に、もし彼女がシグマの供給元を知っていたら直接話をしたいと申し出たところ、名前を教えてくれた。それをシグマに確認すると、シグマは驚き、それは秘密漏洩だと言った。しかし彼らはＤＭＴに関して持っているすべての情報をＦＤＡに提出することに合意した。

私はＲ氏に、もしシグマのＤＭＴに十分な製造情報がないのであれば、自分で純度を上げてＦＤＡの要求を満たす純度の薬物を作ってもいいか、と訊ねた。

Ｒ氏はこれには懐疑的だった。Ｒ氏の以前の上司である部長は、数年前私が脳科学学会で話をした「終末期患者にも人権がある」と言った人物だった。彼は過去に、研究室用の薬物の純度を上げ、人体投与に耐えるものにしたいという研究者の申請をすべて退けていた。

「今はそうでもないかもしれません。新しい部署だし、メンバーも変わっています」と彼女は答えた。

その通りだった。ＡＩＤＳの蔓延と薬物乱用に対する危機感の高まりにより、ＦＤＡの薬物許認可のプロセスに遅れが生じていた。ＦＤＡは新しい部署を作り、新薬の迅速承認制度でこの問題の解決を図った。幸運にも、私のＤＭＴ申請も、（私のＭＤＭＡ申請を却下したＬ医師ではなく）この新しい部署の管轄となっていた。

それから数か月経ち、シグマはＲ氏に何の情報も出していなかった。シグマはＦＤＡが秘密漏洩をしたとみなしていたため、もうそれ以上の情報をシグマから引き出そうとしても長く困難な過程が続くだけだろう。何を守ろうとしているのか不明だが、私はシグマから人体用ＤＭＴを調達することを断念した。

1989年8月、FDAから分厚い手紙が届き、人体用DMTが満たすべき20項目の条件が書かれていた。一般毒性は言うまでもなく、それを満たすには高価で複雑な動物実験が必要だった。研究の科学的利点については問題視していなかったが、それは好都合だった。

私は例の化学者の友人、私の論文は許可されなかった薬物に関する1本に留まるだろうと予言した彼に電話した。そしてストレートに訊ねた。「DMTを作ってくれないか?」

答えはノーだった。彼の研究室は「製造元」になれるほどの設備がないとのことだった。やるにはコストと時間がかかりすぎると。

私はまた、インディアナ州パーデュー大学の化学者であり薬理学者でもあるデイビッド・ニコルズ博士に相談した。彼は国立精神保健研究所(NIMH)の、入手困難な研究用薬物製造プログラムのリーダーであるK医師を紹介してくれた。K医師は、契約上彼が作った化合物を人体用にすることは禁じられているが、将来的にはそれもできるように申請したいとのことだった。K医師はシカゴの化学薬品供給会社にいる古い同僚、ルーGを紹介してくれた。

ルーGはその後会社を買収し、そこでアメリカの人に対する研究用DMTを多く供給している人物だった。しかし彼の会社は研究者に対して製造情報や動物実験データを出さないとのことだった。

ルーは電話口で笑いながらこう言った。「うちのはだいたい95%の純度だと話していますよ。昔はもっと雑だった」

私は国立薬物乱用研究所（ＮＩＤＡ）に手紙を出し、人体用ＤＭＴを所有していないか訊ねてみた。１か月が経ち、再び手紙を出したところ、Ｗ氏から返信が来た。「ＮＩＤＡの薬物は通常ノースキャロライナの研究室から来る」と。そのグループのリーダーはＣ医師だ。

私はＣ医師に電話をかけた。彼らは人体用の薬物は作れないとのことだった。最近発表された別の研究論文の話をすると、彼は留意しておくと言った。仮にＤＭＴ製造に合意したとしても原薬等登録原簿をＦＤＡには出さないとのことだった。

彼の言い分はこうだった。「人体用の保険に入っていないので責任を負えないんですよ。私の契約に含まれていないのです」

彼の助言では、ＮＩＤＡからＤＭＴを入手して、99・5％純度の要求を満たすまで純度を上げるということだった。ＮＩＤＡの「ストック棚」に５ｇ程度はあるはずだ、と。

私はこれをＷ氏に持ちかけると、返事はこうだった。「うちのＤＭＴは古すぎるし、製造データもありません」

彼はこう続けた。「うちはＣ医師との契約があります。うちの指示に従って彼らが作るんです。人体用薬物を作っている研究所がもう一つあります。より問題なのは、この頃ＤＭＴにはほとんど動きがないことです。そういう不明瞭な薬物にうちの予算を割くのは賢明でないんです。ちょっと探してみるのでお待ちください」

数週間後、Ｗ氏から電話があり、Ｃ医師がＤＭＴを作ることは可能だが費用は自腹でとのことだった。Ｃ

医師は見積もりを出すのはいいが、FDA用にドラッグファイルを作ることはしない、と念を押した。「手間がかかりすぎる」と。

これはあまり幸先がよくない。FDAのR氏に、C医師のDMTのドラッグファイルを私がまとめてもいいか訊ねたところ、後で返事をするとのことだった。

「もしC医師がDMTを作ったら、本当に使えますか?」と私。

「FDA内の薬物乱用担当者に確認します」とR氏。

「使えないとしたら理由は?」と私。

「わかりません。担当部長のH医師から電話がいくでしょう」とR氏。

C医師の見積もりでは、5万ドルを超えるとのことだった。

「なるほど。お手数をおかけしました」

またひとつ扉が閉ざされた。

私はR氏に電話をかけた。「八方ふさがりなんですが、何かいい方法はありませんかね?」

「連邦公文書館に行って、過去のDMT研究者の記録がないか調べてみます」

1989年7月、R氏は古い研究記録を見つけた。「内容はひどいものよ。動物記録はないし、化学記録も何もない。使えないわ。研究者たちはうちが指示した経過報告書にもまったく応じていません。これじゃ役に立たないわ」

「彼らにどうして許可が出たんでしょう？」と私。

「知らないわ。私はその頃ＦＤＡにいなかったもの」と、いくぶん希望を持たせるような言い方をした。「あなたがドラッグファイルを作るのに必要な情報を送るわ」

こうして送られてきた情報は、たとえばイーライリリー、メルク、ファイザーといった大規模な製薬会社用のものだった。個人の研究者には当てはまらない内容だ。

私はＲ氏に電話をかけた。「どうすればいいんですか？　どうして助けてくれないの？」

「担当部長はＨ医師よ。これが電話番号です。彼と話しなさい」

そこで私はＨ医師に電話をした。すると秘書が「Ｗ医師とお話しください」と言った。

私が抗議する暇もなく、回線はＷ医師につながった。

「Ｗ医師です！」と、いきなりフレンドリーかつ高圧的な声が響いた。「この新設部署の薬物乱用スタッフの中で、医師は私一人です。あなたがいろいろやってきたのは知っています。協力しますから、絶望しないで」

「どうすれば人体用ＤＭＴを入手できますか？」と私。

「作ってくれる人を探せばいいでしょう」

「パーデュー大学のデイブ・ニコルズは？」

「あり得ますね」と彼は答えた。

「デイブと話してくれませんか？」と私。

「ニコルズ医師からうちの部長、H医師宛てに手紙を書いてもらってください。住所は〇〇です。あなたの申請の担当者はMです。2週間後にMに電話してください」

この電話のやり取りで、何かが動き出すのを感じた。

私はデイブ・ニコルズに電話した。彼が出した見積もりは300ドルで、おおよそ材料費にかかる値段だった。

これらの電話をしている間、必要な手続きを踏んで進めるために、大学の外部からの資金調達が不可欠だと考えるようになった。財政面の追加支援があれば人体用DMT調達の時間が取れるし、研究センターに依頼している作業の費用を一部負担することもできる。そうすれば研究センターは私の研究により好意的になるだろう。

DMTや統合失調症に関する古い研究を見ると、フリーメイソンの支部であるスコティッシュライツ基金が出資している統合失調症研究プログラムを通じて資金が出ていた。私はこのプログラムに資金援助の申請書を送ってもらえるよう連絡した。私のDMT研究計画は、内因性の分裂性毒物（統合失調症を起こす毒物）候補としてDMTの効果を理解することの重要性についてすでに取り上げられている。したがって、助成金申請でその点についてことさらに強調する必要はなかった。

私はフリードマン医師に手紙を書き、スコティッシュライツ基金に助成金申請をしたことを伝えた。返事によると、彼はこの基金の科学調査委員会のメンバーで、1年間の助成が可能（かもしれない）とのことだった。その1か月後の1989年9月、プロジェクトを1年間支援するとの通達が来た。

私は再びフリードマン医師に手紙を書き、人体用DMT探しの進捗を伝えた。彼は私の手紙に走り書きを添えて、彼の元教え子の一人、NIDAの所長に送った。彼の簡潔な走り書きはこんなふうに終わっていた。

「ストラスマンがNIDAの誰かに対応を求めている。誰かいないか⁇」

9月、私はNIDAのW氏に電話をかけた。彼はちょうどC医師と会ってきたばかりだった。議題はスケジュールIの薬物を研究者に届けることだった。

「協力しますよ」と彼は言った。「DEAのB氏に電話して、ニコルズ医師があなたのために少量作る許可を取る方法を訊ねてみてください。量が多すぎる場合、ニコルズ医師は法的指定製造業者になる必要があります。そうなれば、必要な安全基準を満たすのは無理でしょう」

私はB氏に電話した。

「デイブ・ニコルズが私のプロジェクトのために人体用DMTを作ることは可能ですか？」

「そうですね。もしニコルズ医師が製造を担当するなら、かなり厳格な安全要件を満たさなくてはなりません。彼の大学の近くにDEA支部がありますか？　そこから人を派遣して、彼がするべきことを指示できます。ニコルズ医師は、そこで指示通りにできるかどうか決断できるでしょう」

我慢の限界が自分の声に滲み出るのを感じた。もう打つ手はないという瀬戸際に立っていた。「私は人体用ＤＭＴをありとあらゆる方面から探してきたんです。シグマやその他のメーカー、ＮＩＤＡにＮＩＭＨ、過去の研究者、ノースキャロライナのＣ医師。デイブ・ニコルズは信じられないほどの安価で作ってくれると言っているんです。作るにはあなたの許可が必要です。外部からの助成金ももらったし、大学の研究センターはこのプロジェクトを支援しています。もう気が狂いそうだ。髪の毛をむしり、歯茎は出血している。妻の機嫌も損ねているんだ」

少しの沈黙があり、椅子を引く音が聞こえた。

「まあ……」と彼女は心配そうに言った。「そうですね……。あ、規制には『偶発的事例』という条項があります。あなたが指示に従うなら、ニコルズ医師は作ることができます。これなら彼の研究室に追加安全装備を施す必要がありません」

電話の向こうで彼女が分厚い本をどこかから引っ張り出してきた音を聞いた。「彼は作ることができる。ただし……」そして本の内容を読み始めた。「以下の条項を満たす限りにおいて」

彼女の読み上げるスピードが速すぎてメモが追いつかなかった。

「ニコルズ医師に、私に手紙を書くようにお伝えください。住所は〇〇です。彼は許可証の中の、ＤＭＴ製造量の部分を書き直さなくてはなりません。その量が適切かどうか、うちの薬剤師に確認しておきます」とＢ氏は言った。

「オーケイ」と私。「いい感じだ。ご協力に感謝します」

私はW医師に電話した。彼はオフレコと断わったうえで、私の研究が薬物法の欠陥を指摘していると打ち明けた。「研究者は乱用薬物をどうすれば研究できるのか?」

それから彼は、数か月前にFDAから届いた4ページにわたる手紙に書かれた、20の要件の満たし方について解説した。これらのステップがあれば、FDAが「DMTは人体用として安全だ」と結論するために必要な情報となる。

ニューメキシコ大学精神医学部は、DMT代金である300ドルをデイブ・ニコルズに支払うことに合意した。ただし、支払いはDEAがスケジュールI許可証を発行した後だ。

DEAは、FDAが私の研究計画を承認するまではデイブのDMT製造申請を認めないし、私のスケジュールI許可証も出さない。FDAは私がDMAを入手し、安全を確認した後でなければ承認しない。DEAはまた、デイブがDMAを作ることをFDAが承認したという証書も求めていた。

4か月後の1990年1月、デイブはようやくDMTを作る許可をDEAから受け取った。彼は速やかに前駆体を注文し、作業に取りかかった。

ところで私はシグマから入手した研究室用DMTを病院の薬局の、鍵つきの麻薬貯蔵所の中の鍵つき冷蔵庫に保存していた。小さな薬瓶(バイアル)に100mg、1gの10分の1の量だ。研究センターは、人の血中DMT量の測定法の開発を開始した。

また、NIDAに提出した私のDMT研究の運営のための助成金申請が高い評価を得たため、おそらく下りるだろうということが判明した。二つの助成金を得たのに、肝心の薬物がない！　不可思議な話だ。みんなが研究をしてほしがっているのに、それをするために必要な薬物を調達する方法を誰も知らない。

2月になると、FDAが「原則的に」私の研究計画が健全だとみなし、許可する判断を下したことについて、DEAはある程度十分な情報を入手した。DEAはスケジュールI許可証を私に出すことに合意したが、DEAの私の担当者Iが電話で悪いニュースを伝えてきた。

「分流制御部門がブロックしています」

「分流制御って誰のことですか？」と私。

「あなたの申請を例外扱いにできるかやってみます。来週電話します」

翌日、DEAのB氏（どん詰まりを突破してくれた女性）が電話してきて、デイブは製造業者となり、追加の安全要件を満たさなくてはならないとのことだった。私は言葉を失った。

「言葉がありません」と私は言った。

「パーデュー大学の近くの、インディアナポリスにいるDEA事務官の名前と電話番号は○○です。彼はその分野の専門家なので、ニコルズ医師に、どうすればいいか指導します」

同じ日に彼女は再び電話してきた。「ニコルズ医師は別の薬物も作っていて、私たちのミスでそれをあなたのDMTと取り違えてしまいました。計画通りに進めてかまいません」

その週の後半にデイブが電話で、パーデュー大学の弁護士から、責任問題を考えるとDMTを作らないほうがいいという助言を受けたと言ってきた。私はNIDAのW氏に電話して、スケジュールI薬物を使った研究で、過去に医療ミスの苦情が出たことがあったか訊ねた。

彼は希望の持てる話をしてくれた。「うちではスケジュールIであるマリファナを人体研究用に提供したことで訴えられたことは一度もありません。くれぐれも隙のないインフォームドコンセントの文書を作っておきなさい」

同じ日に彼はまた電話してきて、NIDAの顧問弁護士を電話口に出した。

弁護士が言うには、「最初に訴えられるのはあなたです。次に大学、それからたぶんFDA、そして最後に、一番関与の薄いニコルズ医師です。彼はFDAの規則に則って作っただけです。彼は誰が誰に処方するかに関与していません。それはあなたの責任ですから」

私はこの話をデイブに伝えた。彼の返事はこうだった。「君が自分のしていることを熟知していることを祈るよ。これは本当に僕と弁護士にとってやみくもな賭けだからね」

5月と6月は、DMT入手後にFDAが求めるテストをしてくれる研究室探しに費やされた。テストの一つに、DMTを研究室に送らなくてはならないのだが、最初に声をかけた二つの研究室は、スケジュールI薬物は扱わないとのことで断られた。三つ目でようやく合意を取りつけた。

1990年7月までには、デイブのDMTが完成し、FDAが求める特性と純度などのテストをすべて行った。純度はほぼ100%だった。

7月初旬、デイブは5gのDMTを私のクリニックに宅急便で送ってきた。私はそれをオフィスに置いておき、帰宅する際に病院の薬局に立ち寄り、届けた。

私はW医師にDMT到着を知らせ、すべてのテストの結果を終え、集計するまでに数か月かかると告げた。彼の返事は、「すべて終えたら化学者のRとPに送ってください。そして1週間後に電話をすると、彼らはあなたの手紙を受け取っていないと言うでしょう。そうしてあなたは2週間後に私に電話してきて、あれから何も連絡がないと言うでしょう。哀れにもあなたは我々があなたに出す承認の手紙を作る人を探す間1か月待つことになるでしょう」

薬局はDMTを塩水に溶かした溶液を作った。これが被験者に投与するDMTの形だ。薬剤師は、これを100個のバイアルに小分けした。FDAのテスト用にもこれを使う。私は9月に土壇場の質問をするため、数か月ぶりにR氏に電話した。

「あなたのケースがどうだったか、よく覚えていません」と彼女。その後何度か電話をかけて、必要な情報を用意してもらった。

10月下旬、すべてのテストが完了し、私のDMTはすべてのテストをクリアした。関係書類を梱包し、宅急便でFDA宛に送った。1週間以内にFDAに問い合わせを開始したが、秘書に残した何十というメッセージを返してきた人は誰もいなかった。私はW医師に電話した。

「何か問題かね？　君が電話してくるのは何かトラブっている時だからね」

「DMT研究を始めてもいいですか？」

「行って何が起きてるか調べてみるよ」

11月初旬に再び電話を入れた。秘書が言うには、部署が引っ越しをしたが、30分おきにメッセージを聞いているとのことだった。

1990年11月5日、私のプロジェクトの担当者M氏がやっと電話してきた。「あなたにかかっていた差し止めが取り除かれました」

「それは私が待っていたオーケイということですか？」

「はい」

「口約束では大学が納得しないので、ファックスで書状を送ってくれますか？」

「ファックスは明日送ります」

11月のニューメキシコの山の気候は寒く乾燥していて風が強く厳しい。私はアルバカーキの南東の、マンザノ山脈にある自宅からこれらの多数の電話をかけた。私は時々友人に冗談で、「うちの景色はワシントンDCにいる誰の家よりも素晴らしいんだから、申請書は通らなくちゃいけないよ」と話していた。

当時の妻の機織り工房は母屋から15ヤードほど離れた建物にあった。M氏との最後の電話を切った後、私は冷たい風に備えた身支度をして、砂利道をざくざくと音を立てて歩き、そのニュースを彼女に知らせようと離れ家に向かった。

「始めていいって言われたよ！」私は冷たいセメントの床に寝転がって、天井を見上げた。

「素晴らしいわ、あなた」と妻は答え、かがんで私の頬にキスをした。

それから毎日電話をかけまくり、ファックスを要求した。それは11月15日に送られてきた。手書きの書状の最後にはMからの「楽しい感謝祭を！」というメッセージがあった。

その日、大学の研究室から連絡があり、バイアルに入ったＤＭＴが30％分解したとのことだった。これでは弱すぎて使えない。私は研究室の技術者に訊ねた。

「濃度をどうやって調べたんだ？」

「遊離塩基の重量を使いました」と彼は答えた。

「遊離塩基じゃないよ。塩なんだ*2」

「ああ、そうでしたか。知りませんでした。ちょっと待って。ああそうか。濃度は元のままでした。失礼しました」

その４日後、私はフィリップに最初のＤＭＴ投与を行った。

第3部

本人の状態、環境、そしてDMT

第7章

ボランティア被験者

1990年の終わり頃、DMT研究の承認が取れた直後に私はフィリップとニルスという2人の人間モルモットを使ってDMTの最適な投与量と手法を確定した。いよいよボランティアを募集する時が来た。古い友人の中から名乗り出るボランティアはたくさんいたが、個人的なネットワークよりもっと広い範囲に研究対象を広げる必要があった。

広告を打つにはためらいがあった。そのような告知をすると洪水のような電話が入り、気軽な興味本位の電話の一つひとつに応じる時間はなかった。一般向けの募集もどこかから地元メディアの関心を引き、余計な注目を浴びかねない。

ニューメキシコ大学の学生の中から募集することを検討したが、ハーバードでリアリーとそのグループが研究を行った際、学部生を対象に入れたことで問題が起きたことを思い出した。大学内で募集するなら大学院生以上を対象とし、若く未熟な学部生は除外したほうがいい。また、各学部から1人以上は採らないことにした。ハーバードのリアリーの研究によって、ドラッグをやる大学院生の集団が生まれた。その学生たちは「自分たち」対「自分たち以外」という対立構造を作り、幻覚剤研究に参加した学部とそうでない学部との間の激しい争いに発展した。ハーバードでの嫉妬や対抗意識といった悪意が、リアリーの研究グループ追放の大きなきっかけとなった。

集まったボランティア集団の何人かは社会活動や仕事を通じての知り合いだった。このうち2人は精神医学部の学生で、1人は私の元妻の友人、そして私が研究を始めて数年後に紹介された社交集団から7人が入った。残りの30数名は、この研究を口コミで知った人々だった。ボランティアとなった人の友人や、『幻覚剤ニュースレター』で研究に関する記事を読んだ人、そしてこの研究について誰かが話している際にたまたま居合わせた人などだ。

説明にあたり、架空のボランティアを1人創作しようと思う。名前をアレックス、32歳、既婚男性、サンタフェ郊外でソフトウェアプログラマーをしている人物としよう。研究対象者のほとんどが男性のため、典型的なボランティア代表例が男性でも異論はないだろう。

アレックスの最初のステップは私のオフィスに電話を入れることだ。電話は秘書によって整理され、最終的に研究チームのうちの誰かと話をする。年齢、幻覚剤経験、心身の健康について簡単に質問をした後、アレックスと私は学部内のオフィスで面会する。

面会に先立ち、アレックスはパッケージを受け取る。そこには彼が参加する研究のインフォームドコンセントの文書が一部、DMTに関する記事が数枚、数年前に私が書いた松果体、DMT、意識に関する論文のコピーが入っている。研究の中盤頃にはこの研究の結果についての情報も同封するようになった。

面会は最低1時間かかる。アレックスが研究対象にふさわしいか判断するのに必要なプロセスだ。またこれはアレックスにとっても、幻覚作用の強いＤＭＴ体験を管理する人物として私が適任かどうかを判断するための時間でもある。

査定のポイントは、その時点でのアレックスの日常がどれくらい安定しているかだ。もし混乱しているようであれば彼は対象者としてふさわしくない。彼の人生が変化のさなかにあれば、研究の途中でリタイヤすると言い出しかねない。もし彼の築いてきた人間関係が希薄だった場合、ＤＭＴの強烈なインパクトで心を乱された時に耐えられないかもしれない。病院で出会う我々との信頼関係も築けない、あるいはセッションの間に何かあったとき周囲のサポートが得られない可能性がある。

もしアレックスがドラッグや酒を常用している場合、それを控えるか、中止しなくてはならない。特にそれがコカインや幻覚剤の場合、ＤＭＴに対する反応に影響が出るからだ。

過去の幻覚剤体験に関する情報は特に重要だ。その際にしっかりと幻覚作用があったかどうかが重要で、回数は問題ではない。彼が受けるであろうＤＭＴの高用量セッションは、彼のかつての体験をおそらく上回るものとなるため、少なくともそれがどんなものか、ある程度わかっていることが必須だった。

「幻覚作用を一番強く感じた時の経験はどんなだった？」と私はアレックスに質問する。「死んだかと思った？体や外界とのつながりがなくなった感じがした？」

同様に重要なのは、幻覚作用が起きている間にも本人が安定していて信頼できるかという点だ。ある意味、私は素晴らしいトリップ体験よりむしろ不快な体験（バッドトリップ）について知りたかった。これから行う研究ではその可能性が少なからずあったからだ。

幻覚剤研究は、理想を言えば高度な協力関係を前提としている。私がアレックスに対して抱く信頼に加え、アレックスには私のＤＭＴ投与に関する彼自身の権利と責任がある。アレックスは私の研究の動機や、研究から何を引き出そうとしているか、そしてセッションをどのように運営するかについて質問する。彼は私の宗教的スタンスや信仰内容、自ら幻覚剤を使ったことがあるかなどについても質問する。彼の懸念や質問に私がどう答えるかは、彼が私の人柄を判断する重要な材料となる。

その１週間後、私たちはニューメキシコ大学病院の５Ｅ研究棟で、医学的スクリーニングを行った。基本的な医学情報として採血をし、心臓の状態を知るため心電図を取った。

アレックスの肘の上に看護師が止血帯を巻き、静脈が皮膚の下で浮き上がる様子を、私たちは全員で見守った。ボランティアが参加するにあたり、良い静脈であることは重要だった。研究ではたくさんの採血をするからだ。もしアレックスの静脈が脆かったり血液が凝固しやすかったりする場合、検査には多くのストレスが予想される。

気が遠くなるほど詳細な病歴チェックに加え、身体検査を実施した。その結果は大事な要素ではあるが、同様に大切なのは、それらの過程を通じて双方が基本的に親密な関係を築いてからＤＭＴ投与に臨むことだ。後々訪れる、パワフルで動揺を伴う、時には退行性の経験となった時に備え、恥ずかしくて答えにくいような健康上の質問をしたり、体に触ったりできるような、親しい信頼関係を築くよう心がけた。

アレックスの身体検査の数値や心電図は正常だったので、次は精神医学テストの予定を組んだ。この正式な精神医学テストには90ページに及ぶ質問シートがあり、記入には数時間かかる。研究チームの看護師ローラがすべての面談を担当したが、これが双方を知る最初の機会だ。それからローラはアレックスを次の質問と評価の段階へと導く。

アレックスがそれら一式を提出したら、最初のDMT投与となるスクリーニング用の非盲検セッションのスケジュールを組む。0・05㎎／㎏という低用量を初めに投与し、翌日には0・4㎎／㎏という量に増やす。アレックスを含む男性被験者には、研究チームのスケジュールに空きがあればすぐに初日のセッションを行う。女性の場合は、生理周期を他の女性被験者と合わせる必要があった。女性被験者の目安として、最初の2セッションを含むすべてのセッションは、生理が終わった日から10日以内に行うことにした。

投与初日の朝、アレックスは病院の南側の、道を隔てた無機質な駐車場ビルに車を停めた。彼は警備員に『研修』に来た」と伝え、専用のステッカーを受け取る。交通量の多いローマス大通りにかかる歩道橋を渡り、病院の受付に行くと、担当者が彼をDMT‐22番として受け付ける。そして5階の研究センターに行くよう指示する。彼は外来クリニックのセクションを通り過ぎ、二重扉の奥の病棟へと入る。

アレックスは看護デスクで登録を済ませ、看護師はこう挨拶する。

「ハロー、DMT‐22番。今日の気分はいかが？」

「元気です。でもDMT‐22番と呼ばれるのは不思議な気分だね」

「大丈夫。ここではこれがフツーなの。あなたにIDバンドを着けるわね」

と言って看護師は彼のＩＤを手首に巻きつけると、５３１号室へと案内する。

初めのうちは、研究センター内の、その日に空いている部屋を使っていた。望ましいのは静かな場所で、ナースステーションやキッチンから遠く、東5棟に続く二重扉から近すぎない部屋を選んだ。

使える部屋の選択肢が少ない日も時にはあり、困難な環境を強いられた。たとえばこの棟のはずれにある、がん患者に放射性挿入管を入れるための鉛ライニングが施された部屋しか空いていないことが何度かあった。またある時は多発外傷の骨折患者向けのけん引室を使ったこともあった。このベッドは、ギプスをした四肢を吊るためのロープや滑車、ケーブル取り付け用の「かご」状のフレームで覆われていた。かご付きベッドでも構わないという被験者もいたが、私には圧迫感があり、異様だと感じた。かご付きベッドで1〜2回セッションを行ったが、それ以降はセッションの前にかごを解体するようにした。

棟のはずれにあるもう一つの部屋は骨髄移植専用室だった。徹底的に消毒され、天井には高速扇風機がたくさんあり、二つの二重扉を隔てたもう一つの部屋を作り、感染症に弱い患者のための無菌環境となっていた。天井の高速扇風機のスイッチをオフにできたのはラッキーだった。

もっとマシな部屋が欲しかった。私は棟内の一室を、研究での優先使用ができる部屋に改造してほしいという申請を出した。この費用はＮＩＤＡの助成金で賄えた。こうして私たちは５３１号室を獲得した。

そこは一辺が15フィート〔約４・６メートル〕ほどの四角い部屋で、比較的静かで、廊下の北側の一番奥の部屋だった。廊下の突き当りには病院の吹き抜け階段に出る扉があり、階段横には鉛ライニングの部屋があった。531号室の向かい側は骨髄移植専用室だったが、廊下から部屋の中は見えなかった。

私たちは病院の臨床工学部と話し合い、何か所か部屋の改造を行った。ベッドの後ろのパネルから出てくるチューブや管を隠すカバーを作り、シンク下のパイプを隠すために小さなクローゼットを作った。扉の上と下の隙間をふさぎ、廊下から聞こえる音の防音効果を高めた。そして館内放送が天井のスピーカーを通じてけたたましい音を繰り返し流すという、神経に触るセッションの経験から、電気技師がスイッチを作り、室内のスピーカーをナースステーションでオフにできるようにした。

ベッドについてはあまり手の加えようがなかった。調節可能の必要があり、病院の特注ベッドは目が飛び出るほど高価だった。ヘッドボードとフットボードを木製に換えると、いくらか快適な雰囲気になった。しかし、より効果絶大だったのは、高級な家具を入れたことだ。私が使うためのロッキングチェアとオットマン。ローラと他の看護師のための快適で大きめの椅子、そして訪問者用の椅子も二つ入れた。

タペストリー作家である私の元妻と私とで、すべての要件を満たす椅子にするために何十という材料見本から丹念に選んだ。椅子の生地のデザインは比較的心地よく、被験者が目を開けた瞬間に、気分や意識を沈ませるほど暗くないものでなくてはならなかった。もう一つの条件は、DMTによってつくられた視覚効果と馴染むものであること、それでいて変性意識で目覚めた被験者が目を奪われるほど刺激的であってはならないということだった。最もふさわしいのは感じのよいブルー、さりげない多彩色、大小の水玉やパターンが織り込まれているようなものだ。明るいブルーの無地のカーペットを敷き、もともと真っ白だった壁を心地よい水色に塗って改装を終えた。

531号室の獲得と改造は、些細ではあるが乗り越えられない問題を生んだ。部屋の外の音を遮断できたおかげで、天井の扇風機の音がやたらに大きく感じた。気に留めない被験者は多かったが、不快に感じた人もいた。さらに室内のトイレの壁が隣の部屋のシャワールームの壁と接しているため、隣室のシャワーの音が筒抜けだった。

もう一つ、コントロールが及ばなかったのは、病院の外から聞こえる雑音だった。そこは発着便の多いアルバカーキ国際空港と、大規模な米国空軍基地が病院の南5マイル〔約8キロメートル〕の地点にあった。飛行経路はだいたい街の南側に集中していたので、病院からは遠かったが、気象条件により、病院の真上を飛行することがあった。二重窓による防音がされてはいたが、その爆音は耳障りだった。病院敷地内、特に531号室の窓の真下にあるゴミ圧縮機の作動音もイラつかせるものだった。

アレックスが531号室に入ると、彼を案内してきた病棟看護師が彼の心拍数・血圧・体重・体温を測定する。研究室のキッチンスタッフがやってきて、セッションが終わった後に食べたいものを訊ねる。軽食、遅い朝食、早めの昼食、ベジタリアンか肉食か、飲み物は何にするか、など。この食事についてはほとんど不満が出なかった！

この日はローラが研究室付き看護師をする日だった。彼女は部屋に着くと、低用量投与の準備をした。彼女はプラスチックで内張りされた一辺約14インチ〔約36センチ〕の青いクロスをアレックスの腕の下に敷いた。このクロスはベッドリネンにヨード液の消毒薬を垂らさないためだ。静脈注射で出血した際に血液がこぼれた場合にも備えている。彼女は彼の前腕の、針を指すあたりの静脈の上を消毒綿で拭き始めた。彼女は反対の腕に血圧測定用カフを装着し、もう一度心拍と血圧をチェックした。

これら最初の非盲検投与では採血をしなかったので、DMT投与のための小さい針一本で事足りた。しかし血液サンプルを採取する場合は、ローラがもっと複雑な器具をもう一つの腕に装着した。これは採血した血液をシリンジに入れるためのいくつかのプラスチック製の配管装置からなり、同時に生理食塩水を静脈に一定量点滴するようになっている。採血が終わると、ローラは凝血を起こりにくくするため、少量のヘパリンという抗凝結剤を静脈ラインに入れる。私たちの研究は血中のさまざまな物質の測定に集積されていたため、針の目詰まりは大問題になった。

採血をする日は、血液サンプルを冷却する必要があったため、ベッド脇のシンクをぶっかき氷で満たした。シリンジに入った血液サンプルを入れるために試験管を用意した。セッションが始まる前に真空の試験官の蓋を外しておくのが望ましい。でないと開ける時に大きな音がして気が散ってしまう。

そして最後に「サーミスタ」という直腸プローブがあった。私たちはDMT投与の前、間、後に体温を測定したかった。一番問題が起きないのは、セッションの間じゅう体温計をずっと装着しておくことだ。そして体温を最も正確に測れるのは直腸だった。これらの要素を勘案した結果、直腸プローブという結論になった。ローラがセッションの30分前に挿入し、セッションが終わるまでそのままにしておく。プローブの直径は約0・8インチ〔約2センチ〕で、ラバーコーティングがされたワイヤーで柔軟に作られている。挿入は4～6インチ〔約10～15センチ〕の深さまで行い、痔を患っていない限り滅多に不快に感じることはない。テープで止めてあるが、被験者が体をよく動かした場合は外れることもある。直腸プローブを拒否したのはニルスだけだった。

小さなポータブルコンピューターに連結されたサーミスタは体温を毎分ペースで検温する。これをベッドの手すりにクリップ止めしておく。セッションが終わった後で私はデータをダウンロードして直接研究センターの端末に保存する。

二重盲検の採血付きのセッションの場合でも、すべての準備が完了するまでの時間は20分以内だ。私たちは手際がいい。

私はふつうＤＭＴ投与の時間より30〜40分前に病棟に着く。アレックスを迎え入れた受付の看護師にアレックスの様子を聞き、その朝の見通しを立てる。５３１号室でアレックスと軽く挨拶を交わしてからＤＭＴを取りに行く。

６階から地下まで階段を降りていくと、私は右に行って、容器が至る所に置かれた部屋を目指す。分厚い金属の薬局の扉が左にある。そこには太字で書かれた貼り紙があり、「1回以上ベルを鳴らさないこと。ドアが解錠されたら静かにすばやく押すこと」とある。私はインターホンのブザーを押した。監視カメラが私を見下ろしている。

振り返れば、廊下に長い間立っていられず、1回以上ブザーを鳴らしたことがある。解錠後速やかにドアを押せなかったこともある。その場合はもう一度ブザーを押した。

中に入ると、狭い控室に腰高のカウンターがある。そこから4フィート〔約１・２メートル〕の高さの分厚いガラスの壁がある。これはおそらく防弾ガラスだ。その壁の向こう側では数人の薬剤師が忙しく立ち働いていて、その向こうには麻薬貯蔵所を含む、病院で使われるすべての医薬品保管エリアがある。

研究薬剤師が麻薬貯蔵室の鍵を解錠し、二重の扉の中に入り、私が使う薬物を入れた小さな鍵付き冷蔵庫を解錠する。彼はその前日の晩に、あらかじめ決められた分量のＤＭＴをシリンジに入れてある。シリンジには針を付けずにキャップだけをする。針を付けることは潜在的危険を伴う。誤ってＤＭＴを自分に注射してしまいかねないからだ。シリンジ内の溶液は凍結している。私はそれを胸ポケットに入れ、いくつかの書類に記入する間、ゆっくり解凍させる。

病棟に戻ると、フロントデスクの看護師に、注射は15分後だと告げる。こうすることの意図は、ふつうはかなり騒がしいこのエリアがいくらか静かになることを願ってのことだ。被験者たちに関する奇異な話は十分彼らにも伝わっているし、専用室からは叫び声や泣き声が漏れてくるため、何か重大なことが始まることは彼らにもわかっている。看護師は５３１号室のスピーカーのスイッチを切り、約１時間後に私が戻ってくるのを待つ。私は処置室に行き、ＤＭＴ注入後に食塩水をチューブに流す時に使う滅菌食塩水をシリンジに満たす。そしてシリンジに針を付けて締める。最後にアレックスに投与するＤＭＴが注入される静脈チューブの消毒用として、アルコール綿を数個ポケットに入れる。

私は再びアレックスのいる部屋に戻り、「セッション実施中につき入室禁止」の貼り紙をドアの外に貼る。しかしこれが奏功しないこともある。病室係のスタッフは自由に病室に入る習慣があるため、セッションの最中に騒がしく入室してきたことが１〜２度あった。予想外の電話も邪魔になる。電話線のプラグが抜かれていることを確認してから私はアレックスのいるベッドの脇の席に着く。

シャツのポケットからシリンジを取り出し、ベッドのアレックスの足の横に置いて言う。「これがＤＭＴですよ」

近況報告など、何か伝えるべきニュースがあればここで1〜2分話をして準備をする。話をしながら、私は彼のベッド脇のナイトスタンドの一番上の引き出しを開け、滅菌食塩水が入ったバイアルを1本取り出す。そこに注射器を刺し、ＤＭＴが入ったシリンジがほとんどいっぱいになるくらいの量を吸い上げる。ＤＭＴを薄めることで注入のペースがコントロールしやすくなる。看護師たちは、食塩水入りのバイアルを私が別途管理することを望んでいた。万が一にもＤＭＴが彼らの食塩水入りバイアルに混ざってしまうと、無関係の入院患者に予想外のトリップを起こさせてしまうことを危惧していたからだ。

話したり聞いたりしながら、私は自分の儀式を始めるが、最初に黄色いメモ帳をバインダーに挟み、そこにアレックスのＤＭＴ番号、日付、研究番号、そして投与量を記入していく。左の空きスペースには、分単位の経過を示す数字を記入する。30秒、1、2、5、10、15、30分と書いて、それぞれの経過時間ごとに血圧と心拍を記入する。

「昨夜は何か夢を見ましたか？」と私は訊ねる。前の晩に見た夢はこれから受けるセッション、あるいは既に受けたセッションに対する被験者の怖れや希望、願望が投影されていることがある。アレックスは何も覚えていなかった。

私は塩水の入ったシリンジと、ポケットから出したアルコール綿を、ベッドの上のＤＭＴ溶液の横に並べる。

「昨夜と今朝、何か薬を飲んだ？」

「いいえ」

「今日のセッションの後の予定は？」

「数時間ほど仕事があるけど、そのあとは別にありません。ゆっくりして明日のことを考えて、よく休みます」

セッションのための短い訪問が、時にはカウンセリングやセラピーセッションになることがある。人間関係、キャリア、学業の心配事、スピリチュアル・宗教的な問題など、被験者が抱える問題をDMTの深淵なるトリップを始める前に明らかにしておくことは重要だ。

私はアレックスにこれからすることを説明する。

「今日のDMT投与は少量なので、あまり影響を感じないかもしれません。でも甘くみないでください。高を括るよりは慎重すぎるくらいのほうがいいでしょう。DMTが体に入ったら、私たちは何もしません。ただ静かに座り、何かあればすぐに対応できるよう、あなたの経過を注視しながら、あなたが快適でいられるように祈っています。誰かにそばにいてほしくなったら手を挙げてください。誰かがすぐにその手を握ります。もし制御不能になったら、私たちがすぐに何とかします。順調に運んでいるならただ経験を楽しんでください。これはあなたの経験で、私たちのではありません。基本的にあなたのトリップは一人旅です」

研究の開始当初、私は被験者に最初は目を閉じ、影響が消えてきたら目を開けるよう推奨していた。しかし高用量ＤＭＴ体験などの最初の1～2分の衝撃でほとんど反射的に目を開け、何が起きているかを確認することがある。これをするとたいていは事態が悪化する。病室はすでに脅威を感じさせるため、ますます恐怖を煽り、看護師や私の風貌はまったく安心材料とはならない。このことがあって以降、被験者は黒いアイマスクを着けるようにした。アイマスクは薄いサテン地で、飛行機や日中睡眠を取りたい時に使うためのものだ。一般のドラッグストアではなかなか見つからなかった代物だ。

ここまで済ませると、私はこう言う。

「心の準備ができるまで好きなだけ時間をかけていいですよ。呼吸に意識を向けて、ベッドに寝ている体を感じるといいでしょう。そうすると手放すプロセスが始まります。

準備ができたら教えてください。注入を始める5～10秒前からお知らせします。私の時計の秒針がちょうどゼロか30を指した時に始めると、時間が見やすいんです。

ではアルコール綿でチューブを消毒します。こんなふうにね。アルコールはすぐに蒸発しますから、匂いは気にならないでしょう。それではチューブに注射針を刺しますが、まだ注入はしません。あらかじめ刺しておいたほうが簡単だからです。注入を始める時に刺すところを間違ったりしなくて済みますからね。

始める時は教えます。冷たい感覚、あるいは痺れるような感覚があるかもしれません。ちょっと焼けるような、あるいは泡立つような感覚を覚える人もいます。ＤＭＴは30秒かけてゆっくり注入されます。全部入れ終わったら合図します。そのあと15秒間で食塩水を注入します。これはチューブに残ったＤＭＴも全部あなたの中に入るようにするためです。食塩水の注入の始めと終わりにも合図をします。ここまでで何か不明な点はありますか？」

「よくわかりました」

この時点での室内の緊張の波にはいつもワクワクする。多数の被験者の中で、麻薬を静脈から摂取したことがある人は1人しかいなかった。そして幻覚剤の静脈投与は全員にとって初めての経験だった。この希少体験の要素ひとつでも関係者全員のテンションがいつもより高くなる。

アレックスに段取りの説明をして、少用量投与の準備をしながら私はその先のことを考える。明日の高用量投与についてアレックスは何と言うだろうか、と。しかし、今回の少量で顕著な影響が出ないという保証はない。この第1回目の後でドロップアウトしたボランティアも数名いた。また本人の意思ではなく、血圧がこちらの許容量を超えてしまったことにより断ったケースもあった。

私は続ける。「アレックス、反応はいきなり来るからね。注入が終わる前に始まる場合もある。早すぎてちょっとビビるかもしれない。できるだけ気を引き締め、リラックスして、あとは受け入れる気持ちを持つように。薬物の効果がピークに達するのは数分間。そのあとはリラックスして少し様子をみてから話をしてほしい。たぶん君はすぐに話したいと思うだろうが、効果が完全に消えるまで10～15分待たないと、消えていく間の経験を逃すことになるからね。今日のように少量であっても。さあ始めようか。準備はいいかい？」

アレックスは「もちろん、いいよ」と答える。

DMT体験をフルに味わうために必要な深いリラックス状態をつくるには、注入時の体位は仰臥位が最も望ましい。でないと薬物の影響下で心地よいポジションを探ろうとする時、体の感覚がふつうと異なるため、より困難が伴う。

私たちは彼のベッドを整える。頭を少し高くするのを好む被験者もいる。膝を少し曲げた状態を好む人には、膝下に枕をあてがったり、ベッドの足のほうを高くしたりする。アイマスクはきつくなく、かつしっかりと装着されていることを確認する。

深呼吸を2～3回して、衣服・腕・足を整えてからアレックスが言う。

「どうぞ」

「了解。じゃああと5秒で始めるよ。……オーケイ、今始まった」

ゆっくりとシリンジのプランジャーを押す。途中で目詰まりを起こしたり、針が静脈から外れたりしないことを祈りつつ。

シリンジは30秒かけて空になる。針をラインから抜き取る。

「DMTが入りました」

塩水が入ったシリンジの針のカバーを、私は歯で外す。その針をラインに刺しながら、「塩水が入るよ」

15秒後、針をラインから抜く。「オーケイ。すべて完了だ」

低用量投与の日には、アレックスに静脈投与の一連の段取りに慣れてもらうことに加え、質問シートに答えを記入する方法を指導する。質問の言葉の意味を説明するなどして、内容を確認していくのに1時間かけることもある。セッションを何回かこなすうちに、すべての質問に答えるのに10分もあれば足りるようになる。

このセッションの終わりに私はこう告げる。「今夜は少し飲食を控えるようにして、よく眠ってください。朝食は抜いて、もしコーヒーを飲みたければ、ここに来る2時間前までにしてください」

これは常識的なアドバイスだ。もしDMTが強い吐き気を起こしていれば、胃には何もないのが望ましい。しかしコーヒー断ちで頭痛がするのも困る。

私はDMT–22のメモの表にこんなふうに書く。「低用量に問題なく持ち堪えた。患者は病院の一泊用パスを受け取って帰宅。明朝に高用量投与のため再訪」

次の朝、アレックスがやってきた。注入までの一連の準備を済ませ、私はベッドの反対側にいるローラを見て、彼女の近くに嘔吐用のボウルがあることを確認する。使用済みのアルコール綿とその袋をゴミ箱に放り込み、私はこう言った。「昨日同様、すぐに来る。でも昨日よりずっと強いから、びっくりするかもしれない。抵抗してもいいけれど、たいていは逆らえない」

「オーケイ」とアレックスは薄く笑い、決意の表情をした。

「幻覚剤体験で圧倒されるとふつうどんな感じになるの？」

「ふつうはゆっくりと深い呼吸をします。もう何年も瞑想をしているので、やり方を覚えました。または、これに触る」と言って、チベットの数珠のネックレスに触れてみせた。

他の被験者はこだわりの品物、石や木でできたお守りを握りしめる人々もいた。ハミングや歌、詠唱をする人や先生、友人、愛する人を思い出す人もいた。長期にわたり深い瞑想をしてきた人は、ＤＭＴ投与の前から瞑想状態に入り、セッションの間じゅうその意識状態を保つようにした。

「人によっては、自分が死んだと思ったり、死ぬと感じたりすることもある。私たちが過剰投与したと思う人もいるが、これまでのところ、誰にもトラブルは起きていない。この用量は体に安全な量だけど、血圧と心拍数はおそらくぐんと上がるだろう。もし何か問題があればすぐに対処するよ。

もし死んだと感じたら、できることが二つある。一つは『うわあ、死にかかっているよ。じゃあ足蹴りをして大声で叫んで、それを止めてみよう』という方法。もう一つは『オーケイ、自分は今死にかかっている。面白い。何が起きるのか観察してみよう』という方法だ。もちろん言うは行うより易し、なんだけどね」

「言っている意味はわかります」

「おそらく最初の2分くらいは血圧の変化に気づかないだろう。薬物の効果はたぶん5分くらいで終了し、その時は自覚できると思う」

私はメモにＤＭＴ-22、日付、研究ナンバー、投与量、血圧、心拍数を記入した。

言うべきこと、するべきことが完了すると、アレックス、ローラ、そして私は顔を見合せた。もしここで飛行機が上空を飛んでいれば、通り過ぎるまで待つ。注入の時間が迫るにつれ、室内、病棟内の空気が濃くなっていく。もう話すことはない。

アレックスはアイマスクを着け、私はベッドをフラットに戻す。シリンジをすべて準備して、椅子をベッドに近づける。ローラは手を動かしながら、アレックスがさすってほしいという場合に備える。

「準備はいいかい？」と私は訊ねる。

「はい」とかすかな声で答える。

ローラが「幸運を！　私たちはここで待っているわ」という。

私は時計の秒針が9時に近づくのを見てこう言った。

「あと5～10秒で始めるよ」

秒針が12時を指した時、「今から注入するよ」と言った。
10、20、30秒。アレックスの静脈へとゆっくり注入する。この時私はいつも興奮し、葛藤を感じる。これから彼に訪れるファンタスティックな経験へのジェラシーと、彼に起きるかもしれない苦痛への悲しみ、自分の研究への確信と不安がないまぜになった感覚。
「DMTが入ったよ」

時間は速く進み、同時にゆっくりになった。私の動きはすばやく、そして鉛のように重い。アレックスは大丈夫か？　このトリップを乗り切れるだろうか？　私は心臓が高鳴るのを感じた。彼のトリップをうまくサポートできるだろうか？

もう後戻りはできない。

「塩水を流すよ」

と言い終わる前にアレックスがつぶやく。

「ほうら来た……」

彼は大きく息を吸い込み、音を立てて吐き出した。同時に私は「すべて入ったよ」と言った。おそらく彼は私の言葉をもう聞いていなかったし、自分の大きな呼吸も覚えていないだろう。私は椅子の背にもたれかかり、静かに溜息を吐きながら、看護師とアレックスを見る。彼の体は動かない。1分経過。90秒経過。そろそろ1回目の血圧チェックだ。彼はピークに差しかかり、握りしめた手は無感覚になる。

彼の言葉が私の頭と胸に響き渡る。

「ほうら来たぞ……」

第8章

DMTの摂取

1991年に実施した初期の用量反応テストには12人が参加した。全員に非盲検で高・低用量を投与し、その後二重盲検で同じ用量を実施した。この一連の投与の中で2回ずつの注入の間に1回生理食塩水のプラシーボ投与を行った。

DMTの用量反応研究の結果を徹底的に分析した後、私たちが実施した最初のフォローアッププロジェクトはDMTを何度も投与されると耐性がつくかどうかを知るという目的で行った。

耐性とは、薬物を繰り返し摂取すると、同じ量の薬物による効果が減少することを指す。LSD、シロシビン、メスカリンは、毎日連続で3~4回摂取すると、すぐにほぼ完全な耐性ができる。つまり、初回には鮮烈な幻覚効果が上がった分量を毎日連続して摂取すると、4日目にはほとんど効果が感じられなくなるということだ。

耐性に関してDMTは非常にユニークな特性を持つ。動物実験では2時間おきに大量投与を21日間続けても、耐性ができなかった。人に対する実験は1例しか発表されていないが、被験者は5日間にわたり、1日

2回の筋肉注射による投与を受けたが、耐性は見られなかった[*1]。

娯楽目的のDMTユーザーの「現地」報告はまちまちだった。一晩中DMTを吸っても効果は衰えないという人がいる一方で、続けて3〜4回摂取すると免疫ができるという人もいた。ただし、これらの報告で重要なのは疲労という要素だ。一つのセッションで、DMTが入った大量の呼気（蒸気）を何度も吸い込むことができない。もしかしたらこの「耐性」は、2〜3回のトリップの後で、DMTを肺に入れられなくなるということかもしれない。

耐性がつかないというDMTの特徴は、体内で自然発生する分裂性毒物（統合失調症を起こす毒物）だという可能性を裏づける要素の一つとなる。もし内因性DMTに耐性がつくとすれば、たとえば統合失調症の精神病の症状は、耐性がつくまでの短い間ということになる。精神病の症状は通常慢性で一貫しているため、DMTが耐性をつくらないということは、これらの精神異常に一役買っている可能性を示す有力な根拠となる。

私が耐性研究に興味を持った理由は他にもある。DMTの効果が短時間であることは、心理的・霊的な内的考察の道具としての役割が制限されるということを示す。トリップの最中には気をしっかり持っておくとくらいしかできない。被験者が人心地ついた時にはもう効果は消えていく。DMTがもたらす変性意識状態に繰り返し入ることで、非常に深い幻覚特性を受け入れる態勢が整っていくのかもしれない。

より不明確ではあるが、用量反応実験の直後に実施する耐性研究のもう一つの目的は、これが「純粋な」DMT研究だからだ。耐性研究の後に続く研究計画では、脳内セロトニンやその他の受容体を、DMTと合成した物質により変えるという働きを精査する研究を開始することになっている。動物実験の結果を、人体でもやってみて確認するというこれらの研究が困難を極めるだろうということは薄々わかっていた。今振り返ってみると、私はこの手の研究を始めるのを可能な限り後回しにしていた。

私は、過去の研究では耐性を見出せなかったのは、DMTの効果が短時間だからだという仮説を提案した。LSD、シロシビン、メスカリンの耐性実験はすべて1日1回の摂取によるものだ。しかし、これらの薬物の効果は6〜12時間持続するので、DMTとは比較にならない。これに基づいて考えると、DMT摂取の間隔をずっと短く、たとえば30〜60分おきに摂取しなければ耐性がつくかどうかわからないだろう。

もう一つのやり方は、DMTを被験者の静脈に継続的に流すというやり方だ。しかし、注入後に効果が薄れてきた後で、何が起きたのか話を聞くのが私は好きだ。継続的に注入していると、コミュニケーションがとれないことが問題だ。

2か月の試行錯誤の末、辿り着いたのは、0・3mg／kgのDMTを30分おきに4回投与するという形だ。この投与量は、高度な幻覚作用が起きる0・4mgよりちょっと少ない量だ。試行錯誤の段階で、ある男性カルは30分間隔で0・4mg／kgを乗り切ったが、彼の妻リンダは3回投与のあと疲れ切ってしまい、4回目を拒否した。フィリップとニルスに過剰投与した際の不毛な結果を思い出し、私はあっさり諦めて一段下げることにした。何かあってからでは遅いので。

耐性研究では13名のボランティアを集めた。その多くは用量反応実験の参加者だった。新規の研究対象者には全員、同じスクリーニング過程、つまり非盲検による高・低用量の2回投与を実施した。

耐性実験は二重盲検で、生理食塩水のプラシーボを入れたが、1回目の注入後数秒で「盲検」ではなくなった。投与したのはDMT大量投与か食塩水のどちらかだったからだ。その1回がDMTだった場合、午前が終わるまでにあと3回の大きなトリップが続く。

私たちは用量反応実験と似たような形で血液サンプルを採取し、5分程度で記入できる短縮バージョンの評価スケールを実施した。タイミングは秒単位の精度を要するものだったが完璧に運んだ。被験者は10～15分後に話し始め、それから評価スケールに記入した。そして私たちはその後の5～10分で被験者のトリップを処理しながら次の投与の準備をした。その日の投与がすべて食塩水というプラシーボの日は、ゆったりと会話しながらその午前の時間を過ごした。

この研究でわかったのは、DMT連続注入の結果、心理的効果には耐性がつかないということだった。1回目も4回目も等しく鮮烈な幻覚体験が起きた。このため私が期待した通り、被験者たちは、1回投与しただけの時と比較して、高用量の連続投与ではずっとうまく処理でき、それを生かすことができた。続く章で紹介するきわめて感動的な話の多くは、この研究から生まれたものだ[*2]。

DMTが「何をするか」がわかったら、その後には、生物医学的モデルとしてその効果が「どのように起きるのか」を確定する必要が生まれてくる。それは「作用機序」〔薬剤がその効果を発揮するための特異的な生化学的相互作用〕研究と呼ばれる。私たちの研究の基本は薬理学に準拠しているが、フォローアップ実験では、DMTの効果が脳内のどの受容体に作用しているかを判別することを目的としている。

その最初の試みはピンドロールプロジェクトと呼ばれる。ピンドロールとは、医療の現場で高血圧を下げるために使われる薬剤だ。その薬効は、一定のアドレナリン受容体を阻害することにより作用する。ピンドロールには、脳内のある特定のセロトニン受容体、セロトニン「1A」部位を阻害するというもう一つの性質がある。DMTは動物の脳内で1A受容体にしっかりと付着するため、この1A部位がDMTの効果にかかわっている可能性がある。たとえばピンドロールで1A部位が阻害されることで、DMT単独の場合に比べて情動が起こりにくくなるとしたら、1A部位はDMTによってもたらされた情動反応を調節するという仮説が成り立つ。結果的にピンドロールはDMTの心理的効果と血圧への効果を著しく拡大することがわかった。

ピンドロールの実験には11名のボランティアが参加した。そのうち数名は用量反応実験、耐性実験の経験者だった。この実験では耐性研究に比べると、内的作用についてさほど顕著な成果が得られなかった。しかし個々の経験では非常に強烈なものがあった。

セロトニン受容体部位の阻害に関する次の研究ではシプロヘプタジンを用いた。これは抗セロトニン性を併せ持つ抗ヒスタミン剤だ。この研究で、シプロヘプタジンはセロトニン「2」部位と呼ばれる、研究者が幻覚作用を制御するのに最も重要だと信じている受容体部位に、薬剤が結合するのを阻害する。

手順はピンドロールの研究とまったく同一で、被験者はDMT投与の数時間前に、シプロヘプタジンを投与されるというものだ。8名が参加したが、ほぼ全員が新規参加者だった。

効果がいくらか抑制されるようだったため、私たちは高用量0・4㎎／㎏を投与して、セロトニンブロッカーがある場合とない場合を比較した。シプロヘプタジンがＤＭＴの効果を拡大しないことが明白だったため、大量投与することにより、顕著なＤＭＴ抑制効果が確認できるのではないかと期待した。しかしこの薬物の鎮静効果は、実験によって得られたデータ解析を複雑にした。どこまでが純粋にＤＭＴを阻害したのか、一般的な鎮静効果がどの程度なのかが判別できなかった。

ここまで来たところで、未経験の被験者を動員するのも、経験者に再び参加させるのも困難になった。せっかくＤＭＴ投与されるのに、それを阻害する薬物の投与実験など誰がやりたいだろうか？　混ぜ物の入っていない高用量ＤＭＴを2回投与する実験（初日のスクリーニングの日に1回、そしてプラシーボかシプロヘプタジンを伴う2回目）なら希望者を集めることができた。しかし阻害剤の実験の説明をする時は、どこか申し訳なさそうに話している自分に気づき、まるで中古車セールスマンのような気分になった。

私は大学とＦＤＡの承認を受けた実験をいくつか開始した。しかし大規模に研究を展開できるだけの資金がなかった。

その一つにナルトレキソン研究があった。これはＤＭＴの効果を調節している脳内の受容体を見つけるための作用機序実験の延長線にあるものだった。この研究に使われたナルトレキソンはアヘン剤受容体を阻害し、それがヘロイン中毒の治療に役立つという物質だ。動物実験のデータによると、アヘン剤（アヘンを混ぜた薬剤）と幻覚剤の間には何らかの相互作用があることがわかっているため、人体での相互作用がナルトレキソンで解明できるのではないかと期待された。

このプロジェクトではまず予備実験として3名のボランティアを招集した。ところがそのうちの1人が初日のナルトレキソン投与で非常に気分が悪くなったため、すぐに辞退した。残りの2人で実施した実験では、いずれもほとんど効果がみられなかったため、そこで研究は頓挫した。

もう一つのパイロットプロジェクトは、女性の生理周期がDMTの効果に何らかの影響を与えるかを探るというものだった。多くの女性が、幻覚剤に対する反応が生理周期のいつにあるかによって異なるという報告をしている。加えて動物実験では性ホルモンが幻覚剤やその他のセロトニン活性薬物に影響を与えることがわかっている。

私たちは生理周期を初期・中期・後期に分類し、いつも深いDMT体験をする女性、ウィローを対象に実験を開始した。被験者は1人だが、時期による心理効果のばらつきは見られなかった。DMT研究の非常に興味深い一分野ではあったが、資金がショートした時点で終わりにした。

私たちはまたDMTの状態の測定にハイテクを導入した。3名の被験者の男性が、研究センターで0・4mg／kgのDMT投与を受けた際、脳波を記録した。これは、DMT体験をしている間、脳内のどの部分が活性化するかを探るためだった。

脳波図の測定装置はとてつもなく大きく、大きな音を立てるうえ、コンスタントに調節しなくてはならないため、研究は困難だった。加えて18個もの電極を被験者の頭に装着するのだが、頭皮に密着させるための接着剤が、かつて経験したことがないほどの悪臭を放った。被験者は3人とも全面的なDMT効果を経験したが、測定に伴う態勢があまりにも不快だった。不快な経験を上回るほどの情熱で解明したいと願う人は現れず、この3人以外に参加者を見つけられなかった。芳しい結果が得られなかったため、脳波図の実験はここでやめた。

そして最後に、ニューメキシコ大学で行われていた最新鋭の脳画像研究を活用した。これは機能的MRIと呼ばれるもので、脳の構造ではなく脳の代謝を測定する、MRIによる画像診断の改造版だ。たとえば、DMTによる視覚体験が起きると、視覚をつかさどる脳内の分野がより多くの糖を消費していることがわかる。

脳波図測定装置に輪をかけて、MRI機器は実験室内を占拠する。スキャナーと補助機器に加え、専用のオペレーターが必要で、大学構内の反対側にある建物でしか実施できない。この実験は研究センターの外で実施された唯一の研究だった。

MRI機器はきわめて高エネルギーの磁場を形成するため、室内にある金属、そして人が身に着ける金属はすべて排除しなくてはならない。そうしておかないと、その金属は瞬時に否応なくMRI機器に吸い寄せられてしまうからだ。スキャナーを置く部屋は地下蔵のような場所で室温をかなり低くしなくてはならない。室温が低いと、電磁場を維持するために要する電力消費を抑えられるからだ。

ボランティア被験者を滑り込ませる「円柱型の穴」は狭く、光沢のある金属でできている。MRIスキャンを初めてする時、窮屈なスペースに入らなくてはならないことでパニック障害に陥る人は多いが、それは無理もないことだ。

最大の苦痛は音だ。機械には巨大なコイルが巻かれていて、それが行ったり来たりするので、まるで洗濯機の中にいるようだ。洗濯機との違いは、回転の速さが10倍、音は100倍だということ。コイルが出すバンバンバンバンバンバンバンバンという騒音は、削岩機を想起させる。スキャナーの中の人も、室内の人も耳栓が必要だ。それでもその騒々しさに歯噛みせずにはいられない。

しかしながら被験者の中には想像を絶する猛者もいる。DMTが好きで、実験に協力を申し出、脳スキャンの結果に興味を示す。私は被験者と2人でMRIの部屋に入り、分厚い防音ガラスの向こう側では4~5人の研究者が機械のパネルの前でダイヤルの調節やスイッチの切り替えをしながら、インターホンで室内とやり取りをする。スキャンが始まると、私はDMTを注入し、セッションが終わるまでそこに留まり、血圧を見ながら被験者を励ます。被験者がトリップをしている間、同僚研究者がスキャンを数分おきにチェックする。

これだけ努力を重ね、ストレスに耐え、期待したものの、この研究結果も大した発見をもたらさなかった。MRIチームは、脳スキャンの機器に大々的かつ高価な改造を加えたことで、DMTによる脳内変化をより明確に知ることができたのではないかと考えた。しかし、私はこの機械が好きになれず、これ以上あの耳をつんざく騒音、閉所恐怖症を起こすような空間、そして巨大な磁場の中に自分もボランティアも入ることを望まなかった。

自分の研究にボランティアを巻き込むことについて、まるで私が謙虚さも常識も持っていないかのように聞こえるかもしれないが、放射線に関する限り厳密な線引きをしていた。ポジトロン放出断層撮影(PET)スキャンは、ほんのわずかな被ばく量で、脳内活動のカラー写真を得られる。私はDMTのPET研究に関心を寄せる同僚を数人見つけた。PETスキャンは、脳内のどの部分でDMTが活動しているのかについてのより洗練された分析を可能にすると思われた。しかしその実験に伴う放射線量を聞いて、思いとどまった。

本章と前章では私の研究における被験者の状態と実験環境に関する話をした。ボランティアとはどういう人々か、そして彼らはどんな状況でどんな研究目的でDMT投与を受けたのか。その前の章ではDMTに関してすでにわかっていることについて記した。本人の状態、環境、そして薬物という3大要素について解説を終えたので、次は「精神(スピリット)の分子」がどこへ向かうのかについて扱っていく。

第9章

薬物反応

DMTの世界がどんなものかを語るとしたら、たとえば山の頂上の制覇、性的オーガズム、海中ダイビング、あるいはその他の言葉にできない、とてつもなく深い、息を飲むような体験と言えるだろう。しかし、DMT研究プロジェクトに誰でも参加できるわけではないので、DMTを静脈投与されるとどんなことが起きるのか、わかりやすく解説していこう*1。

私の研究の被験者は、高用量のDMT投与の直後から強い幻視を経験し、意識と体が分離し、圧倒的な感情に襲われる。この時、投与される前の意識状態は完全に塗り替えられる。ほとんどの人にとって、DMTで幻覚を体験するための適量は0・2、0・3、あるいは0・4㎎/㎏だ。

DMTを30秒かけて注入するが、その最中から反応が始まり、その15秒後に管を洗い流すための食塩水注射が終わる頃にはすでに完全に幻覚の世界に入っている。DMT反応のピークは2分以内に起こり、5分後には戻ってくるのを感じる。ほとんどの人は注入後12～15分で話ができるようになるが、その時点ではまだ夢見心地が残っている。30分後にはほぼ全員が正常の状態に戻る。

研究では注入後頻繁に血中DMT濃度をチェックしたが、その濃度と体験の鮮烈さの度合いはきっちりと正比例していた。つまり、DMTの血中濃度は2分でピークに達し、30分でほとんどなくなる。脳は血液脳関門を越えてせっせとDMTを内部に運ぶため、脳内のDMT濃度はほぼ血中濃度と同じになる。

0・1や0・05㎎／㎏といった低用量投与では一般に幻覚反応は起きないが、何らかの心理的影響は確実に起きていた。その影響とは基本的に感情的・身体的レベルだが、敏感な人には低用量でも強い幻覚性・身体性の反応が起きた。実際0・05㎎／㎏の投与がもたらした激しい反応を好まず、辞退した人もいた。低用量でも血圧が跳ね上がったため、翌日に8倍の高用量を投与した際に心臓が耐えられないことを懸念して辞退してもらったケースもあった。

DMTの深淵なる心理効果が進む中で、体もまたいろいろな反応を示す。高用量DMTを摂取すると体が最初に起こす反応は、典型的な「闘争・逃走反応」だ。心拍数と血圧が跳ね上がり、それらは心理的反応に沿って経時変化する。研究が進むにつれ、私たちは被験者のセッションがどれほど鮮烈なものかをその血圧の上昇ぶりから予測できるようになった。

平均すると、心拍または脈拍は毎分70から100に跳ね上がるが、個人差は大きい。高い人では150にまでなった一方で、95より上がらなかった人もいる。血圧も平均では110／70から145／100になる。心拍も血圧も、跳ね上がったのと同じように、2〜5分後のあたりで急速に落ちていく。

私たちが計測したいくつかの下垂体ホルモンはどれも急速に分泌量を増やした。たとえば、β-エンドルフィンという、脳内モルヒネのような化学物質の血中濃度は、ＤＭＴ注入後2分で急に増え始め、5分後でピークに達した。ＤＭＴはまたバソプレシン、プロラクチン、成長ホルモン、コルチコトロピンに急激な放出の上昇をもたらした。コルチコトロピンは副腎皮質刺激ホルモンで、コルチゾン同様、ストレスに対する強力な万能ステロイド、コルチゾールの放出を促す。これらのホルモン値の上昇が心理的反応を引き出しているのかもしれない。これについては第21章で解説する。

高用量ＤＭＴを摂取して2分後のピーク時に、瞳孔の直径は4ミリから8ミリ近くへと、約2倍になる。体温上昇には時間がかかり、15分後に上がり始め、60分後に肛門から体温計を抜く時まで上昇を続ける。

私たちが測定したすべての生物学的要素のうち、ただ一つだけ上昇しなかったのが、松果体ホルモン、メラトニンだった。これには驚き、潜在的「精神（スピリット）の腺」の底知れない神秘を改めて思い知らされた。すでに松果体の鉄壁の防御について触れたが、外部から入ったＤＭＴはこのバリアを超えるには弱すぎたのかもしれない。「精神（スピリット）の分子」に反応してストレスホルモンが上昇したのは明らかだが、日中にメラトニンを生成するに足る刺激が不足していたのかもしれない。

もう一つの可能性としては、外因性ＤＭＴは実際には松果体を刺激して内因性ＤＭＴを作らせていた。しかし、私たちが血中のＤＭＴ濃度を測定する際に、内因性と外因性を識別できなかったということも考えられる。

当然ながら被験者本人はプロラクチンの上昇や血圧上昇を体で感じることはない。彼らは意識の中で映像、感情、思考によって精神（スピリット）の分子の影響を見出していく。

初回の非盲検・高用量投与の直後はほぼ全員が圧倒される。急速に展開する激しい、不安を掻き立てるような「ほとばしり（ラッシュ）」が全身を駆け巡り、心を占拠する。これは私が食塩水注入を終える前に始まる。

このほとばしりを正しく説明するのは難しい。私の辞書では「突然の荒れ狂うような動き、衝動、または発現。緊急または性急な感覚。すばやく暴力的な動き」とある。薬物反応が始まると、被験者はほとんど考える間もなく、「ほうら来たぞ！」などとつぶやく。この感覚を被験者たちは貨物列車、爆心地、原子砲などになぞらえる。「息が喉に引っかかる」「爆風で呼吸ができなくなる」と形容した人もいた。過去にＤＭＴ吸引経験がある人々は、このいきなりの衝撃に免疫がある。しかし彼らも静脈から入れるＤＭＴによるほとばしりは吸引した時より速く、強いと感じた。

ほぼ全員が、ＤＭＴによって「振動」（高速で高周波数の、パワフルに脈打つエネルギー）が起きると話す。よくあるコメントには「振動が強すぎて頭が爆発しそうだった」「色と振動が激しすぎて体が破裂するかと思った」「体の中に収まっている感じがしなかった」などがある。

ＤＭＴのもたらす「津波効果」はすぐに体の感覚を失わせ、それを死んだと勘違いする被験者もいる。体と意識が分離する感覚は、視覚的幻覚作用のピークと並行して起きる。よく聞くコメントとしては「体がなくなった」「体が溶けてなくなり、純粋な意識体になった」などだ。「落ちていく」「上昇する」「飛ぶ」などの、体重がなくなる、あるいはすばやい動きといった、意識が体から離れていく感覚が認められる。

男性被験者の中には性器の勃起が起きたケースもあった。人によってこれが快感となる場合と、感情の高ぶりを伴わない場合とがあったが、射精した人はいなかった。

初期のほとばしりはほぼ全員に何らかの不安と怖れを掻き立てる。しかしほぼ全員が15～30秒もすれば落ち着いて深い呼吸を始め、体はリラックスしていき、起きた状態に身を委ねていく。おそらく過去の幻覚体験により体の反応と気持ちを早い時点で切り離し、パニックに陥らずに済むようになると思われる。

DMTの高用量投与による最大の感覚的効果は視覚的幻覚作用だ。たいていの場合、被験者が肉眼で見るものと、心の目で見るものの間にほとんど差はない。しかし目を開けていると、見える映像は室内にあるものと重なり合っている。これには攪乱効果があるため、目を閉じていたほうが混乱は少ない。このため私たちはDMT投与前に被験者全員に黒い絹製のアイマスクを装着することにした。

彼らはありとあらゆる想像上の、そして想像を絶するものを見た。最もシンプルな例では万華鏡の幾何学模様で、マヤ、イスラム、アステカといった古代文明を想起させる模様もあった。たとえば、「美しくカラフルなピンクの蜘蛛の巣」「光が伸びていく」「たとえば1インチのカラーテレビみたいなものすごく入り組んだ細かい幾何学的な色」など。

ここで見える色は肉眼や夢で見るものより明るく鮮明で、深い色合いを持つ。「あれは喩えるなら砂漠の空の青。でも別の星の話。色は地球の百倍深いんだ」など。遠景と近景が融合するため、被験者の心の目には無数の画像や映像が展開する。目の前に何があり、背景には何がある、という認識がなくなる。この反応を多くの人が「4次元」「超次元」と表現した。

より具体的で形のあるもの、たとえば「幻想的な鳥」「生命と知識の樹」「水晶のシャンデリアのあるダンスホール」なども見える。「トンネル」「階段」「管」「回転する金の円盤」などもあった。この他、機械や「体の中の仕組み」「コンピュータの中身」「DNAの二重螺旋」「自分の心臓の下で脈打つ横隔膜」などを見た人もあった。

さらには、被験者とのつながりを感じる「宇宙人」につかまる人間、というのもあった。人間以外のもので言えば、「蜘蛛」「カマキリ」「爬虫類」「弁慶柱〔高さ12メートルほどになるアメリカ最大のサボテン〕のようなもの」などがあった。

被験者の体がすばやくDMTを代謝していく過程で、残留する視覚効果がある。アイマスクを外したら、室内が不快なほど明るく感じた人や、室内のものが波状にうねり、内面から光を放っているように見えた人などがいた。被験者たちはふつうの景色を異常に深い知覚をもって受け止め、トイレのドアの模様に陶酔する人もいた。

被験者のうち数名は、普段の滑らかな視覚の見え方が奇妙に崩壊したように感じたと語った。「人の動きが人間っぽくない。スムーズで連動した動きじゃない」「君たちみんなロボットみたいだ。機械仕掛けのようにガクンガクンと、幾何学的に動いて見える」など。

約半数の被験者が聴覚体験をした。音が普段と違って聞こえたり、私たちに聞こえない音を聞いたりした。これはDMTのほとばしりの時に最も顕著に起こった。ふつうの音がやや誇張して聞こえるだけのものから、聴覚機能がなくなり、血圧測定機器のうるさいモーター音や室内外の音がまったく聞こえなくなったものもあった。

しかし、具体的な声や音を聞くことはまれだった。その代わり単純に、「甲高い音」「ワーワー」「ブンブン」「ザワザワ」「カサカサ」「ボリボリ」などと形容されるような音が聞こえた。DMTによる聴覚効果を、ワウワウという周期振動音や、揺らめくような音のひずみなどを誘発する亜酸化窒素（歯科などの麻酔薬として使われる）の効果と似ていると言った被験者が多かった。漫画に出てくる擬音表現、ビヨーン、ボイーンといった類の音を聞いた人もいた。

被験者たちは時折、自分が今置かれている状態の感覚がなくなり、病院にいることや研究に参加していることを忘れた。自身の精神の強さや柔軟性のおかげで、この状態でも自分のものの見方を失わない人もいた。「心は確実にどこか他の場所にいたが、そこで起きていることに対する感想を言っていた」。一方で、初めのほとばしりの時に起きた混乱が、効果が消える頃まで持続した被験者もいた。

ほとんどの被験者は高用量のDMT体験をエキサイティングで陶酔する、尋常でない喜びをもたらす経験だと感じた。その高揚感は、セッション中に得られた洞察からも来るのかもしれない。「天啓を聞いたような、素晴らしい感覚でした」。多くの場合、それは純粋な喜びそのもので、特定の対象を持たない。

耐えがたいほどの怖れや不安に駆られた被験者もいた。「最悪だった。あんなに怖い思いをしたことはなかった」「脅威を感じた」「信じられないような拷問で、永遠に終わらないかと思った」といったコメントがその恐怖を物語っている。

多くの被験者がDMTの薬物反応で肯定的・否定的な強い感情を経験するなか、高用量にもかかわらず感情が動かなかった人もいた。「見えたものから感情を高揚させようとしたんだけど、感情がまったく動かなかった」

ＤＭＴの効果がフルに及んだ後、被験者の思考能力や論理性には驚くほど影響がなかった。「私の知性はまったく変わらなかった。あの経験が展開するのを見ながら、ふつうの注意力を保っていた」「落ち着いてきたら、記者になったみたいに状況を観察し始めた」など。

しかし、なかには思考が異常になったと感じ、実際にＤＭＴが精神病的思考過程を誘発してるのではないかと思った人もいた。「すべてが正しいんだけれど、どこかがおかしい。置き時計を見るたびに動こうとしているみたいな。室内の色は邪悪に見えた」「統合失調症的な会話ってあるでしょ？　物の意味が違っているような。地面に落ちた葉っぱがものすごく重要だったり。そういう感覚」など。

被験者たちに共通していたのは時間の認識の変化だ。たとえばほぼ全員がセッションの所要時間がほんの数分だと思っていて、終わってみて長い時間が経っていることに驚いていた。しかしＤＭＴ効果がピークに達している時はある種の時間を超越した感覚があった。彼らは最初の数分で、永遠のような時間を経験していた。

ＤＭＴの高用量投与に伴い、被験者たちはたいてい制御不能な感覚を抱いた。まったく何もできない、能力を奪われた、現実の世界で機能不全に陥り、世界とのやり取りができないと感じた。「私は子供になったみたいでした。何もできず途方に暮れているような」。そのような時、被験者たちは病院にいたことに気づくとうれしく思った！　自分の能力が無力化する一方で、何か外的な「叡智」や「力」が導いてくれているのを感じた被験者もいた。この人たちには多くの場合、ある種の「存在」とのコンタクトがあった。

ほぼ全員の被験者が、最初の非盲検の高用量ＤＭＴ体験を、かつてないほどハイになったと形容した。しかし、この初回の高用量体験は、その後のどの高用量体験よりも強く不安を感じるものだった。初回で制御不能な状態を経験すると、その次は慣れてきて受け止めやすくなる。また彼らは、薬物反応は原則として安全だということ、そして自分が最後まで乗り切れること、精神的・肉体的ダメージを受けないということを理解する。もうひとつ助けになるのは回が進むごとに、変性意識状態になった自分を研究チームがサポートできると信じられるようになることだ。

最も鮮烈な効果は高用量投与実験から生まれたが、低用量実験でもさまざまな反応が生まれた。その多くは被験者にとって楽しく、興味深いものだった。

耐性テストの投与量である０・３㎎／㎏は幻覚効果をフルに発揮する量で、何人かの被験者には、不安が比較的少なく最大限のトリップが楽しめるという理想的な分量だった。

これより一段低い０・２㎎／㎏は、典型的な幻覚作用が確実にみられるぎりぎりの閾値だった。ほぼ全員が比較的強い視覚効果を体験したが、聴覚効果はまれだった。敏感な被験者は、０・３㎎や０・４㎎よりも０・２㎎を好んだ。

０・１㎎／㎏は最も人気がなかった。エネルギーの振動は感じられたものの、幻覚体験を満喫するまでには至らなかった。被験者たちは精神的にも肉体的にも「中途半端な」不快な緊張を感じた。「自分の体が胡椒の味になった」「この分量は肉体的に負の影響がたくさんある一方で、精神的にポジティブな影響がまったくない」などのコメントがあった。

最も少ない0・05㎎／㎏は心地よいもので、ほぼ全員に笑顔がこぼれ、笑い出したくなったと証言した。過去にヘロインを摂取した被験者はこの分量のことをヘロインに似ていると言った。「暖かい精製綿のような感じがした」

私たちが初日に投与した、このごく少量のDMTで、比較的強い幻覚体験をした人も2~3人いた。彼らにとって翌日の高用量はかなりのインパクトになるだろうと、私たちは警戒した。


他の幻覚剤の経験を持つ読者にとっては、DMTによる幻覚効果は多かれ少なかれ典型的なものに聞こえるだろう。その性質はいろんな意味でLSD、メスカリン、シロシビンに似ていて、精神(スピリット)の分子としての比類ない特徴は見当たらない。その理由が、即効性にあるのか、化学構造の特異性にあるのかはわからない。もしかしたら、脳が慣れ親しんだ物質であり、脳が積極的に求める、内因性の幻覚剤であることが理由かもしれない。理由が何であれ、精神(スピリット)の分子のさらなる限界点を追求し、被験者自身も私も未体験のストーリーを聞かせてくれた。次はそのストーリーに注目していきたい。

第4部

セッション

第10章
ケースレポートのはじめに

ＤＭＴセッションで起きるすべての出来事を、私は詳細に記録してきた。その内容は、被験者の言葉や行動、被験者の様子を私が視覚・聴覚・感覚的に読み取ったこと、研究棟の状態、天気、世界の政治の状況、室内に同席した他の人々（研究室付き看護師、被験者の家族や友人、その他の訪問者）の態度や感情、そして私が考え、感じたことなどだ。

自分のオフィスに戻ると私はそれらを口述し、秘書が入力してワードプロセッサーファイルに保存する。これらをすべて印刷したら、みっちり詰まった記録が千ページを超えるだろう。

一つのＤＭＴ実験が完了すると、私はこの記録を被験者にチェックしてもらった。不明瞭・不正確・不完全な部分があれば彼らに修正・加筆してもらった。加えて、終わってみて考えること、感じることを新たに書いてもらった。私の記録を読んだ後の追加情報として、自らの精神（スピリット）の分子体験について、日記、手紙、アート作品、詩などにして寄せてくれた被験者たちもあった。

セッションの多くが幻覚作用を起こす高用量投与の日だったが、低用量やプラシーボの日も少なからずあった。後者の日はリラックスでき、過去の高用量セッションのことをゆっくり振り返る機会でもあった。ゆるい変性意識状態、あるいは完璧に正常な意識状態で、高用量の体験を振り返ることは被験者にとって大変有用な機会だった。ＤＭＴが1回のセッションで引き起こした衝撃波の大波は数日、数か月、数年にもわたり、被験者の人生に多面的影響を与えていた。

ＤＭＴは私たちの意識に多面的変化をもたらすが、意識のすべてに及ぶわけではない。ＤＭＴがもたらす多様な体験の種類を限定していくと、よりよい理解に向けていくつかの仮説に焦点を絞ることができる。首尾一貫した論理的仕分けをすることで、これから登場する驚嘆すべきストーリーの数々をよりよく理解できるだろう。

体験談を分類するもう一つの理由は、外部から投与される外因性ＤＭＴによる変性意識状態が、自発的に作られる内因性ＤＭＴによる変性意識状態（臨死体験、瞑想による神秘体験、いわゆる宇宙人による誘拐など）が似ているという仮説を肯定できるからだ。もし外因性と内因性による体験内容がかなりの部分で共通していれば、内因性ＤＭＴが自発的幻覚体験の生成に果たす役割を示していると言えるだろう。そこから幅広い可能性の探求、理解、そして応用への道が開かれる。

これらの多様な体験談は、三つの大きなカテゴリーに分類できる。ほとんどの体験談は、三つのうち最低二つに当てはまるが、どれか一つがより大きな比重を持っている[*1]。

三つのカテゴリーとは、「個人的」「不可視的」、そして「超個人的」体験談だ。

個人的DMT体験は、被験者個人の精神的・物理的過程に限定されるものだ。DMTが被験者個人の心理や体とのつながりについて気づきを起こさせる。第11章の「感情と思考」では、このタイプの反応について紹介している。被験者がこの分類で起きる経験の限界に迫る時、臨死体験や神秘体験のテーマが登場する。その境界線をもって個人的体験が「超個人的」体験へと移行する。

「不可視的」体験という分類の典型例は、3次元の現実と共存している、ある程度形のある自立した現実との遭遇だ。このような幻覚的現実に憑りつかれると、そこにいる「存在」と被験者が出会うことで、最も予想外で、心をかき乱されるようなセッションとなる。この手の異様な体験談を第13章と第14章に収めた。最も人気が高く、高評価のセッションが「超個人的」体験談だ。これらには臨死体験や、神秘体験が含まれる。これらの話は、第15章「死と臨死」と第16章「神秘体験」にそれぞれ収めた。

ケースレポートの最後の章「苦痛と怖れ」では、被験者が経験したネガティブな、恐ろしい、そして潜在的に有害なDMT反応を記してある。ここでは個人的・不可視的・超個人的体験の負の側面を網羅した。

この導入の章で、被験者がDMTセッションの最中に話したこと、したことについて私たちがどのように対応したかについて解説を始めたい。第7章で私はDMT注入後に研究室付き看護師と私がベッドの両脇に静かに座るという話をした。私たちは被験者が極力自発的な体験ができるよう、指導や誘導を最低限に留めた。しかし被験者が不安を訴えたり、混乱を語り始めたりしたら、完全に傍観者に留まっていることはできなかった。被験者がサポートを求めてくればサポートした。

被験者をサポートすることと、彼らが経験したことがいったい何だったのかを本人に話すことの間には微妙な線引きが必要だ。高用量投与の後の被験者は極端に解放され、暗示にかかりやすく、傷つきやすくなっている。このため、その時間、その室内で交わされるやり取りには細心の注意を払わなくてはならない。振り返り、サポート、教育、アドバイス、そして解釈といったものは、批判、議論、説得、洗脳とはまったく異なるということだ。

第11章

感情と思考

「個人的」体験はほとんどの場合、被験者個人の心と体の中、感情と思考の中に収まっている体験だ。私たちが遭遇したそれらの現象は、臨床心理士がセラピー室で聞く類の話と大差はない。それは体で感じた感情と、頭で考えた思考に関することだ。

ほとんどの被験者は、顕在意識のレベルでＤＭＴの力を借りて何らかのスピリチュアルなブレークスルーを望んでいた。求めているのは、なぜ自分はこの世に生まれたのかを悟り、神と遭遇し、すべての葛藤が解決し、ゆるぎない確信が満ちてくるような心境だ。しかし、真の精神（スピリット）の分子であるＤＭＴは、被験者が求める体験ではなく、被験者に必要な体験をもたらした。

セッション中に解決が困難だった個人的な問題を解決した人が何人かいた。セッション終了後に、何らかのポジティブな解決法を考えつき、気分がよくなった。ここでは心理療法の思考、振り返り、感情、そして感情と思考を結びつけるといった基本的なプロセスが働いているようだ。ほとんどの人にとって苦痛を伴う感情と向き合うのはつらいことだが、ＤＭＴによって、その感情と対峙しやすくなる。たとえば、スタンの

DMTセッションでは、日常の意識状態では直面できないほど荒々しい感情と向き合うことができた。人の個人的成長や理解を深めるために、夢は基本的ツールとなる。DMTは高度に象徴的な夢に似た映像を創り出す。マーシャの高用量セッションは、精神（スピリット）の分子が彼女の知るべきことを変性意識体験の力によって示してくれた見事な実例となった。

ほとんどの人にとってトラウマ体験は、痛々しいほど無意識に何度も何度も同じシーンを再現してしまうものだ。DMTの高用量体験は、物理的・心理的トラウマの多くの特徴に共通するものがある。それらの局面をどのようにプラスに変えていけるかを、カサンドラのストーリーで説明していきたい。

私はこの研究を通じて多くの被験者たちが彼らの感情的・心理的葛藤に取り組むことを予測していた。この手のセッションは幻覚剤を活用した心理療法と同じ形を提供すると思ったからだ。DMTがどのように被験者の利益となるように働くかを示し、次にそれらの効果をどう心理療法的治療計画に落とし込むかについて記していく。

幻覚剤研究第一世代の研究者たちは、そのようなセラピープロジェクトを研究活動の中心に据えた。私たちはこれらの研究内容にほとんど手を加えることなく現代の文脈に当てはめてみた。

この手のセッションについて私は準備ができていた。被験者が抱える個人的葛藤、困難、心因性の体調不良などについて、幻覚剤を使って何らかの有意な洞察を得られると私は信じていた。加えて多年に及ぶ心理分析や心理療法を指導し、実施してきた経験から、苦痛を伴う感情が、DMTセッションの最中に現れることも予測していた。

スタンは私たちと出会い、ＤＭＴ研究に参加した当時42歳だった。14年連れ添った妻の職業は呼吸療法士で、研究センターで多くの患者と接していた。この研究を職場で知った彼女は夫が興味を持つだろうと考え、スタンが電話をかけてきた。彼はＬＳＤを４００回以上経験していて、全被験者の中で最も経験豊富なドラッグユーザーだった。最初のミーティングで彼は「あれを『麻薬（アシッド）』と呼ぶだけのことはあるよ」と笑った。彼はＬＳＤや幻覚キノコを数か月おきに友人とともに摂取していて、プラスの効果があると固く信じていた。スタンには娘がいて、地方自治体で責任ある地位についていた。体形は中肉中背で見栄えもよく、身綺麗にしていた。彼は内的体験についてあまり語りたがらず、ＤＭＴ研究に対する関心を「正規の研究支援と、個人的探訪のため」と、シンプルに表現した。

スタンの最初の０・０５mg／kg投与では何も起こらなかった。他の多くの人々同様、セッションが始まるとすぐに笑顔になった。

次の日には高用量セッションがあった。注射針やシリンジ、アルコール綿などを持って部屋に入ると、スタンは瞑想用のクッションに足を組んで座り、ベッドの上部を限界まで垂直に起こしていた。彼は仰臥位より坐位を好む数少ない一人だった。

彼はその日の高用量経験についてあまり語らなかった。効果がいきなり現れたことについて話しただけだった。実際彼は０・４mg／kgよりもう少し多いほうがよかったかもしれないと感じた。

彼はＤＭＴが何らかのプラスの効果をもたらすか確信がなかった。

「ＬＳＤやシロシビンに比べると、それほど役に立たない。効果が強すぎるし速すぎるから何もできないんだ。まったくコントロールできない。これはスピリチュアルな経験ではなかった。感情が全然動かなかったよ」

実際に見えたことについてスタンが話したのは「たくさんの青や紫の万華鏡の映像」があったことだけだった。

スタンは用量反応テストを成功裏に終えたが、それには特に深い印象を持たなかった。しかし彼は研究への参加を楽しみ、耐性研究が始まったら連絡してほしいと言った。

1年後、スタンは耐性研究プロジェクトに登録した。それまでにいろんなことが起きた。彼の妻が精神病を繰り返し発症し、離婚を望んでいた。彼は8歳の娘と暮らしていたが、その娘の親権争いが深刻さを極めていた。

私は彼が直面していた困難な状況に、ＤＭＴで何らかの気持ちの整理ができないものか考えていた。研究のゴールは変わらないものの、スタンは大きな喪失感に見舞われている友人であり、プロジェクトの範囲内で支援できれば、それに越したことはない。

結果的に、彼の「二重盲検」初日は実際の薬物投与の日（高用量を続けて4回投与）となった。最初の2回は、彼が取り組んでいるストレスを整理する意味で役に立った。

「ううむ。いつもの色が出てきた。不安は感じるが、あと何回か受けてみたい」

彼の「サイケデリックマッチョ」な外見をやさしくからかいつつ、さらに進むよう背中を押して、私はこう言った。「そう来ると思ったよ」

彼はアイマスクを着けたまま横になった。

「アイマスクはいいね」

「案外役に立ったんだね。何か思考や感情が浮かんできた？」

「なんとなく不安を感じた。その前は覚えてない」

私はこう言ってみた。「今君の人生にはいろんなことが起きている。その不安というのは今君が感じている、ままならない人生に対する不安と関係があるだろうか？　このドラッグはコントロール不能な状態をつくるんだ。それは不快なことかもしれないね」

3度目の注入の5分後、

「ほんの少し吐き気がする」

変性意識状態で起きる吐き気というのは、本人が感じる不安や悲しみから意識を逸らすよう体が仕向けているというケースが多いことに私は気づいた。瞑想、催眠、あるいは幻覚剤やマリファナでも、どういうわけか悲しみよりは吐き気を感じるほうがましなのだ。

「吐くわけじゃないからご心配なく。不安と鼻炎が重なったせいかな。不安の一部は来年の娘の学校のことなんだ。娘は今5年生なんだ。この朝決めないといけない。彼女は離婚で苦しんでる。特に母親とのことで。僕もつらいが、娘はもっとつらい」

「君の奥さんも苦しんでいるだろうね。つらい状況だから」

「そうだね。ある意味もっと大量投与してほしい。そうすれば吹っ飛ばせるかも」

「打ち負かしたい？」

「そう、打ち負かしたい[*1]」

「あと2回の投与はどう思う？」

彼は微笑んだ。

「真逆の二つの感情があるんだ。怖れと、喜びへの期待と」

薬物の影響でコントロールを失っている場合、より安全なのは仰臥位だ。そしてもし彼が感情の毒を本当に吐き出したいなら、横になったほうが楽なのではないかと考えた。

「ベッドを倒そうか？」と私は訊ねた。

「それで何か変わるかわからないけど、いいよ。やってみようか。もし吐きたくなったら、何か容器はあるの？」

「あるよ。あんまりきれいではないけれど、全部収まるくらいの大きさのがね」

3回目の投与の時、彼は右手でローラの手を握り、左手で私の手を握った。

「4回目はどうかな。もう1回できるかわからないよ」

「まだ3分しか経っていないよ。何を感じるかもう少し待ってみよう」

5分後、彼は面白そうに言った。

「リック、君のために4回目をやろう」

「3回目が一番きつかったみたいだね」

「そう言ってるだけでしょ？」

「そうでもないよ。3回目でぐったりしても4回目の後はすっきりしている人が多いんだ」

「僕にはたぶん割り切れない感情がたくさんあるんだ」

「そりゃあそうだろう」

「言うのは簡単さ」

「そうだね。軽々しく聞こえたら謝るよ。どうして割り切れない感情だと思うのかな？」

「激しい感情がそこにあるんだけど、離婚を乗り切るために遮断しているんだと思う。でも穏やかでいられない。すごく控えめに言えばだけど。感情の激しさはことあるごとに増していく。でも今は平和な気持ちでいる。割り切れない気持ちは消えたよ。もしかしたら何かが起きたのかもね。でも15分後はまた違う気持ちになるかもしれない」

4回目にして最終投与の10分後、スタンはぎゅっと結んだ口元から言葉を吐き出した。

「今回はずっといいトリップだった。ボディサーフィンで3回波に乗って、波に飲まれて転げることで4回目の準備をしたみたいだ。素晴らしいよ。もう1回やりたい！」

彼の気分が良くなったことに安堵して、私たちは皆笑った。心のうちをなかなか明かさない性格の彼が、不安の吐露をしたのだから、その不安は相当なものだったに違いない。

その後数分の間、彼は静かに横たわったまま、新たに見つけた平和に浸っていた。

4回目の投与の後、スタンはリフレッシュして機嫌が良くなった。それから昼食を摂るとすぐに帰っていった。

その2日後、私はスタンと電話で話をした。

彼はこう言った。「気分はいいよ。昨日と今日、軽い恍惚感があるのはたぶんセッションと関係があるだろうね。4回投与実験を続けるかどうかは疑問だったんだ。何かがやっと閃いて、解決したんだ。状況に身を任せるってことかもしれない。本当にそのおかげで僕の中の何かが変わったんだ。1回目は複雑な感情。2〜3回目は割り切れない感情がたくさん出てきて圧倒された。そして4回目でとどめを刺した」

「セッション中に何か意味のある内容はあった?」

「ほとんどなかったよ。神経系を回転掘削するみたいな、何かを解放していくような、純粋なエネルギーだけだった。それがだんだん積み上がっていくんだ。何かが起きて、それから3回目と4回目の間に何かが変わったんだ。3回目の後はただギブアップしたんだ」

スタンは煮詰まった感情を溜め込んでいた。他の多くの被験者同様、スタンも幻覚剤が呼び起こす強い感情が好きだった。LSDの大量摂取で彼は「何らかの」感情を感じた。おそらく楽しく快適なものではなかったかもしれないが、何もないよりはいい。人生に行き詰まった時、多くの場合人は目の前の状況と感情を結びつけられない。スタンのケースでは、もちろん「回転掘削機」がじわじわと彼の精神を侵食していったのだろうが、意識的に良い方向に向かわせようという力（不安と不確かさ）も働いていた。あるレベルでは何が起きているか「わかって」いるが、それに感情が結びついていなかった。彼の「紐づけされていない」不安感はけっして根拠のないものではない。彼の人生は混乱していて、それについて考えることで、あるプロセスが始まった。そしてＤＭＴの感情を動かすパワーが働いて何らかの解決を引き出した。

スタンが4回目の投与の際、自分のためではなく私のためにやると冗談交じりに言ったことが、ある興味深い葛藤を明らかにした――私たちはデータを取りたい、しかし被験者自身のニーズにも応えたい。もしスタンが明白に苦しんでいて、取り返しがつかなくなるのなら、そこで私たちは研究続行を断念しただろう。しかし彼は続けることに意欲を示したし、私たちも早めに終えようなどと考えていなかった。彼のコメントは真実を突いていた。

ＤＭＴ体験で見る視覚イメージは夢を想起させるという被験者が時折いる。フロイトも言ったように、「夢は無意識への近道」だ。夢を「見る」、夢について「考える」「話す」ことで、不快な身体症状として顕現する、知らずに押し殺した感情を知る糸口となる。

ある人の右手が麻痺したとしよう。あらゆる検査をしたが、麻痺の物理的原因がわからない。すると彼は精神科へ送られ、精神科医は彼が麻痺を起こした頃に見た夢について訊ねる。その晩、この患者は職場の上司を殴った夢を見た。精神科医はこんな解釈をする。右手の麻痺が象徴するのは上司に対する心の深層部でたぎる怒りで、彼自身その怒りに気づいていないのだ、と。彼が怒りという感情を顕在意識レベルで避けたいのは、それを爆発させたらどうなるかわからないからかもしれない。患者の意識に光が当たり、自覚することで麻痺は解消する！

その手の例は土曜の朝のアニメ番組のプロットにありがちだが、夢の分析が本人に役立つというプロセスの好例と言える。症状は麻痺ほど強くないことが多く、たいていは不安、絶望、人間関係の悩みといった形で現れる。

DMTセッションの管理を通じて私たちがとったアプローチは、極力臨床的に中立で、被験者の経験から湧き上がる心理的問題をスルーしないようにすることだった。時として、被験者が持ち出した個人的な問題に付き合って、本人の混乱や不安がある程度解消するまで寄り添うべきか、はたまた蓋をするべきか、即断しなくてはならないことがあった。私のコメントや解釈が被験者の人生をより混乱させるというリスクも考慮しなくてはならなかった。マーシャの場合、個人的問題とは結婚に関することだった。

DMT研究に参加した当時、マーシャは45歳で、2度の離婚を経て現在の夫と6年一緒に暮らしていた。彼女はアフリカ系アメリカ人で、夫は白人だった。マーシャはあけっぴろげでユーモアのセンスが光る人だった。彼女にとってこの1年はそれまでに比べるとだいぶ良くなったと感じていた。彼女の人種的・文化的背景に配慮せず、非協力的だった大学院を中退したことで彼女は心の余裕を取り戻していた。しかし家庭内の問題は残り、夫は、本人曰く「自分よりもっと絶望していた」ため、離婚を考えていた。

マーシャは過去に30回ほど幻覚剤を摂取していて、その効果は「心が解放される」ものだと思っていた。彼女が研究に参加した理由は、「友人を助けるため」「このドラッグを試してみたいという興味本位」「チャレンジしたい」「夫が参加できなかったので、私が代わりに体験して共有したい」。彼女の夫は血圧上昇が許容量を超えたため、参加不可となった。

マーシャは低用量の予備投与を余裕でクリアした。翌日の高用量投与では、完全に体を抜け出した。彼女は美しいドーム型の建物、バーチャルなタージ・マハル〔インド北部にある、総大理石の白い墓廟〕にいる自分に気づき、驚嘆した。

「私は死んだと思ったの。もう生き返らないんじゃないかって。何が起きたのかわからなかった。そして突然バーン！　私がいた。あんな美しいものは見たことがなかったわ」

マーシャは自分が見たものについて、そして自分がどう変わったかについて詳細に説明した。それは喩えようもなく楽しい朝になった。私たちは彼女の話を聞き、何も付け足すことはなかった。彼女は経験を満喫し、葛藤もなく、私たちはそれを喜んだ。

マーシャはその後、シプロヘプタジンの研究に参加した。二重盲検テストの4回目のセッションの際、私たちはそれまでの彼女の経過を考慮して、最後の投与はほぼ確実に0・4mg／kgになるだろうと考えていた。

その日、彼女はこんなことを言った。「今日、私は自分の人生のストレスに取り組むために、先祖の誰かと会いたいわ」

彼女は自分の結婚生活について語った。夫はセラピーを受けていて、セラピストは彼に、もっと妻に対して正直になるように言った。その結果、彼はマーシャに、「太ってきた君は好きじゃないんだ。太っている女とセックスする気になれない」と言った。マーシャは私に、彼女が太っていると思うか訊ねた。

私はそれに答える代わりにこう言った。「たぶん君の体重以外に何か問題があるんだろうね」

彼女はうなずき、私たちは注入の準備を始めた。

ＤＭＴ投与の数分前になって、マーシャの夫がセッションに参加するために部屋に入ってきた。室内には少しの悲しみ、同時に希望の空気も漂った。

注入後15分経過した時、彼女は語り始めた。

「こんなふうになるとは予想もしていなかったわ。何の予兆もないの。前回みたいな星や光のポイントがある宇宙も見えなかった。何が起きたと思う？　メリーゴーラウンドに乗ったのよ！

１８９０年代の服装をした等身大の男女の人形がたくさん出てきたわ。女性はみんなコルセットをしているの。大きな胸とお尻、そしてキュッと締まったウエストという体型なの。彼らみんなつま先立ちで、私の周りを回っていたわ。男性はシルクハットをかぶり、２人乗りの自転車に乗っているの。いろんなメリーゴーラウンドが次から次へとやってきたわ。女性のほっぺには赤い丸が描かれ、背景ではカリオペ〔19世紀半ばにつくられた圧縮空気で鳴らすパイプオルガン〕音楽が鳴っていたわ。そしてピエロが暗闇から出たり消えたりしていたわ。ピエロはメインキャラクターじゃないけど、マネキンたちより私に注意を払っていたわ」

この話は夢に似ている。もう一人のピエロ、あるいは道化師の存在があったが、これは他の被験者たちの多くが話す内容と類似していた。しかしこれはマーシャにとってメリーゴーラウンドとそれに対する彼女の気持ちに比べるとあまり重要なものではなかった。

私たちは注入の前に、治療の対象となるような話をしていた。このため私はセラピストとしての立場をとって、様子をみることにした。患者が私の元にセラピーを受けに来て、夢の話を始めたら、私はこんなふうに訊ねることにしている。「それはあなたをどんな気持ちにさせたかな?」

マーシャは「質問の仕方がよくないわ。別の言い方をして」

この時点で、マーシャは夢について考える準備ができていなかった。したがって私はその話の、カーニバル的な雰囲気を捉え、より表面的な質問をした。

「楽しかった?」

「ええ」

もう少し深められるだろうか。「『本当に』、楽しかった?」

「ええ。でもタージ・マハルじゃなかった。私が見たかったのは、私の祖先や寺院、古い衣装を着た背の高いアフリカの人たちだったのに」

「代わりに見たのはステート・フェア〔通常年に一度、米国各州で開催される臨時遊園地と物産展〕のカーニバルだった」

「超楽しかった。人間は私一人だった。人形の顔には笑顔が描かれていて、全員表情が変わらないの。いったいこれは何なの?って思った」

彼女は続けた。

「そこにはもっと刺激が欲しいと望んでいる性的エネルギーがあって、もっと欲しいって。DMTであんな感覚になったのは初めてだったわ。マネキンがとってもきれいだったから、ムラムラしちゃったのかも」

彼女はアイマスクを外し、夫を見ると思わずこう言った。「エッチしよう!」

私は笑ってこう言った。「悪いけど、家に帰るまでお預けにしてくれよ」

夫が私に訊ねた。「DMTの最中にセックス体験なんてあるんですか?」

それは妥当な疑問ではあったが、個人的な感情の問題はその時点で取り上げるべきではなかった。私は簡単に答えて軌道修正をした。

「セクシュアルなエネルギーはあるけれど、ふつうはセックスにつながるような感情ではありません」

マーシャのセッションの夢分析で何か治療効果を引き出すのなら、すばやく何か思いつかなくてはならないことはわかっていた。精神(スピリット)の分子は私たちに何を言わんとしているのだろうか?

「マネキンは白人だった? アングロサクソン系?」

「ええ、全員がそうだった。楽しい90年代の風景に、有色人種は一人もいなかったわ」

「それは面白い。DMTには何か独自の計画がありそうだね。君ならどう分析する?」

「わかんない。すごく疲れたし、お腹ペコペコ」

私はさらに攻めた。「何だか白人の美しさを誇張した、というか風刺が利いた映像みたいじゃないか。セッションの前に話していた体重についての悩みに照らしてみると、興味深いことだね」

「そうね。自分の体形を楽しむべきなのかもね」

　そして彼女は夫を見てからこう続けた。

「リックに言ったの。私が太っているとあなたが思っているのは、あなたが治療すべきことと関係あるってね」

　彼は少し恥ずかしそうだった。

「私は若い頃すごく痩せていたの。夫と出会った頃の私は今より20ポンド（約9キロ）少なくて、棒みたいだったわ。あれは私のイメージじゃなかった。私っぽいのはもっと重厚感があって豊かで、胸もお腹もヒップもビッグな感じ。ガリガリっていうのは最悪よ。痩せてることを意味するスラングを他人に言われたんだけど、私はその意味を知らなかった。まるで彼らは醜いとか病気とか、具合悪いとか言っているように聞こえたわ」

　マーシャの夫はここでトイレに立った。戻ってきた時、マーシャがこの件について、彼がいないところで話をする必要があると察した彼は、そのまま仕事に行った。マーシャと私は少し話を続けた後、次の話題に移っていった。

　私は通常被験者に対して、あの日マーシャにしたような誘導をしない。しかし彼女がＤＭＴ影響下で見たものがあまりにも彼女が直面している問題とつながっていたため、精神（スピリット）の分子から送られたメッセージを無視できなかった。マーシャの白人の夫は、彼にとっての理想の女性とマーシャを比較していた。彼にとってマーシャには欠けているものがあり、彼女の体形は「正しくない」。しかし、「マネキン」の白人男性や女性には命がない。ただのペイントの顔で無目的に永遠に回り続ける。マーシャは彼女の実家では歓迎される豊かで重厚な女性像の誇りを思い出し、それを取り戻そうとした。セッション中に性欲を感じたことは、彼女は夫とセックスがしたい、つまりそうすることで彼女の根源的なアイデンティティーで再びつながりたいということの現れだった。彼女の夫は驚き、当惑して、彼女の感情的ニーズにどう対応したらいいかわからなかった。あのシーンは2人の問題の縮図だった。

ＤＭＴが被験者の心と体に有益な影響を与え得るもう一つの形は、トラウマ体験を作り出し、サポートすることにある。トラウマとはギリシャ語で「傷」を意味する。私の辞書によると、トラウマとは「人の人格に深く長い期間影響を与えるほど重篤な感情的ショック」とある。トラウマ体験はふつう、私たちのコントロールが及ばないものだ。たとえば幼児期に虐待されるとか、自然・人工的災害に巻き込まれるとか、あるいは人生の危機に直面するとかといったことだ。そういう経験をすると、心の自然な傾向として、その時の本人を圧倒するような怖れ、無力感、不安といった感情に蓋をしてしまう。

それでも処理されていないトラウマは私たちの生活に入り込んでいる。そしてそのトラウマの幻や影を生み出す状況に何度となく遭遇することになる。それはあたかも私たちが、初回（たいていは無力な幼少期）の経験でコントロール、または消化できなかった感情を伴う事例との付き合い方を何度もやらされているかのようだ。たとえば、配偶者による虐待が、幼少期に受けた虐待によって生まれた感情の再生産となる。その際、他者と近くなることは自分を危険にさらすことになることから、他者と深い親密さを築くことが困難になっていることに気づくかもしれない。

トラウマの影響から脱するには、真正面から向き合う必要がある。それにはふつう、安全でサポートが得られる状態で、トラウマによって起きた感情を自発的に再経験する必要がある。問題は、そもそもその感情にどうアクセスするかにある。

DMTの高用量投与は、いろんな意味でトラウマ体験だ。コントロール不能な感覚、個としてのアイデンティティーの喪失、そして多くのDMT被験者の口から「ショック」という言葉を聞く。最初に0・4mg／kgを投与する際に、私もその言葉を使い始めたくらいだ。0・4mgという朝のイベントを無事乗り切った被験者全員に、「私は0・4の生還者(サバイバー)」と書いたTシャツを贈呈すべきだ、と数名の被験者から言われた。

多くの被験者たちがDMTプロジェクトに参加したのは、彼らが圧倒的でありながら管理されたトラウマ体験を自発的に経験する手段だと認識し、多少なりともそれを望んだからだと私は確信している。サポート体制が行き届いた安全な環境で完全にコントロールを失うことによって、ある種の苦痛を伴う感情にアクセスし、自分の一部とするか手放すかできるかもしれない。カサンドラのケースは、過去のトラウマが不完全な形で露呈することで日常がうまくいっていなかったという事例だ。

カサンドラは、DMTプロジェクトに登録した時点で22歳、全参加者の中で2番目の若さだった。彼女が精神の混乱を抱えていることは、彼女の態度や外見を見た多くの人がすぐに気づいた。私も例外ではなかった。服装や振る舞いはどこか男性的で、性的にはバイセクシュアルだった。男性も女性も、彼女のしなやかで中性的な顔や体に魅力を感じた。彼女は外見や身だしなみに対するわざとぞんざいな態度を取った結果、路上生活者のように見えた。研究棟の年配の看護師たちが、彼女に食事と入浴を提供しようとしたほどだ。彼女は高い知性の持ち主で、ストレートで簡潔な語り口とユーモアの持ち主だった。カサンドラは複雑な若い女性で、なかなか本性を見せてくれなかった。

カサンドラは人間関係で苦労していた。彼女が1歳になる前に両親は離婚、ひとり親となった母親は育児放棄状態だった。彼女が16歳の時にこれが頂点に達し、母親は義理の父親と彼女を残して1週間姿を消した。その間じゅう義理の父親は彼女をレイプし続け、この経験により荒涼とした相反する男女に対する感情——一面では異性を憎み、歪んだ感情を持ちながら、同時に愛と保護を必要とする感情——がしっかりと植え付けられた。

この直後、彼女はPTSDに悩まされ、彼女にとって最初にできた長期的男女関係の相手から受けたレイプのフラッシュバックを経験した。20歳の時、彼女は一生子供をつくらないと決め、卵管結紮(けっさつ)を行った。

カサンドラは、その後無数に短い恋愛とセラピー受診を繰り返した。彼女は出会った恋人やセラピストに対し、最初は相手を理想化し、ロマンチックな相手として夢想する。それから彼女が必死に求める共感が得られないとわかるや相手に幻滅し、怒りの感情を抱く。彼女は私のDMT研究の被験者のある男性の友人で、耐性テストが終わった後で2人は深い関係になった。その直後に彼女は転居先の住所も残さず国外に行った。

カサンドラのストーリーは、「存在」とのコンタクトや神秘体験のカテゴリーにも属するかもしれないが、ここで扱っていきたい。彼女のセッションには「道化師」が登場し、それとのやり取りを通じて彼女がかつて味わったことのない穏やかな平和を知った。しかし、その「存在」の主たる効果は彼女が愛されて幸せな感覚を味わわせることにあり、彼女の葛藤の神秘的解決は苦痛に満ちた心理プロセスの後まで待たなくてはならなかった。カサンドラのセッションは、他の多くのケース同様、一つ以上のカテゴリーの複合型だった。加えて、私はカサンドラに対し、「次元を超越した」現象を解釈したり、スピリチュアルカウンセリングをするというより、心理療法士として接しているような気分だった。このため彼女の体験を「思考と感情」の章、個人的体験のカテゴリーに入れたのは、その経験が私に（彼女自身にも）起こした反応によるものだった。

彼女は私の研究参加に対する期待についてほとんど語らなかった。「ＤＭＴがどんなものか知りたいんです」と言い、「その効果をただ楽しみたいのであまり質問をしないように」と注文をつけた。

彼女が高用量のＤＭＴに耐えられるか、私たちは予測できないわけではなかった。彼女が不安定だとわかっていたし、私たちが彼女に何かを強要していると彼女に感じさせないようにするためにとりわけ注意が必要だった。５３１号室で、レイプ体験のテーマが再現されることを私たちは望んでいなかった。

カサンドラのスクリーニングの低用量投与は穏やかで快適なものだった。そして翌日、私たちは非盲検の０・４㎎／㎏の投与で彼女と対面した。

薬物の影響が薄れ始めた時、彼女はこう言った。

「誰かが私の手を取ってグイっと引っ張ったの。『行こう！』って言ってるみたいに。それから私はサーカスみたいなところを飛び始めたの。あんな幽体離脱は初めて経験したわ。最初はドラッグが体に入ってくるようなチクチクした感じがした。それから私たちはものすごく高速で迷路を進んだの。『私たち』と言ったのは、私のそばには誰か一緒にいたからよ。

素敵だったわ。クレージーなサーカスの余興、豪華な奴、説明がすごく難しいの。彼らはジョーカーのように見えた。みんな私のためにパフォーマンスをしてくれたの。帽子にベルがついていて、鼻が大きくて、ひょうきんな姿だった。でも彼らと仲良くなれる感じがしたの。完璧なフレンドリーに近い感じ。

またやりたいわ。次はもっとゆっくりできるか試したい」

その翌日、私はカサンドラに電話した。

彼女はこう言った。「あれが何だったのか、意味がわからないわ。もう一度やって、何だったか見てみたい。違った見方ができるのは新鮮で、私の日々の悩みがどれほどちっぽけかわかるの。今日は平和な気分で午後を過ごしているわ。セッション体験はすごくきつかったので、早く終わってほしいと思う瞬間はあった。でもすぐに落ち着いてゆったりできたのよ。すごく変な気分。何を予測するべきか、準備もできないの。あまり振り返りたくないわ」

そして彼女は耐性テストに参加することに合意した。

1か月後、531号室に現れたカサンドラは、上機嫌だった。

彼女はまずこう言った。「近所のレストランで働いていたんだけど、辞めちゃったの。次に何をするかまだわからない。すごく好きな女性に出会ったので、彼女のことばかり考えているの」

「今日の実験についてはどう考えているの？」と私は訊ねた。

「先月の高用量体験の後、人生で初めて体の中にいる感覚がしたの。普段の私は頭の中にいる感じなの。あの感覚が残っているわ。セラピーみたいだった。体の中にいるっていう感じがよかったわ」

「それはセッションの後まで持続できるの？」

「急には無理よ。あんまり長いこと体から遠ざかっていたし、戦っていたから、じわじわ変わっていくんだと思う」

二重盲検による耐性テスト初日の投与内容は実際の薬物となった。カサンドラの心拍と血圧が、投与2分後に跳ね上がったので、私たちはそれとわかった。

その朝の1回目投与について彼女はあまり語らなかった。自分では何かつかんだようだったが、手の内は見せないらしかった。4項目ある評価スケールのうち一つを終えた後、彼女はこう言った。

「新しい友達のことをたくさん考えたわ。それはよかったんだけど、次は全部を自分のためのトリップにしたい」

次の投与の後で、彼女はこう言った。

「変だったわ。今回はもっと身を委ねたの。それは問題なくできたわ。気分はずっと良かった。啓示は降りてこなかった。何か意味のあることもなかった。体ってすごく邪魔になるのね、そうじゃない？ 他に誰かが数人いたことは確かよ。みんな私みたいにいい人でやさしいの。彼らは小さくて、私の体や意識の中に入ってこれるの。私は完全に体の感覚がなくなっているんだけど、小さい存在たちはなぜかそこに入る方法を知っているの」

「3回目の投与についてはどう思う？」

「これの特許を取るべきよ。でももう遅いかも。この気持ちをずっとキープできたらいいんだけど。もしみんなが毎日これをやったら、世界は今よりずっといい場所になるわね。人生がずっとよくなるわ。プラスの可能性がすごくいい。内面からいい気分になれるもの。きっと瞑想するとこんな境地に行けるのね」

「それはどうだかわからないよ」

「私も知らないわ」

3回目の投与から10分後、カサンドラは微笑み始めた。その瞬間、廊下で激しく咳き込む声が聞こえた。

「まだ感じられる……お腹の左側に、クソみたいなものを全部持ってるって。今回は、それを全部手放しなさいというメッセージを受け取ったわ。リラックスしているのを感じるわ。暖かく、振動してる」

これが突破口のようだった。その後の私のコメントに対して、彼女が引くか攻撃するかしてきたら、それ以上は何もしないつもりだった。しかし彼女は助けを求めてきた。

「何を持ってるんだって？」

「苦痛」

「何の苦痛？」

「すべての苦痛よ」

彼女は泣き始めた。

「これまで私が感じてきたすべての苦痛」

「それがたくさんそこにあるの？」

「そうよ」

そしてさらに激しく泣き始めた。

「感じるのはいいことだよ。泣くのも、そして手放すのもね」

「手放すところがいいわね」

投与後15分で、彼女はため息をついた。

「新しい体になったみたい。前よりずっと実感がある」

「君の体なの？」

彼女は突き放したように笑うと、低く泣き始めた。

「悲しくて泣いてるんじゃないの。啓示の涙よ。どっちでもいいわ」

そう言った彼女は、苛立っているように私は感じた。

「どっちでもよくないよ」

そしてさらに畳みかけた。「それはきっと浄化の涙なんじゃないかな」

「そうね。この朝を境に私はグルになる。みんな生きている意味とか目的を見つけようとするでしょ？　それはこんなふうに感じることよ。人生はふつうには運ばない」

「それはどういう意味？」

「人生のすべてについてよ。人生に起きることは力を与えない。自分に集中するようにと教わっていない。自分の中に力があることに気づくように、って。人生は人を被害者の立場に放り込む。陳腐な言い方だってわかってるけど、それが真実だと思う。自分の人生をコントロールできない時、いろんなことが起きるの。DMT体験は、瞑想が極まった時、自分の内面にあるパワー、強さにアクセスすることと似ているわ。評価スケールに書いてあった、『高次の力、または神』っていうのがあるでしょう？　私はあの概念はしっくりこない。だって、その存在が自分の外にあるみたいでしょ。私がコンタクトできたのは、自分の内面の奥深いところにいる存在なの。このセッションは、存在たちが私と合流したことと、私がもっと自分にフォーカスしたことという二つが統合した感じ。最初のトリップはただ私一人、そして2回目のトリップは存在たちが中心だった。2段階のトリップだった」

「次は4回目だけど、どう思う？」

「次が最高になるわ。どんどん良くなっていくから。どんどん層をめくって深く分け入っているもの」

カサンドラに最後の投与をした直後、ドアの外で人々ががやがやと騒ぐ声が聞こえた。そして6分後、何かが壊れる大きな音がした。5分後、彼女はこう言った。

「私はすごく愛されている」

「それはいい気分だね」

「そう、暖かいわ」

彼女は悲し気な顔で、右手の指でベッドを叩き始めた。

ドアの外では誰かがドリルで穴を開けているような、ひどい音がした。被験者たちは病院のありとあらゆるカオスを無視して深淵なる経験ができるなんて、信じられないことだと思った。

カサンドラは目を閉じたままアイマスクをめくった。それから薄目を開けて前を見た。そして天井を見上げると、泣き始めた。

「何を感じているの?」

「万事うまくいくわ。これからどこへ向かうのか、とか、何をするのか、とかいっぱい悩みがあったけど、心配は要らないと。心強いわ」

「楽観的な気分?」

「そう。すごくさっぱりした。喩えるなら、何千、何万という私のかけらが分離していたんだけど、このドラッグが全部をくっつけて一つになったみたい。素晴らしく完成したって気分よ」

「愛されているって言っていたね」

「胸の中でそう感じたの。暖かい感じだった。胸が大きく膨らんだような、ほんとにいい気分だった。私は『存在たち』、誰かわからないけど、彼らに愛されていた。すごく楽しくて、心地よい感覚だったわ」

数週間後、カサンドラと私は電話で話した。

「深いところで体が変化しているの。すごくいい方向に。自分の胃を取り戻したような感じよ。何年かぶりに、胃のところまで深く息を吸い込めるようになったの。楽観的にもなったし。少しトーンダウンはしてるけど、それほどでもない。瞑想中の楽観的な気持ちを覚えているわ。それは一番深いところの組織をマッサージしてるような感じ。3回目のトリップで、私は本当に手放すことができた。レイプされて私は傷ついていた。そこにいろんなものを隠し、自分を守るために固く押し込め続けていたの。長い年月の間、そうやって固く押さえつけていたものがお腹にしまってあったのよ。今はずっと解放されたと感じる。

DMTは私にとって、これまでのどんなセラピーよりダントツによかったわ。これまでのセラピーではこれまでがどれほどひどかったか、そして今もひどいということを思い出すだけだった。DMTトリップで私は自分がいい人間だと感じたし、そう見えた。DMTの妖精たちにも愛されていたわ」

「妖精たち？」と私は訊ねた。

「訪問者がたくさんいたのよ。陽気で、私に愛されていると感じさせることを楽しんでいたわ。回を重ねるごとに満たされた、安全な、心地よい、懐かしい感覚が増していったの。

1年に1回くらいDMTをやって、私がどれくらい癒やされているか、今どんな具合かを確かめられたら素晴らしいと思うわ。お腹が解放された感覚はまだ残っているわ。ぎゅっと抑え込む感じは少し戻ってきたけど、私はちゃんと浄化できると、以前より確信を持っていられるの」

私はこう付け加えた。「定期的にチェックできたらいいね」

フロイトの造語で、「転移」というものがある。意味は、以前ある人との間で起きたパターンと同じ経験を、別の相手にも習慣的にやってしまうことを指す。セラピーにおいて「逆転移」感情とは、セラピストが同様にクライアントに古いパターンを投影することを指す。

カサンドラの人生は、彼女がかかわった人に対する転移感情だらけだった。逆転移のない転移はないため、かかわった相手はカサンドラに負けない強さで反応した。彼女が感じた心地よさを私と共有したことは、罠にも好機にもなる。私たちは複雑な転移と逆転移というダンスに取り込まれないように双方の関係を見守る必要があった。

その翌月、カサンドラは耐性テストの後半をしにやってきた。その日はプラシーボを4回続けて投与することになった。

4回目の食塩水注入を終えた後、私は「ご参加ありがとう」と言った。

「ありがとう。あなたとは話しやすかったわ」

この時を利用して、私はさようならを言う前に少しばかりの心理療法をしようと考えた。彼女は素面(しらふ)で安定していたので、私はストレートに問題提起をした。

「君は初め、君をドラッグで無力化しようとする男性の医師を信じられなかったんじゃないかな？」

「私は前向きだったわ。あなたを信じたもの。不安なことはなかったわ。あなたが私の人生を変えたのよ」

カサンドラには人を叩き落とす前に褒め殺す習慣があることを知っていたので、私は注意深くこう返した。

「私は君が自分の人生を変えるためのお膳立てをしたんだよ」

「そうかもね。ＤＭＴが人を丸裸にして魂を露わにしてしまったの。不安なことなど何もないってわかっているわ。DMTがその先を見る方法を教えてくれたのよ。すべては基本的に大丈夫。サミュエル・コールリッジがこんなことを言ってるの。『もしあなたが素敵な夢を見て、薔薇を一輪持ち帰ったとして、目が覚めた時あなたの手に薔薇が一輪あったら、その夢は現実だったということだ』。家に帰ってきて、自分の腕に痣や穴があるのを見た時、本当にそんなふうに感じたの――あれは本当に起きたんだ。私はあそこに本当にいて、感じたことは本当だったんだって」

カサンドラのケースは、DMTがどんな問題を掘り起こしても適切に対応することの大切さを示している。私は彼女の研究参加の過程で、必要最低限の言葉をかけ、けっして批判したり自分の手柄にしたり、裏切ったりしないよう注意を払い、信用を失わないようにした。そうしなければ、彼女がしていた大事な仕事を脱線させ、おそらく彼女の尊厳を汚すエピソードがまた一つ加わったに違いない。

カサンドラの経験にはいくつかの異なるテーマが混ざり合っていた。しかし最も重要なテーマは、腹部の痛みという症状を介してレイプの心理的トラウマと再び直面したことだった。DMTは彼女の腹部の物理的な痛みが象徴するもの、そしてその痛みが始まったところに結びついた感情と向き合う困難を緩和した。精神(スピリット)の分子は、彼女が特に強靭な男性に対して支配力を失っても、同時に安全で愛されることが可能だということを見せた。誰が彼女を愛し、彼女がいい人間だと言ったかという問題、そしてその愛の性質については次章（存在との遭遇やスピリチュアリティ）で扱う。

マーシャもカサンドラも道化師とその他の存在、いずれも５３１号室ではないところに住んでいる者たちと遭遇した。それでは、精神（スピリット）の分子が導くその異界について、その住人についてみていこう。彼らの性質は個人的でも超個人的でもない。彼らは不可視で、被験者や研究チームにとって予想外できわめて驚嘆すべき存在だ。

第12章

不可視の世界

本章では、精神（スピリット）の分子に導かれて未知の領域に入っていきたい。ここは、被験者の思考や感情、体と体験との関係が曖昧なため、認識や理解がしにくい領域だ。それらは私たちがほとんど気づいていない、3次元的現実とは無関係に成立する独自の存在を示唆している。これらのレポートは私たちの世界観に一石を投じ、白熱した議論を引き起こす。「これは夢なのか？　妄想、それとも現実？」「いったいここはどこ？　内面、それとも外界だろうか？」。レポートを紹介していくにあたり、このような疑問が浮かんでくる。

被験者たちの話の中に、そのような場所はすでに登場している。マーシャは「タージ・マハル」に行き、カサンドラは道化師やその他大勢が集う「クレージーなサーカスの余興」を見に行った。本章では、彼らが行く「場所」に焦点を絞ってみていこう。ＤＭＴは私たちをどこへ連れていくのだろうか？　精神（スピリット）の分子の領域の正体を突き止めるにあたり、このトピックは外せない。

これらのレポートの面白い点は、そのほとんどがストーリーのすべてではなく一部の抜粋だということだ。被験者のトリップでＤＭＴ環境だけがメインステージとなることはまれだ。もちろん被験者たちが辿り着いた先は、とても非日常的な空間だ。しかし、より重要なのは着いた場所そのものより、それに付随する意味、感情、情報だ。当然ながら、その地で異次元の「生命体」が登場すれば、その存在に心を奪われてしまうのは仕方のないことだ。それらのレポートは別の章で扱うべき対象だ。

奇妙な内容ではあるが、これらの抜粋はイントロにすぎない。これらを入り口にして、精神（スピリット）の分子が導くさらなる深層部へと進んでいく。「場」は背景であり、風景だ。「人物」こそが最重要部分だ。しかしまずは風景に馴染んでいこう。

生物学の最も基本的レベルには、DNAその他の生物学的構成要素がある。

カールは私たちにとって、最初の用量反応試験の被験者DMT-1だった。彼は最初の非盲検スクリーニングの低用量投与後2分しないうちに語り始めた。

「DNAみたいな、赤と青の二重螺旋が見える」

初めに書いた、0・6mg/kgというおぞましい大量投与の経験者フィリップも、馴染み深い二重螺旋を、二重盲検の0・4mg/kg投与の際に見ている。

「見えるイメージは管（チューブ）に戻った。原虫のような、細胞内部のような。DNAが絡み合って、螺旋を描いている。ゼラチンのチューブに見える。その中で細胞が活動している。顕微鏡で見ている世界のようだ」

クレオはトリップで啓示を体験し、後の章で紹介するが、彼もＤＮＡを見ている。

「ＤＮＡみたいな螺旋状のものが信じられないくらいまぶしいキューブでできている。同時に『箱』を感じて、意識が移動した」

次の章でサラの「存在」とのコンタクト体験について詳細に扱うが、彼女のＤＮＡについての話も面白い。

「ＤＮＡが私の魂エネルギーを解放して、ＤＮＡを通して押し出していったの。そうやって私は体の感覚を失った。チャコ・キャニオン*1〔ニューメキシコ州北西部の渓谷、古代遺跡〕で見たものを想起させるような渦巻きがあった。あれはＤＮＡだったかもしれないわ。古代の人はきっと知っているわね。ＤＮＡが宇宙に帰っていくの。宇宙旅行みたい。体を脱ぎ捨てて旅をしないとダメなの。ちっぽけな宇宙船に乗って旅をするなんてバカみたい」

生物学的ではあるが、ＤＮＡよりいくぶん曖昧なものを見る被験者もいた。

ブレイダンは42歳。東欧の映像作家で、最も多く研究に参加した被験者の一人だ。彼は、私たちが行ったＤＭＴと他の薬物との合成実験など数々のパイロットプロジェクトに参加した。初期の投与量確定のためのテストで、シロシビンを誰より多く投与された人物でもある。

ピンドロール研究で比較的低用量の０・１㎎／㎏投与をした際、彼は意味深長なシンボルに遭遇した。

「ビジュアルがピークに達して、ソフトな幾何学模様が見える。３Ｄの円と円錐、立体的に見えるよ。激しく動いてる。アルファベットを見ているようなんだけど、英語のアルファベットじゃない。幻想的なアルファベット。ルーン文字[2]か、ロシア語、アラビア語みたいだ。何か情報が書かれているんだ、何かのデータがね。ただの文字の羅列じゃないんだ」

その後、シプロヘプタジンのセッションでブレイダンは0・2mg／kgを投与されたが、その際にアルファベットが再び登場した。

「切り取られた、角が丸くなったパネルを見ているみたいだ。ヒエログリフ〔古代エジプトの神聖文字〕か何かが見える。描かれているというより切り抜きみたい。いろんな色が透けて見える」

ヘザーも、衝撃的な文字や数字の視覚的変化を見ている。27歳にして、彼女は被験者の中で最も経験豊富な人物の一人だった。ヘザーは幻覚剤を200回近く使用し、DMTは十数回の吸引歴がある他、マリファナ・覚せい剤・MDMAに非常に親しんでいた。さらにDMT入りのアヤワスカ茶を飲んだ経験が10回あるという強者だった。

最初のスクリーニングの、非盲検高用量投与が終わった後、彼女はこんなことを言った。

「トリップの間じゅう、スペイン語をずうっとしゃべってる女性がいたの。不思議なアクセントがあったわ。スペイン語のように聞こえたけれど、違ったかもしれない。ある時彼女は「ふつう（レギュラー）[3]」と言ったの。白いブランケットを投げてから引き寄せるという動作を繰り返していたわ。ほんとに変だった。数字も見えた。数秘術と言語、みたいな感じ。色がいっぱい見えて、そのあと数字がいっぱい。ローマ数字がね。その数字が文字に変わったの。文字はどこから来たのかしら？　で、その女性がブランケットで文字と数字を隠すのよ。

初めはいつものＤＭＴという感じで行ったんだけど、ある時点でいつも行くところを超えたの。そしたら何かが鳴り響いて、その次は文字と数字のところに行ったの。まったく説明のしようがないわ。もしかしたら何か私に知らせようとしていたのかも。最初に気づいた数字は2なんだけど、見渡すとあらゆる数字があった。それぞれの数字が個別に小さい箱に入っていて、次に箱が溶けてなくなると、数字が全部つながって一つにまとまったら今度はずらっと長い数列になった」

イーライは38歳の彫刻家で、最も怖れを知らない被験者の一人だった。彼は以前ＬＳＤで「幼少期まで退行し、部屋の上から自分の姿を見下ろした」経験の持ち主だった。シプロヘプタジン研究で、０・４mg／kg投与の後、彼はこんなことを言った。

「面白いのは、一連の幻視が見えてから自分に向かって言ったんだ。『ああこれはロゴス*4〔神の言葉〕だ』ってね。基本的に、意味や記号には青と黄色の芯がある」

私は彼が使った「基本的に」という言葉に笑って言った。「簡単に言うね」

「そうだね。言葉が数珠つなぎになっていて、ＤＮＡか何かみたい。周りじゅう、そこらじゅうにあるんだよ。青いアメーバみたいな形になり、その次はあちこちで点滅が始まった。『いっぱいあるなあ』と思った。いい気分だった。それからそこが破れて波打った現実が現れる。周りを見渡すと、意味とかシンボルがあったんだ。すべての意味が収まっている、現実の中核という感覚だ。その中心の部屋になだれ込んでいった」

イーライについていこうと、私はこう言った。「何かの膜を破って、意味とか核心の感覚に辿り着いたのかな？」

「そうそう！　僕がコンピューターが好きだからなのかどうかわからないけれど、それは現実の生の原料みたいなもの。1と0だけじゃないんだ。もっとずっと豊かなもの。次元の高い、効果の高いものだよ」

イーライはさらに、彼がなだれ込んでいった「部屋」について語った。

「僕は白い部屋にいて、別の現実にいるという強い感覚と感情を経験していたんだ。夢の中で僕の車が、ヒスパニックの若者たちの車とぶつかった。彼らは僕に対してすごく怒っていた。僕は彼らに言うんだ。『僕を憎むということは君ら自身を憎むことと同じだ。僕らの文化は一体となっているから、敵も味方もないんだよ』ってね。彼らの文化、僕らの文化。彼らは同時に存在する別の現実だ。白い部屋は主に光と空間でできている。立方体が積み上げられていて、一つひとつの表面にはアイコンがついている。それは意識のロゴスだ。光なんだけど、それ以外の情報がたくさん入ってくるんだ」

他の被験者たちも部屋にいることに気づいたが、それらは「プレイルーム」や「育児室」で、被験者のために用意された非常に深い意味を持つ控室のようなところだった。

33歳の医師、ゲイブは田舎に住んで仕事をしていた。彼は過去にDMTを吸引したことがある、数少ない一人だった。0・4㎎／㎏とシプロヘプタジンのコンビネーションを投与された後、彼はこんなことを言った。

「育児室みたいな風景が見えた。赤ん坊はいないんだけど、ベビーベッドがあって、いろんな動物がいて、しかも動くんだ。自分の幼少期のシーンに行った。僕は歩行器(ベビーウォーカー)に乗ってる。子供の映像。ちょっと怖かった。うまく説明できないけど。絵に描くことならできるかも。それは子供の自分が部屋にいて、歩行器(ベビーウォーカー)に乗ってる。部屋には漫画みたいな人々がいる。でも僕が見たかった人たちじゃない」

アーロンは、法的テクノロジーや、脳波操作機のような電子機器、サプリメント、ビタミン、そして東洋のスピリチュアル訓練などを使って意識拡張の最先端を行っている人物だった。彼が研究に参加した時の年齢は46歳。アーロンは被験者の中でも数少ないユダヤ人の一人で、私は彼に親しみを感じていた。彼は希望的でありながら疑り深く、経験を楽しみにしつつ、何事もなく終了できることを祈っていた。DMTとピンドロールの合成実験で、彼は見たこともない世界の二つの要素を見た。一つは情報言語の局面、もう一つは育児室・プレイルームというテーマだ。

「ドアはなくて、超えるべきものは何もない。ここにいるか、……暗いんだ。……そこにいるか。イメージがね。そこでは何もできないんだ。それはマヤのヒエログリフだった。面白かった。ヒエログリフが部屋に変わった。で、自分は子供だった。そこには玩具があって、自分は子供。そんな感じ。かわいかった」

より大きいスケールで、精神(スピリット)の分子は被験者を「共同住宅」に誘導した。タイロンは用量反応テストに参加した時37歳だった。彼は私の教え子で、若手の精神分析医だった。私は1年間彼の指導に当たった。

彼は二重盲検のＤＭＴ０・２㎎／㎏の影響下でこんなことを言った。

「未来の共同住宅の風景が見える！」

あまりに予想外だったので、彼は笑い出した。

「生活空間はゴージャスだよ。ピンク、オレンジ、黄色、すごく派手な色ばっかりだ」

「それが未来だって、何でわかるの？」私は訊ねた。

「座るところ、何かをするところ、カウンター、みんな壁についてるんだ。こんなの見たことないよ。すごく近代的な作りなんだ。ほとんど有機的なところが美しい。機能的なだけじゃない。家具ひとつにも命があるような感じだよ。動物か、何か生き物が中にいるような雰囲気。この集合住宅に畏敬の念を感じる。芸術的にも素晴らしい。まるで美しい絵画に見とれ、恍惚として我を忘れるような気分だよ。最後に僕はそこを後にして、集合住宅を超えていく。そして宇宙に行って、地球のひび割れに行く。それは水平じゃなく、垂直。宇宙の縦割れ」


アーロンは脳波図の実験にも参加した。彼が０・４㎎／㎏のＤＭＴセッションに参加した数日後、彼はあのセッションで行った場所の説明を（私よりうまく）書いた手書きの紙を送ってきた。これを見ると、これらの奇妙な空間には「何かの存在」が棲みついている感じがほのかに見えてくる。

「後戻りはできない。少し経ってから、私の左側で何かが起きていることに気がついた。デイグロー社の蛍光着色剤のようにけばけばしい部屋が見えた。その部屋は壁と床がぼんやりしていて、部屋の縁に境目がない。何かがブルブルと唸っていて、電気信号が脈打っている。すると『私』の目の前に演壇みたいなテーブルが浮かび上がってきた。ここにいる誰かが私のために何か準備しているようだった。私は自分がどこにいるのか知りたかった。するとここは私の来るところじゃない、という答えを『感じた』。その存在は敵対はしていないが、どこかイラついてぶっきらぼうに感じた」

フィリップの二重盲検の0・4㎎／㎏は、0・6㎎／㎏より明らかに扱いやすかったので、彼は内容をよく覚えていた。このセッションで見えた「場」はさらに大きくなった。

「容赦ない、チクチクする、パチパチするようなシーンは長く続かなかった。それから僕は不思議な風景の上にいた。地球のようだけど、この世のものじゃない。山脈のようなものがある。そこはとてもフレンドリーで歓迎しているようだった。それはすごくリアルだったから、思わず目を開けたくらいだ。目を開けたら、風景は部屋の景色と重なって見えた。また目を閉じてみると、もう邪魔は入らなくなった。それは超ド派手なデイグロー社の蛍光着色剤で描かれたポスターみたいだった。でもすごく複雑な形なんだ。僕は数マイルほど上空を飛んでいるんだけど、ただそういう映像を見ているというより本当に自分が飛んでいる実感があった。望遠鏡、あるいはマイクロ波のパラボーラか、あるいは貯水塔のようなものにアンテナがついた建物が見える。あなたをここに連れて来て見せてあげられたらいいのにね。地平線はとてつもなく遠くまで広がっている。太陽は知ってる太陽じゃなく、色も印象も違うんだ」

本章の最後にショーンの見た、私たちの知っている世界とそっくりなＤＭＴの世界を紹介しよう。ただし、その世界は５３１号室とは何の関係もなく、ローラや私ではない人々がいた。私がこの事例を好きなのは、本章と次章のテーマを同時に反映しているからだ。つまり「ここではないどこか」で、「人ではない誰か」と「何かが起きる」のだが、それが馴染みのある現実に近いだけに、「あちら側」だということを忘れてしまいそうになる。

ショーンの啓示的体験は、後の章でより詳しく扱う。しかし、彼の耐性テスト3回目のＤＭＴセッションで、０・３㎎／㎏投与を受けた後の話を紹介したい。耐性テストの最終回である4回目の投与を行う前に、思い出したように、こう語った。

「ああそうだった。人がいろいろ、そしてガイド役もいたっけ。僕はメキシコ人の一家と一緒に砂漠の一軒家のポーチにいたんだ。外は庭が拡がっていた。子供たちが遊んでいたりして。僕はその子供たちと遊んだんだ。僕はこの家族の一員だった。僕の背後か、どこか近くに年長の男性が立っているのを感じた。僕はその男性と話したかったんだけど、彼は僕に若い女の子のところに行くほうが重要だというメッセージを送ってきた。何だかゆったりした、善良な雰囲気だった。すべてが自然で、完璧な感じがした。あれは夢じゃなかった。僕は『ごくふつうの一日のようだ』と考え、次の瞬間、『違った。トリップしてるんだった』と気づいたんだ。

そこには黒人もいて、僕をグイっと引っ張ったんだ。つまみ出されるような、変な気分だった。不快な気分だよ。外に出されたんだ」

彼の思考の流れに沿うように、私はこう言った。「話を聞いていると、カルロス・カスタネダの本を思い出すね*5」

「そうだね。いや、それは考えなかったな」

このような知覚は別段奇妙ではないと思うかもしれない。私たちは誰もがふつうでない場所やモノの夢を見るものだ。しかし私たちの被験者はこれらを見ただけでなく、自分が実際にそこにいたというゆるぎない確信を感じている。目を開けると、それまで見えなかった、トリップで顕現したその現実が重なって見える。彼らは眠っていたわけではない。彼らの意識は敏感に覚醒していて、この新しい場所で意志を持って行動している。何度となく彼らが「周りを見渡すと、○○が見えたんだ」と話すのを聞いたが、これは驚くべきことだ。

こういう経験を聞いていると、私は臨床精神科医であり研究者としての限界を超え始めるのを感じる。被験者たちの、不可視の領域の報告について、私はほとんどコメントしてこなかった。話についていくのが精いっぱいで、何を言えばいいかもわからなかった。この時点で私は、彼らのストーリーをＤＭＴによって拡大された想像力による絵空事だとみなす傾向と闘わなくてはならなくなった。彼らは「実際に」どこか別の場所に行ったのだろうか？　彼らが見たものはいったい何だろう？

これらの疑問は些細な問題ではない。前章で見てきた通り、ＤＭＴの影響下にある人々に対し、繊細に、共感を持って、サポートする姿勢で対応することは非常に重要だ。不用意な、疑いの目を向けた、疑心暗鬼なコメントをすれば被験者は落胆し、尊重されていないと感じ、結果的に恐怖を伴う否定的な結果を引き出しかねない。ショーンが経験したメキシコ人の家族とのシーンで、私がカルロス・カスタネダの本の記憶に基づいているのではないかという提案を、ショーンがきっぱりと否定したことから、私は暗にその必要性を受け取った。彼は「実際に」あの家族と一緒にいた。それ以外の何物でもなかった。

被験者の経験にそのままついていくことと、共感を持って反応することの他に、私は彼らに何が起きているのかについての理解を助ける必要性を感じた。とりわけ不可視の風景を前にすると、それが何を意味するのかを解釈するのはきわめて困難だ。次の二つの章では被験者が何らかの存在と遭遇し、その課題はさらに喫緊の課題となる。

第13章

ベールの向こう側との遭遇1

本章と次章で扱うレポートは、最も奇異で、理解に苦しむ素材だ。あまりに風変わりで、被験者に「どう思う?」と問われると、答えを回避したくなる。

私のセッションメモを見ると、いかに多くの被験者が「彼ら」やその他の「存在」と遭遇しているかに、繰り返し驚嘆させられる。被験者の少なくとも半数が、何らかの存在と出会っている。それらを形容する言葉は「存在」「生命体」「宇宙人」「ガイド」「協力者」などだ。「生命体」には道化師、爬虫類、カマキリ、蜂、蜘蛛、サボテン、棒のような人物などがある。メモに書かれた「〇〇な生命体がいる」とか、「〇〇に導かれた」とか、「〇〇は私の上にしっかり乗ってきた」とかいったコメントを見るたびに心が揺さぶられる。それは私の意識が、それらの存在を受け入れることを強く拒絶していることの表れだ。

私がこの手のストーリーの扱い方に四苦八苦するのは、それらが現実の世界観、私や大勢の人々が共有する世界認識に疑問を投げかけるからかもしれない。現実に対する近代的アプローチの前提となるのは覚醒した顕在意識であり、それを知る手段はそれに基づく道具のみだからだ。私たちが日常の覚醒意識のもと、五感で認識できないもの、そしてそれを拡大してみるテクノロジーと道具で認識できないものは、現実とみなさない。したがって、それらは「非物質」的存在だ。

これとは対照的に、先住民文化では肉眼で見えない領域の存在たちと日常的に関係を持ち、物質界・非物質界の両方を何の問題もなく行き来している。多くの場合、彼らは幻覚性植物の助けを借りている。

近年ではスピリチュアルな価値観にゆるぎない信念を持っている科学者は多い。しかしその彼らとて自らの個人的信念と科学的信条との間には矛盾を抱えている。科学者として言うことと、実際に感じていることの間には深いギャップがある。心や精神に関する限り、「客観性」は保てない。科学者は自分の信念をそれ以外と棲み分けるようにするばかりで、スピリチュアルな直感を証明する術を持たない。また別のケースでは、知的な理解との整合性を図るために、直感的な信念を薄めて解釈する場合もある。おそらく彼らは単に、主要な聖典に出てくる天使や悪魔を無視するか象徴的存在と捉える、あるいは宗教ベースの過剰な想像力の産物とみなしているのだろう。

このテーマに関する開かれた対話の機会がないことは、科学的手法を使って非現実領域の現実への理解を深めようとすることを困難にしている。たとえばＤＭＴのような分子を正しく使って、スピリチュアル領域にアクセスできるとしたら、この領域の研究はどうなるだろうか？

非物質・スピリチュアルな世界の存在についての疑問に加え、それを私たちがどう捉えるかという解釈についても検討する必要がある。私たちのスピリチュアル・宗教上の構造は、それらの異次元の存在たちを正しく捉えることができるだろうか？　これから紐解いていくストーリーは、ある程度予測し得る神や天使との遭遇の範囲を超え、私たちがスピリチュアルな領域として認識している「予測可能な」世界とも違っている。

私はこれらのリポートによって、私たちが持っている知性や直感、テクノロジーなど持てるものを総動員して、非物質領域への関心を高めていくことを望んでいる。こういう情報に対する十分な関心や需要が増えていけば、このような現象は論理的探求の対象として受け入れられるようになるかもしれない。皮肉なことに、霊的世界の経験に関する満足のいくモデルを作り、説明をつけるにあたり、保守的な伝統宗教よりもむしろ古い認識の枠に囚われないサイエンス、たとえば宇宙論や理論物理学といった科学に頼る必要があるだろう。

私は、DMT投与が始まれば、このような話を聞くことになるだろうと予測していた。私はテレンス・マッケナ［アメリカの幻覚剤研究家］がドラッグを大量摂取すると遭遇するという「自己変容する機械の妖精」のことを知っていた。ニューメキシコでの研究を始める前に実施した、20名のDMT吸引経験者へのインタビューでも、同じような遭遇の話が出ていた。これらの人々のほぼ全員がカリフォルニア出身だったことから、私はこの手のストーリーは米国西海岸の特異性によるものだとばかり思っていた。

このため、私は知的にも情緒的にも、非物質の存在との遭遇の話が自分の研究に頻繁に出てくることや、よもや頭がおかしくなったかと思えるような経験を聞く準備はできていなかった。そしてそれは、DMTをすでに経験済みの多くの被験者たちにとっても予想外だったようだ。さらに驚くべきことは、個別に登場したそれらの存在たちが同じようなテーマを見せたことだった。存在たちが行った、操作する・対話する・示す・助ける・質問するなど、どれも明らかに双方向コミュニケーションだった。

これから示すレポートと同じくらい奇妙なのは、ＤＭＴによって実現する遭遇をテーマとした科学的文献が、１９９０年代に私たちが行った研究の前にも存在していたということだ。１９５０年代の研究でも、神秘的な遭遇をした被験者の話が書かれている。これらのＤＭＴに関する古い事例は、40年近く経ってから聞いたストーリーを彷彿させるという意味で画期的だ。もっと衝撃的なのは、他のどの幻覚剤からも、これと類似したレポートが見つからなかったことだ。ＤＭＴを介してのみ、人々は非物質界の存在たちと出会っているのだ。

これらの古い臨床報告は、統合失調症患者から得られたもので、多くは数十年から数年にわたり入院している患者たちのものだ。彼らは饒舌とは言えず、洞察もなく、フレンドリーでもない。彼らがＤＭＴを投与されたのは、ＤＭＴがつくる状態が統合失調症とどのように関連しているかを探るという研究の一環だった。研究者の関心はまた、自発的に幻覚を起こす患者がＤＭＴに対してより強く、あるいは弱く反応するのかという点にも向けられていた。

ハンガリーのスティーブン・ザラの旧研究室で実施された統合失調症患者研究で、高用量投与を受けた患者の話は以下の通りだ。

「すごく不思議な夢を見たんだ。でも最初だけだった。不思議な生き物、小人（こびと）か何か。黒くて動き回っていた[*1]」

アメリカの研究チームも統合失調症患者にDMTを投与した。9人の被験者のうち、経験について語ることができたのは、ものすごい量の投与を受けた不幸な女性（1・25mg／kgの筋肉注射）1人のみで、以下のようなコメントを残している。

「私は広いところにいて、『彼ら』は私をいじめるの。『彼ら』は人間じゃないわ。……ひどい奴らよ！　私はオレンジの人々の世界に住んでいたの[*2]」

これらのエピソードに接すると、私たちの被験者たちのレポートは1990年代のサンタフェで流行ったニューエイジ運動そのものだなどという安直な結論を出せなくなる。精神（スピリット）の分子は、私たちの研究が始まるよりずっと前から、不可視の世界とその住人たちを登場させていた。

前章で触れた、DNAの映像を見たカールが生命体と遭遇した話は、その後の多くの被験者が語ったもっと複雑な話の導入となった。カールは45歳の鍛冶屋だ。妻はエレーナで、彼女の啓発（エンライトメント）的なストーリーについては後述する。

非盲検の高用量投与後8分経過したところで、彼は遭遇について語り始めた。

「あれは本当に不思議だった。妖精がいっぱいいたんだ。いたずら好きや、気難し屋もいて、たぶん全部で4人。僕がいつも通っている州間幹線道路の脇のところに現れたんだ。そこで彼らは命令しているんだ。そこは彼らの支配下なんだ！　身長は僕とだいたい同じくらい。彼らはプラカードを持っていて、僕に見せてくれるんだ。そこには信じられないくらい美しい複雑な、幾何学的な風景が渦を巻いている。そして彼らの1人が僕を動けなくした。僕は何もできない。彼らが完全に支配しているから。彼らは僕にプラカードを見てほしいんだ！　クスクス笑う声がした。妖精たちがものすごく早口でペチャクチャおしゃべりしたり笑ったりしていた」

前章ではアーロンが経験した不可視の世界の話に触れた。改めて彼の最初の非盲検・高用量DMT投与後の話に戻ろう。彼は注入後10分経過したあたりで私を見て、肩をすくめて笑った。

「最初に見えたのは一連の曼陀羅のような絵だった。フルール・ド・リス〔アヤメの花を様式化した意匠。ユリの紋章〕みたいなイメージだ。それから昆虫みたいなものが顔の前に飛んできて、ドラッグが体に浸透してくる間じゅう、僕の上を飛んでいた。この虫が僕の頭から僕を吸い上げて外宇宙に連れて行ったんだ。あれは明らかに外宇宙で、何百万という星が漆黒の空に瞬いていた。

僕はすごく広い待合室のようなところにいた。すごく長い形をしている。僕はあの昆虫みたいな連中やその他の似たような誰かに観察されていると感じた。それから彼らは興味を失った。僕は宇宙に連れていかれ、観察された」

アーロンはその後の二重盲検の高用量投与を終えた後で、経験を要約してくれた。

「邪悪な背景があって宇宙人的な、昆虫型宇宙人、あまり気持ちよくないよね？　でも、けっして『ぶっ殺すぞ、この野郎！』っていう感じはしなくて、むしろ憑りつかれているような感じなんだ。その時近くに誰かいる感じがして、背後でコントロールしているようなんだ。姿は見えないけれど、自分を奴らから守らなきゃっていう気持ちになったんだ。それが誰であれ、そこにいるのを感じるんだ。相手も僕がいることを重々承知しているし、どうするかすでに計画がある感じ。喩えるなら知らない街に迷い込んじゃって、そこの勝手がわからない。文化が全然違う街で、レプティリアンとか、そういうのが住んでいる街なんだ」

「怖いっていうのはどういうことかな？　もし彼らが完全に自由になったら、最悪の場合どんなことが起こりそう？」

「まさにそこなんだよ。その可能性が不気味なんだ」


後の章で、ルーカスが高用量セッションの後で直面した身体問題について紹介する。その経験の数日後に彼が送ってきた興味深い手紙をここで紹介したい。

「これには何の準備もできない。ブザーのような音がした。そこから始まって、音はどんどん大きく速くなっていった。自分もだんだん乗ってきて、そのうちにバーン！　いきなり宇宙ステーションが僕の下と右に現れた。少なくとも2人、僕の右と左に誰かがいて、彼らは僕をプラットフォームに誘導した。宇宙ステーションの中にはたくさんの『存在』がいた。オートマトン（ロボット）、アンドロイドのような連中がいて、その姿は車の衝突実験用ダミーと、スターウォーズに出てくる帝国軍の中間のような感じ。でも連中は生きていて、ロボットじゃない。彼らは、特に上腕の辺りにチェス盤のような模様がある。彼らは何か技術的なルーティーンワークをやっていて、僕には何の関心もなさそうだった。僕は圧倒され、困惑して目を開けた」

この時点で531号室のルーカスの心拍と血圧は跳ね上がり、ほとんど目盛りを振り切っていた。

カルロスが最初の非盲検の高用量DMT投与で経験したシャーマンの死と再生については、15章で扱う。その高用量セッション中に、彼は不安解消を助けてくれる「存在」と出会っている。

「建物も景色も全然違う、別の世界だ。そこにいたのは1人か2人。性別もあるんだ。肌色じゃない肌。コミュニケーションをとったんだけど、時間が足りなかった。そこに着いた時の僕はドラッグ疲れで、興奮して動揺もしていた。それで彼らは僕の不安を取り除いて、対話ができるようにしようとしたんだ」

前章で、育児室かプレイルームのような場所に導かれたゲイブの話をした。彼は最初の高用量DMTセッションで、「霊」たちの、さらに親切で親身なケアを感じた。

「最初はちょっとパニックになった。それからすごく美しい色がその『存在』に混ざり合った。『存在』はたくさんいた。彼らは僕に話しかけているんだけど、声はしない。祝福してくれているような。生命のある霊が、僕を祝福していた。彼らは人生はいいものだと言っていた。最初、僕は洞穴かトンネルをくぐっているのか、あるいは宇宙に飛び出したのかしていた。ものすごいスピードでね。自分がボールになってビュンビュン音を立ててそこに飛んでいったように感じた」

非物質界で何らかの存在と遭遇した被験者の多くが、パワフルな情報交換を行っている。情報の内容は多種多様だ。被験者の生物学的特徴に関するものもある。

クリスは35歳、既婚者で、コンピュータのセールスマンをしている。芸術の才能にも恵まれていて、地元の劇場に出演していた。彼は幻覚剤をそれまでに50～60回使用した経験を持っていた。彼はＤＭＴ研究に参加するにあたり、こんな期待を口にした。「ある意識状態に覚醒したくてこれまでＬＳＤを8年使ってきたんだけど、ちらっとしか見られていないんだ。ＤＭＴでその境地に辿り着きたい」

彼の非盲検・高用量投与は彼にとって、「人生で最も確信が持てる時間だった」。いとも簡単に心と体の分離が起こり、彼はこう感じた。「死がもしもこんな感じなら、怖れることは何もないな」

その数週間後、クリスは耐性テストで再び現れた。

彼は1回目の投与が終わった時にアイマスクをめくってこう言った。

「たくさんの手があった。彼らは僕の目と顔を感じていたんだ。僕はちょっと混乱した。存在はたくさんいた。彼らはみんな僕がそこにいるのを知っていて、僕が誰か知っている。彼らとは親密さを感じた。最初、顔にアイマスクがあると思ったんだけど、違ったんだ！」

評価スケールに記入しながら、彼はこう付け加えた。

「そこに着くためには、ある種あまり好意的でない宇宙を通り抜けなくちゃならないんだ。その場所を守るために、爪や鋏のようなものがあったと感じた」

その朝のセッションは骨の折れる内容だったので、励まそうと思った私は直感に任せてこんなことを言ってみた。「もし必要なら、その爪や鋏に引き裂かれてバラバラになるといいよ。そうすれば何とか突破できるよ」

「ばらけるっていうのは、シャーマンでいうイニシエーションだろう？　ドラゴンのような存在がいたんだよ。それから同じ色、赤・金・黄色」

「色というのは、ドレープみたいな、前触れとか、カーテンとかかもね。きれいだけど、そこを通り抜けられるよ」と私は言った。

2回目の投与から帰還するなり、彼はひどく驚いていて、言葉を探しながら、適切な言葉が見つけられないようだった。

「すごかったよ。色はなかった。いつもの音が聞こえた。心地よい轟音、内面で鳴っているような音。それから3人の存在が姿を現した。彼らの体からは光が出ていて、それは彼らの体に戻っていくんだ。レプティリアンの、人型生命体だ。僕に、言葉ではなくジェスチャーで何かを知らせようとしている。彼らは自分たちの体の中を僕に見てほしいって言うんだ。僕は彼らの体内を見てみると、誕生する様子が見えて、理解できた。生まれる前にどうなっているか、そして体ができるまでの経過が見えた。彼らが僕にしてほしいことが終わっても、消えなかった。かなり長い間そこにいたんだ。すごくどっしりと、そこにいるのを感じたよ」

その時点でたくさんの被験者が存在との遭遇を語っていたので、私は彼の経験を少なくとも受け入れられるようになっていた。「予想外だったんだね」

「トリップに入る前にあらかじめプログラムを考えて、何が見たいかという考えがあったんだ。けど、無駄だった。僕は持ち堪える訓練をしているんだ、と思っていたら、いきなりバン！とあの3人、3体？が現れたんだ」

彼がその経験を話すのに、少しぎこちない感じがした。

私は彼の当惑に共感するつもりでこう言った。「確かに奇妙な感じだよね」

「本当にそうだった。アイマスクをめくってあなたに話そうかどうか迷ったもの」

クリスの3回目の投与では比較的何も起こらなかった。体を失う感覚はなく、心臓は体内で脈を刻み、胃袋は空腹を主張した。

4回目では、それまでの3回で積み上げたテーマに加え、たくさんの神秘体験に恵まれた。

「彼らはできるだけたくさん見せてくれようとしたよ。言葉を使ったコミュニケーションがあったんだ。彼らは道化師・ジョーカー・ピエロ、あるいは小鬼とかそんな感じのもの。すごくたくさんいて、みんなそれぞれに可笑しなことをちょこちょこやっている。僕は腰を据えて見ていたんだ。僕は信じられないくらいじっとしていて、すごく穏やかなところにいると感じた。それからメッセージが来て、僕にプレゼントがあると言うんだ。この空間は僕のもので、いつでもそこに行ける。僕に形があること、生きていることは祝福だと感じた。永遠の時間が流れた。青い手があって、はためいているものがあって、それからその青い手から何千という何かが飛び立っていった。僕は『すごいショーだな』と思った。すごく癒やされる体験だった。

それは僕の外で起きたことじゃなくて、僕の一部だった。これは自分のものだからずっと消えないという確認でもあり、しっかりとつながった確信でもあった。これはどれも僕の精神(スピリット)の成長に本当に不可欠なことだった。これは僕がＬＳＤでやりたかった自力でのイニシエーションで、一部は実現したけど、できなかったこともある」

もっと奇異なのは、ＤＭＴの影響下にある被験者に、多少強引に絡んでくる非物質界の存在の話だ。37歳の学校教師のジムは、セッション中の話をしたがらない人物だった。彼の耐性テストの際、明るい色が邪魔をしてその先に行けないという話が出た。色の背後に何かの「存在」があるようだとジムが感じたので、私はそこに誰かいるかどうか確かめるよう示唆した。最終回の投与の後、彼はほとんどぶっきらぼうに無感情に語り始めた。

「指示された通り、彼らと一緒に行った。そしたら僕の意識を調べている臨床研究者がいた。そして光学繊維ケーブルみたいなものを僕の瞳の中に刺したんだ」

これは「瞳孔測定カード」の使用が中止された何年もあとの話だ。だから５３１号室で起きていたこととは何の関係もない。私はジムに、それがどんな感じがしたか訊ねた。

「ちょっと気味悪い感じがしたけど、ドラッグのせいだと思った」

エレミヤは50歳で、被験者の中では最も高齢な１人だった。彼は何十年も勤務していた軍隊の仕事を辞め、臨床カウンセリングという新しいキャリアを目指して訓練を始めたところだった。３度目の結婚で子供ができたばかりでもあり、用量反応研究の頃は顔の整形手術が半分終わったところだった。忙しい人物だ。

彼は最初の非盲検の高用量ＤＭＴセッションで、派手な反応をした。「うわあっ、ワーオ、信じられない！」。

それから彼は喜びに満ちた、満面の笑顔になった。セッションを心から楽しんでいるようだった。

「保育室だった。3フィート〔約90センチ〕のガンビー*3が一つ、僕の相手をしている、ハイテクな保育室だよ。僕は幼児で、でも人間の子供ではないんだ。ガンビーのような知恵と比べると、まだ子供なんだ。ガンビーは僕を認識してはいるけれど、心配しているふうじゃない。親がベビーサークルの中で寝ている1歳児をただ眺めているような、淡々とした感じ。中に入ると、音がした。ううむ。それから2~3人の男の声がして、1人がこう言った。『彼が来たよ』

僕は進化したのを感じた。知性の高い連中は僕を見下ろしていた。人間が作っている混沌とした世界の先に、希望があるんだ。

僕は自分の意志では何も変えられなかった。予測も想像もできなかった。ただただ驚き以外の何物でもなかったよ。自分を解放して愛を感じようとしたんだけど、それは馬鹿げたことだった。ただ観察することしかできなかった」

コメントの最後の部分は特に興味深かった。エレミヤが遭遇した経験は彼の意識の産物だとする私の仮説を揺るがし、「真実」の認識かもしれないと思わせるからだ。「愛を感じようとした」のは、彼が経験した予想外の居心地の悪い状況を愛に変換しようとする試みを指す。もしエレミヤが遭遇したのが単なる想像の産物であったなら、自分の反応だって自在に変換できるはずだ。その試みを「馬鹿げたこと」と言ったのを聞いて、私はこちらに迫ってくるトラックに向かって愛を感じようとする様子が浮かんだ。いきなり見知らぬ育児室に落とされ、「愛を感じようとした」ところで、それは無駄で不適切な行為であり、ほとんどお笑い種だということだ。

その数か月後、エレミヤは二重盲検のDMT0・4㎎／kgのセッションにやってきた。

注入後5分経過すると、彼は語り始めた。

「今のは最初の高用量投与のセッションよりずっとすごかった。違う世界だったよ。機械でできた、すごい道具があった。それを操作している人が1人いた。僕は大きな部屋にいて、彼は遠くのほうにいた。

僕は少し震えが来て、少し敏感になっていて、全身が震え始めた」

「目を閉じると少しはよくなるかもしれないよ。さあ、ブランケットもかけてあげよう」と私は言った。

「中央に一つ、大きな機械があって、それには導管がいくつかついている。ほとんど捻じれているんだけど、蛇みたいにではなく、もっと機械的に。導管の色はブルーグレーの無地で、プラスチック製？　先端は閉じている。機械は僕を再プログラム、脳内回路の再編をしようとしているようだ。人間――のように見えるんだけど――が1人いて、キャビネットの前に立ち、何かを読み取っているか、操作している。彼は忙しく仕事をしている。機械から来た情報を僕は観察した。たぶん僕の脳内の情報だ。ほとんど耐え難いレベルに緊張が高まり、少し怖かった。すべてはすすり泣くような回転音から始まった」

エレミヤの二重盲検の最終セッションは、圧倒されるほどの量ではないが幻覚効果はあるという、0・2㎎／kgだった。このセッションを実施したのは整形外科患者用のけん引具を吊るかごつきベッドの上だったが、彼は気にならないと言った。この日の看護師は、シンディに代わってジョゼットが担当した。

10分後、彼は語り始めた。

「くっきりと4人の存在が見えて、僕を見下ろしている。僕は手術台に載せられているような感じだ。僕は目を開けて、それがあなたとジョゼットかどうか確かめたんだけど、違ったんだ。彼らはすでに何かした後で、その結果を観察しているんだ。彼らは僕らよりはるかに進んだ科学技術を持っている。彼らは僕の目の前のけん引具のフレーム越しに見ている。彼らはこんなことを言っていた。『さようなら。また近いうちにね』」

ジョゼットは、エレミヤが説明した話に通じる不思議なことを夢に見ると話した。そしてその夢について話した。

エレミヤの感想はこうだった。

「それはあなたが見た夢でしょ。僕のはリアルだよ。まったく予想外で、話は一貫しているし客観的だ。あなたが夢で僕の瞳を覗き込んだらそれは僕を観察しているのだと解釈できる。そして管を見たら、それは僕の体内にある管だと解釈できる。でもそれはメタファーだ。セッションで経験したことはまったくメタファーじゃない。独立した、一貫した現実なんだよ」

ジョゼットは最終回の採血を済ませ、血液サンプルを持って部屋を出た。エレミヤと私はゆったりとくつろいでいた。

「現実には無限のバリエーションがあるんだという現実をDMTが見せてくれた。隣の次元というものが本当にあり得るんだとわかった。そこには宇宙人が住んでいて、社会を作っているっていうほどシンプルな話じゃないかもしれない。あまりにも身近すぎる。これはドラッグというより、新しいテクノロジーのようだ。

これをやりたいと選択するかは人の自由だ。人がそれに気づこうと気づくまいと、これは進化し続ける。トリップすると、出発点と同じところに帰っては来ないんだ。トリップに行っている間に進んだ世界に戻ってくるんだ。これは幻覚というより観察だね。僕はトリップしている間、酔っている感じはしなかった。完全に冴えていたし、素面(しらふ)だった」


ディミトリーのセッションで、DMTが非物質領域へと誘うと、テストや実験のテーマが繰り返し現れた。ギリシャ系の彼は、DMT研究に参加した当時26歳だった。彼は、12章で登場した不可視の世界について語ったヘザーと一緒に住んでいた。ライター兼編集者で、内面世界の探求を長期にわたり続けていた。過去に彼はDMTを約60回吸引し、LSDは何百回と、ケタミンは50~100回、そしてMDMAを約30回経験したという。

私が部屋に入ると、彼はその日の投与を気軽に捉えていた。

「今日は低用量だからあまり期待していないんだ」

「高用量は明日だからね」と私は答えた。

低用量を注入して10分後、ディミトリーはこう言った。

「けっこう幻覚性があるね。予想していた以上に」

翌日、ゲストとしてV医師とアシスタントのW氏がやってきた。V医師は、私が資金援助を受けている国立薬物乱用研究所に勤務している。彼が開発中のプロジェクトではアフリカの幻覚性物質イボガインの薬物中毒者を扱う可能性があった。彼は研究の一環として強い幻覚剤を投与した場合の影響に関心を寄せていた。

W氏は、私が人体用のDMTを求めて規制の迷宮を彷徨っていた当時、最も協力的だった人々の一人だ。私は彼の協力の結果実現した研究の成果を共有できることをうれしく思った。

ディミトリーのパートナー、ヘザーもそこに同席していた。そこにディミトリー本人、ローラに私で、合計6人が531号室に入ったため混み合っていた。

注入が終わった直後からディミトリーは深く速い呼吸を始めた。体の緊張を解くかのように頻繁にあくびをして、ため息をついた。約9分後、彼は水を欲しがり、水を飲んでから話し始めた。

「僕は軽いショック状態の中にいる。すごく震えている」

「ブランケットをかけるよ」

「オーケイ」

「呼吸を忘れないで。エネルギーが大量に放出されるからね」

私はローラに、廊下でビービー鳴っている機器を止めてもらえるように依頼した。ディミトリーは私たちがしていることを理解せず、無視した。

「最初に気づいたのは、首の後ろがヒリヒリすることだった。それから強く大きな音がした。最初は扇風機のようだったけど、やがて音が分離して、僕を飲み込んだ。それに身を任せていたら、……ドカーン！

気づくと僕は、この病室のようだけどこの世界じゃない、見知らぬ研究所のベッドにいた。ちょっとした回復室のような、着陸準備スペースのような。そこに誰かがいた。僕は何が起きているのか理解しようとした。僕はあちこちに連れていかれた。彼らは宇宙人という感じはしなかったけれど、彼らの目的は宇宙人っぽい。それは3次元スペースだった。想像していたのは、ＬＳＤコマーシャルに出てくるような漫画っぽいキャラクター。でもこれは『なんてこった！　なんてこった！』。これは今まで経験したどんなＤＭＴ体験とも違っていた。

彼らは僕のための場所を用意していた。彼らは僕ほど驚いていなかった。信じられないほど幻覚体験っぽくなくて、細かいところまで観察できたんだ。中心になっている生命体が一人いて、それがすべてを仕切っている。それ以外は雑役係か臨時スタッフのような人たちだ。

彼らが性的回路を活性化したので、突然オーガズムのエネルギーで顔が紅潮した。それから漫画に出てくるＸ線写真のような変てこな画像がポンと見えて、黄色い光が点いて、映されている所や関連した系統は健康だということが示された。彼らは僕の機能テストをしていたんだ。終わって出てきた時、僕は『宇宙人だ』と考えた。

話をしなかったのはとても残念だった。混乱していたし、怖くもあった。彼らは僕に何かの準備を整えていたんだ。僕たちには何らかの使命があったんだ。彼らは僕に見せたいものがあった。でも彼らは僕がこの場所の環境や言葉、動きに慣れるまで、待っていたんだ」

室内の雰囲気は異次元だった。人であふれかえっていたし、実に奇妙な話が展開した。私はＶ医師とＷ氏を案じていた。もしかしたら来週から資金が打ち切られるかもしれないという危惧もあった。あるいは倍増するかも？

「これは以前聞いたことがあるような、ＵＦＯに連れていかれる話とは違う。この人たちはフレンドリーだった。そのうち一人とは親しくなった。その人は僕に何か話しかけ、僕も伝えようとしたんだけど、うまくつながれなかった。それはほとんど性的なつながりのようだったけど、性交するっていうわけじゃなく、体同士が響き合うような感覚だよ。僕は彼らに対する愛でいっぱいになった。僕が存在しているのは、彼らが何かしてくれたからだ。それが何かはわからないままだけど」

本章の終わりに、異界の存在に衝撃的な介入を受けた被験者の話をしよう。ベンが遭遇したのは、彼のテストをしただけでなく、体に何かを埋め込んだという存在だ。

ベンは29歳で、シアトルから引っ越してきたばかりだった。この10年で仕事を30回も替えるという漂流者だ。先に紹介した、存在と遭遇したクリスはベンの古い友人だ。一番長続きしたのは軍警察の仕事をした時の2年だった。

ベンは激しい感情の持ち主で、ほとんどスキンヘッドのような刈り上げスタイルで、筋肉質で、ストレートな性格だった。彼は珍しいものや変化を積極的に求めていたので、ニューメキシコ大学での研究への参加動機を読んだ時は合点がいった。「僕は探検家。きっと面白い経験になると期待しています」

ディミトリーのケース同様、ベンの非盲検・低用量ＤＭＴセッションは比較的強い幻覚反応があった。彼がDMTに強く反応することがわかったため、翌日の高用量摂取は彼にとって人生最大の幻覚体験になる可能性があった。私は心の準備をするように言った。

翌日、少し緊張しているようにも見えたが、彼は非盲検での高用量投与が始まるのを心待ちにしていた。私は普段より長い時間を取り、DMTが体内に入る間、深呼吸をするようアドバイスをした。

「深呼吸をしているうちに、その後のことはまったく覚えていないかもしれない。息を吸ったまま、吐いたことも忘れるほどかもしれない。そうなったら、つまり君はそこに行ったたってことだ」

注入が始まるとベンは深呼吸を始めた。それから薬物の効果が出始めたとわかった時点で、呼吸が落ち着いた。心臓が拍動しているのが外から見えた。約3分後、首に蕁麻疹が現れた。これは、後で驚嘆すべきストーリーを語った被験者の多くに起きた現象だった。

8分後、体のあちこちで痙攣が起こり、咳払いをした。

彼をこちらの世界に戻す時が来た。「今から君にブランケットをかけるよ。できるだけ深呼吸をしてみて」

彼の呼吸は遅くなり、落ち着いてきた。顔は満面の笑みだった。彼は36分間沈黙した。これは全被験者の中での最長記録で、私は耐えきれず話しかけた。

「まず音がした。ピンと張ったワイヤーみたいな甲高い音。

そこには4~5人いた。いきなり僕の上に乗ってきた。変に聞こえるかもしれないけど、彼らは弁慶柱〔巨大サボテン〕みたいで、すごくペルーっぽい色をしていた。彼らは柔らかく流動的で、幾何学的なサボテンだった。固体物質ではないんだ。彼らは好意的ではないけれど、敵対的でもない。彼らは徹底的に検査をした。まるで時間の制限があるかのように振る舞った。彼らは、いきなり現れた僕が何をしているのか知りたかった。僕は答えなかった。でも彼らにはわかった。僕が問題ないと彼らが判断すると、彼らの仕事が始まった」

ベンの目は開かれ、ぼんやりと天井を見つめていた。今起きたことをうまく咀嚼できていない様子だった。

「わかるよ。信じられないことが起きたんだね。私たちにも衝撃だけど、それはよく起こるんだ」

話すのをためらっているかのように時々止まりながら、彼はこう言った。

「左腕に、僕の手首の鎖柄の入れ墨から3インチ〔約8センチ〕の、ここんところに、何かが差し込まれたと感じたんだ。長いもの。安心できるようなことは言われなかった。ただ事務的に」

ローラは訊ねた。「怖かった?」

「最初はね。自分に何が起きているのかわからなくなるまでの間だけ。彼がのしかかってきた時、怖いというより混乱した。『おい、いったい何なんだよ!』って感じだった。それでどんどん進んでいったから、『あんたらいったい誰なんだよ。身分証明書を見せろ!』とか言う時間すらなかったんだ」

被験者たちが語る非物質界の存在との遭遇には驚くべき、顕著な共通点がいくつかある。音と振動が起こり、どんどん高まっていくとほとんど爆発的な勢いで、「存在」たちの領域へと突入する。被験者たちはベッドや回復室、研究室の環境、あるいはハイテクの部屋にいることに気づく。異界の高度に進化した存在たちが被験者に興味を示し、彼らの来訪を知っていたかのように対応し、速やかに「仕事にかかる」。そこには明らかにすべての総責任者のような人物が一人いる。被験者たちが存在たちとの関係について感じたことは皆同じようだった。愛、親切、専門家風の無感情。

存在たちの「仕事」とは、テスト、検査、測定、さらには被験者の体や精神の再編だ。まず検査があり、それをクリアすると次に何らかの交流が起きるというパターンもあった。彼らはジャスチャーやテレパシー、視覚イメージで情報を送り、被験者と相互にコミュニケーションをとった。遭遇の理由は明らかではないが、数名の被験者によると、存在たちは善意の試みとして私たちを個人的、または人類全体としてよりよくしようとしていた。

私は語られたレポート内容の異様さ、そして量の多さに当惑した。本章で扱った被験者たちの話に対する私の反応の簡潔さは、私がいかに困惑したかを如実に表している。初めのうちは、自分や被験者が理解するために、説明的な類型化に陥らないようにと心がけた。しかし、しばらくすると、これらのセッションでもその意味を紐解く必要性はあると考えるようになった。

臨床研究精神医学者として、私はこれらのレポートの規則性や一貫性、そしてそれらに対するリアルな実感は、生物学的に説明可能だという考えを受け入れていた。被験者たちは意識にある一定の視覚や感情の発露を促す脳内回路を活性化している。たくさんの人々が似たような経験を報告する方法が他にあるだろうか？昆虫型とか、レプティリアン的生命体とか？

これらの経験は、かなり複雑な内容ではあるものの幻覚作用であり、白昼夢のような、幻覚剤の作用によってもたらされた脳内化学反応の産物だと私は信じていた。高用量ＤＭＴセッションで、数名の被験者の眼球が瞼の下でグルグル動いていた。これは夢を見ている時のＲＥＭ睡眠の状態を想起させる。ＤＭＴが白昼夢の状態をつくっているのかもしれない。

しかし被験者たちは生物学的説明をことごとく拒絶した。そのような理由づけが、彼らが遭遇した存在の大きさ、一貫性、消せない存在感を過小評価するからだ。ひとつまみの脳内の組織が活性化して、存在との遭遇や実験、再プログラミングまでを次々に繰り出してくるなどと、誰が信じるだろうか？　白昼夢だという説も、類型化して彼らの経験にふさわしい、納得できる説明を求める被験者のニーズを満たさない。被験者の多くはレポートの冒頭に、「これは夢ではない」や、「こんな話は自分で作ろうとしても作れるものではない」などという但し書きをしていた。

いくぶん抽象的なレベルで、私は心理的観点から説明しようと試みた。つまり、これらの経験は別の何か、願望、怖れ、未解決の葛藤などを象徴するものだ、と。しかしこの「象徴」説も成功しなかった。やんわりと粘って作った説でも撃沈した。これらの経験がどうして攻撃的願望や依存願望などの無意識下の心理的課題を反映できるというのか？

不思議なセッションを経験した理由として「ドラッグのせいだ」というほとんど学術的回答を出した被験者もいた。しかし、経験した内容の解読が切迫した課題となった被験者たちもいた。彼らはなぜあのような奇異な経験ができたのだろうか？　彼らの想像力がそうさせたのだろうか？　だとすれば彼らの想像力はどうして覚醒時の意識での経験以上だと思えるほどの臨場感あふれるシナリオを生み出したのだろうか？　もしあの経験が「リアル」であるなら、高度な知性を持つ存在たちの棲む見えない領域が複数存在する世界だと知った彼らはこの先どんなふうに生きていけばいいのだろうか？　存在とは誰のことだろうか？「遭遇」した被験者との関係はどんなものだろうか？

ある時点で私は還元主義的、物質的な「これが何だか知っている」的アプローチを保留することにした。語られるストーリーに対して、判断保留にしたことで心が休まることは一切なかった。しかし少なくとも彼らの経験に間違った解釈を加えて被験者をミスリードするリスクはなくなった。彼らのレポートを解釈、説明、過少評価をすると、たいていの場合被験者の心は閉ざされる。彼らが心を開いて話してくれなければ、ストーリーの鍵となるような重要なポイントを取りこぼすことになることがわかっていた。

したがって、思考実験として、私は被験者たちが行った異界や、彼らがやり取りした存在たちが、531号室、病院のベッド、研究室付き看護師、そして私と同様にリアルに存在するかのように振る舞ってみようと決めた。そうすると被験者に対してより共感を持って対応し、彼らが向かう旅に寄り添うという自由が生まれる。さらに被験者の薄気味悪いほど一貫性のあるレポートを、別の切り口で理解する可能性が開かれる。

しかしこのアプローチには、遭遇を語るレポートに対応する際、拭い難い不快感があった。私は自分がある種の集団性精神病を発症しているのではないかと疑い始めた。

被験者たちも同様だった。研究終了後の親睦会で、他の被験者たちも似たような遭遇体験をしていると聞くや、被験者たちの有志数名でDMTサポートグループを形成し、毎月1～2回会うことを決めた。理由は何かって？「こんな話は他の誰にもできないから」「誰もわかってくれないもの。異様すぎて」「自分がおかしくなったわけじゃないということを確認したいから」などだ。

第14章 ベールの向こう側との遭遇2

本章では、ニューメキシコでの研究レポートの中で最も複雑な遭遇ケースを二つ紹介したい。質的には前章のレポートに似ているが、これらの2ケースは詳細にわたっている点、レックスとサラという2人の被験者にとっての個人的意味合いの強さという点で際立っている。彼らのストーリーは、精神(スピリット)の分子DMTがどれほど私たちの想像を超越した遠い世界にまで導いてくれるかを示している。これらのセッションは、まったく予想だにしない一連の深い体験のオンパレードだ。

これらの話は、精神(スピリット)の分子が私たちをいったいどこに連れていこうとしているのかという混乱と不安を生んだ。この頃から私は、この研究がもう手に負えないところに来てしまったのではないかと思い始めた。それはレックスやサラのような被験者が経験した内容を理解し、受け止めるには、私の意識や脳、現実認識の許容量が狭すぎるのではないかと思わせるほど異様だった。そして私は異界を経験した被験者たちをどこまで適切に支え、理解し、寄り添うことができているかを疑い始めた。私たちはパンドラの箱を開けてしまったのか？　説明できない、しかし厳然と存在する現実を体験した被験者たちは、この先どんなふうに人生を生きていけばいいのか？　彼らの混乱を鎮めるために私たちは何と言えばいいのだろうか？

サラはＤＭＴ－34で、レックスはＤＭＴ－42と呼ばれた。彼らが研究に参加した当時、ＤＭＴプロジェクトはすでに2年半経過していたので、知的生命体との遭遇のような居心地の悪いケースはあったにしろ、私たちは概ね扱い方を覚えた頃だった。もし研究開始直後に彼らのセッションがあったとしたら、私たちは満足に彼らの経験をサポートし、詳細を汲み取ることができなかったことだろう。

レックスとサラのセッションは、精神（スピリット）の分子が未知の世界の扉を開け、そこの住人たちを登場させるや、彼らはすぐに不信感や当惑を横に置いたという点において、特殊なケースだったかもしれない。2人とも人生で多様な苦労を経験してきたため、ストレスや怖れを起こす状況に直面しても冷静さを失わない人々だった。彼らは、どんなことに遭遇してもそこから何かを学び、そこに例外を設けることなく、可能な限り現実を受け入れる、という姿勢の持ち主だった。

レックスが研究に参加した時の年齢は40歳だった。彼が軍隊に所属していた頃、ＰＣＰ、別名エンジェル・ダスト〔合成麻薬フェンシクリジンの通称〕を数回摂取したが、それをＴＨＣ（テトラヒドロカンナビノール）、マリファナの活性成分だと思っていた。その結果、精神に異常をきたし、精神病院に1週間入院した。大学に数年通ったが学費がなくなり、ホームレスとなったため学業を断念した。20代では離婚によりうつ病の症状が現れた。これらの挫折にめげず彼の精神状態は良好だったため、参加にあたり問題は見当たらなかった。

レックスは頑丈な男性という外見に反して、内面は非常に繊細な人物だった。彼の暗い色の瞳や髪、口髭は色白の肌を際立たせていた。全被験者の中で、私を「リック」とファーストネームで呼ばずに「ストラスマン先生」と呼んでいた唯一の人だった。彼が熟練した大工だった時代には、地元の作文コンテストで受賞したこともある。彼はウィッカ〔古代の多神教に基づく魔術をベースとする思想・宗教運動〕、自然を愛する生き方やコミュニティに、ゆるく親しんでいた。

レックスの応募動機は以下のようなものだった。「意識の潜在的な力、認識し得る現実と実際の現実の性質、そして私たちと現実との関係、私たちと神との関係について探りたい。少なくとも自分に対する知識を深めたい」

彼の初日の非盲検・低用量DMTセッションの反応は驚くほど強く、私は翌日の高用量ではかなりの衝撃になると予測した。初日の注入後5分で、彼は以下のように話した。

「ブーンという音がした。それはエアコンの音だったのか、よくわからなかった。それから突然、ぼんやりと人型生命体のように見える宇宙人が数人いることに気づいた。彼らの周りには蛇色の縁取りがあって、彼らの輪郭を作っている。読んだ本によるとレプラコーン〔アイルランドの小人の妖精〕みたいなものに出会うと思っていた。こんなんじゃなくて。

ベッドが回り、揺れていて居心地悪くて、ただごとではなかった。胸に圧迫を感じた。その感覚から宇宙人の気配に変わった。僕は気を落ち着けて話しかけようと思った。宇宙人のほうが僕よりずっと、状況をコントロールしているようだった。僕について、僕の感じている怖れについて関心があるみたいだった。

あの感覚は子供の頃にも味わったことがある。子供の頃、怖くなった時は気持ちを落ち着けてこう言うんだ。『最悪のシナリオは、神様のところに行くことだ』とね」

翌日彼は、今遭遇したような「存在」たちと、かなり激しい経験をすることになるだろうと私は予測した。これまでの他の被験者の経験を生かし、可能な限り心の準備をしておくよう彼に警告するべきだろうと思った。ところが私の口からはこんな言葉が出てきた。

「彼らは、君や人に関心があるようだね。特に人の感情に」

彼はさりげなく言った。

「いいね」

私は言った。「明日はバラバラになる覚悟で来てほしい。ぞっとするようなアドバイスに聞こえるかもしれないが、明日の君のセッションはかなり荒れたトリップになりそうだからね」

その翌朝、私は起きるなり神経が高ぶっていた。レックスはどうするだろう？　彼も私も、今日の用量の8分の1で、かなりのインパクトを受けたのだ。

私たちはすぐに準備を始めた。彼は私に「一番怖いのはめまいや吐き気が来ることです」と言った。

彼の言葉で私は何年も前の夏に学んだチベット瞑想を思い出した。その手法は何度も何度も「それは私自身か？」と問い続けることだった。「私の体」「私の仕事」「私の人間関係」などについて、答えを出した後でも繰り返し「それは私自身か？」と問い続けなくてはならない。私の体、意識、アイデンティティー、意見、感情などすべてがバラバラに散っていった。この瞑想に私はすっかり動揺し、外に走っていき、そのまま嘔吐した。

それに似たようなことがレックスに起きるかもしれないと思った。

「吐き気やめまいというのは、深いところに確実にある何か、本人が認めたくない何かがある時に起きることがあるんだ。最近、何か目を背けている重要なことはないかな？」

「6週間前に別れた彼女と今朝電話で話した。彼女と別れたのがよかったのか、まだわからない」

女性、恋愛関係、信頼。

「君の結婚はどうだったの？　どんな結婚生活だった？」

「元妻は妄想型統合失調症と診断された。彼女は最悪だった。僕にひどいことをしたんだ」

一歩踏み込む時だ、とばかりに私はこう言った。「じゃあある意味、相手にコミットすることに関する怖れがあるかもね。彼女にコミットすることが、完全に狂っている誰かに利用されることだったんだから」

「そうですね」そして彼はそれをドラッグ体験と結びつけた。「それに、ドラッグが体に与える影響も怖いんです。ドラッグに対するアレルギーで具合が悪くなったり、死んだりしたら、とかね。胸と頭に圧迫感があったから、ドラッグにアレルギーがあるんじゃないかと思ったんだ」

体が象徴的に訴えていることは横に置いて、私は感情の話に戻して言った。「コミットメントは重要な問題だよ。自分に対するコミットメント、そして何か起きた時には自分でいることをやめるというコミットメントもね。最終的には誠実さに対するコミットメント、窮地に陥ったら自分が傷つかないようにすることなんだと思うよ」

こんな流れでしばらく話したが、30分もしないうちに彼はずっと穏やかになった。反対に私は胃がムカムカしてきて、めまいがした。それはおそらく彼が怖れを手放したというサインであり、僕の体に収まったということだ。私は彼に、そろそろ始めようと言った。私はきびきびと廊下を数回行ったり来たりして、化粧室で冷水で顔を洗い、いくらか平静に戻った。

注入直後の数分間、レックスは静かに横たわっていた。セッションメモを見ると、彼がいかに静かにしているかを書いた後、こう書かれている。

「神様、感謝します」

7分後、首に蕁麻疹が現れた。ローラが注射薬の入ったバイアルを指さした。蕁麻疹がひどくなった場合や、アレルギー反応が肺に広がり、呼吸が苦しそうになった場合に備えて、抗ヒスタミン薬が用意してあった。彼に過剰なアレルギー反応があるというのは本当だった。私たちの心配を察知したかのように、彼は左手を伸ばし、それをローラが受け止めた。

10分後、レックスはアイマスクを外して語り始めた。

「ドラッグで意識が変わった時、周りじゅうに昆虫のような生き物がいたんだ。奴らは明らかに入ってこようとしていたし、僕は自分を解き放とうと戦っていた。抵抗するほど奴らはますます狂暴になり、僕の精神や僕自身を探りに来る。だんだん自分を全部守り切れなくなったので、とうとう僕は自分の一部を手放した。そうしながら僕はまだ、すべては神だ、神は愛だ、という概念にしがみついていた。そして僕は自分を捨てて神と神の愛に捧げたんだ。もう死ぬんだと確信したからさ。自分の死と、死んで神の愛の中に溶けていくことを受け入れると、あの昆虫たちは僕の心臓を食べ始めた。僕の愛の気持ちや委ねる感覚を飲み込んだんだ。

これはLSDとは違うね。いろんなものがものすごく接近してくるんだ。LSDではもっと広々した空間にいる感じがする。今回は空間がなかった。すべてがすぐ近くにあった。こんなの初めてだ。奴らは感情に興味を持っていた。僕が最後に『神とは愛そのものだ』という考えにしがみついていたら、奴らは『ここでも？ ここでも？』って訊いてきた。僕は『もちろんさ』って答えた。奴らはまだそこにいて、僕は奴らとセックスしたんだ。奴らは僕とセックスしながらご馳走を食べたのさ。奴らに性別があるのかどうか知らないけど、完全に宇宙の存在だった。でもそれほど不快な存在でもない。奴らは僕のDNAを操作して、構造を変えているという、確信的な考えが降りてきた。

それからだんだん消えていった。奴らはまだ僕にいてほしがっていた」

これまでの幾多のストーリーを思い出しながら私は言った。「そうだね。彼らは人や人の感情に興味があるんだね。そして、彼らは我々と別れたがらないんだ」

「耐え難いほどすごかった。抵抗すればするほど形が不気味に変化していったんだ。この後、僕にはセラピーが必要だね。昆虫とセックスしただなんて！」

この不思議な経験を心理学的に説明しようと、私はこんなふうに言ってみた。「それは彼らの話。君の怖れ、そして限界ってことじゃないか」

レックスは否定しなかった。

「ううん、どうだろうね。わからないよ。コミュニケーションは言葉ではなかった。『ここでも？　ここでも？』っていうのは口から出た言葉ではなかった。心が通じるような、テレパシーでのコミュニケーションだった」

28分経過してもまだ、彼は正常に「戻って」きていなかった。

「今、どんな気分だい？」

「今？　体が自分のものじゃないみたいだ。まだ異次元の何かが漂っているような感じ。体の中に何かがいるような」

「気持ち的にはどう？」

「気持ち的に、気持ち的には、……少し恍惚感がある」

「生きててよかった、的な？」

彼は笑い出した。こちらを見る彼はだんだんしっかりしてきた。

「そうだね！　生きててよかったよ！」

「彼らが君を食べている間、君は気を失っても不思議じゃなかった。たいていの人はあそこで意識をなくすだろう」

「そうだね。そうかもしれない。人によってはギリギリのところまで追い詰められただろうね。自分なのか？　向こう側なのか？　わからないよ。あれがどこから来たのかなんて、わからない」

これまでのケースでもよくあったように、評価スケールに書かれた質問に答える過程で、語られなかったいくつかのことが埋められていった。異世界の存在との遭遇がどれほど現実的だったかについて、レックスの答えは「存在」と遭遇した他の多くの被験者たちと一致していた。

「この『ハイだったか』という質問が、よくわからない。僕はちゃんと機能していたし、すごくはっきりと観察できた。ラリってなかったし、酔ってもいなかった。ただそういうことが起きたんだ」

レックスはピンドロールプロジェクトで実施したいくつかの予備的研究に参加した。それはまずDMTを投与して、その影響が消えた後に経口でピンドロール投与を行い、90分後に同量のDMTを再び投与する、というものだった。90分後の時点でピンドロールがセロトニン受容体に与える影響は最大に達している。

0・05mg／kg、0・1mg／kgのDMTを単独で、そしてピンドロールと併せて投与した結果、いずれも比較的何も起きなかった。私たちはこの時間を利用して、以前の高用量投与セッションで宇宙の昆虫たちのご馳走にされた話を掘り下げた。

「今では、アクセスできないながら日常にはもっといろんな領域があるという感じがしている。宇宙の存在に遭遇する感覚かな。今は日常的に、ああいう存在とコンタクトできるんじゃないか、という気がしてるんだ。期待してるっていうか。きっといるってわかるんだ」

私はセックスのことを確認したかった。「宇宙の存在とのセックスとはどういうものなの？　性交なのか、感覚的なものなのか、どんな感じなの？」

「ポジティブで、温かいんだ。性交の後の感覚に似ているかな。生きている感覚、繊細な感性」

その後レックスは、0・2㎎／㎏のDMT投与を、1日は単独で、もう1日はピンドロールと併せて投与するセッションに訪れた。最初の0・2㎎でレックスは中程度の影響を示した。

「激しく脈打って、うなりをあげている音と振動は、DMTの『存在』が僕とコミュニケーションをとろうとしているんだとわかった。彼らはそこにいて、僕に何か実験をしているんだ。腹黒そうな顔が見えたんだけど、奴らのうちの1人は僕を安心させようとしていた。それから僕の周りに空間ができた。そこにいたのは何かの生き物と機械類。漆黒の空間の場が広がっているように見えた。生き物と機械の輪郭を、輝くような、サイケデリックな色が囲んでいた。その空間は無限大だった。彼らは僕とその全貌を共有し、見せてくれたんだ。女がいた。僕は自分が死ぬんだと思った。そしたら彼女が現れてなだめてくれた。僕が機械や生き物を見ている間、彼女がそばにいた。彼女のそばにいると、深くリラックスできて、心が静まるんだ」

トリップ中に、ようやく味方らしき存在が見つかったことを、私は喜んだ。

「やっと友達ができたね！」

「そう。彼女の頭の形は長い。守護人たちがいて、僕が彼女を見られないようにしているみたい」

彼の経験を再び心理学的に解釈しようとして、私はこう言った。「その守護人というのは、君の内部にある力だよ。きっとそこにあるものを見えなくしようとしているんだ」

前回同様、彼は私の言葉を軽く否定した。

「そうだな。でも何か別のものだった気がするよ。彼らは守護役で、門番みたいな存在だった」

彼は続けた。

「彼らは僕に雪崩のように言葉を畳みかけてきたんだけど、その勢いが強すぎて僕は耐えられなかった。なだめ役の彼女の顔からはサイケデリックな黄色い光が出ていた。彼女は僕に何か言おうとしていたけど、そうすることが僕に何らかのショックを与えないか、とても心配していた。僕の目の前と、すぐ上に、緑色で縁取られた何かがいた。グルグル回りながら何かしていた。彼女は何か見せてくれて、たぶんそれの使い方を教えようとしたんだ。コンピューター端末のようなものだったと思う。彼女はその道具を使って僕と話がしたかったんだろうと思う。でも僕には使い方がわからなかった」

私たちは90分後に部屋に戻ってきた。このセッションは0・2mg／kgのDMTの後にピンドロールが加わるので、レックスはかつてないほど強い影響を経験することになるだろうと思われた。私は警告した。「最初の0・2mgでかなり激しい効果があったから、今度はかなりすごいことになるかもしれないよ。準備はいいかな？」

「と思うよ！」

レックスの血圧は2分を経過した時点で180／130とかなり高かった。私はローラに、3分経過したら再度血圧を測るよう指示した。数値は高いままだったが、心拍は遅くなってきた。これは血圧が異常に高い時、脳やその他の臓器を守るための正常な生理的防衛メカニズムだ。彼は元気そうだった。

5分経過時、彼の最低血圧はまだ105もあった。私は心の中で「これは高すぎる」と思った。12分後、彼はアイマスクを外し、ショックを受けた表情を見せた。

「すごく変な感じがするんだ。熱い風呂に浸かっているみたいな感覚だ」

「温かいの?」

「ううん、少しね。それより眠い。部屋の中がおかしく見える。今回の影響はすごく強かった。なかなか収まらなくて、あんまり続くから、もう終わらないのかと思ったくらい。行ったのは同じ場所。ネオンのライトがそこにあるものすべてを縁取っている。僕は無限と思われるほど巨大な蜂の巣のような場所の中にいた。至るところに昆虫型知的生命体がいた。彼らがいるのは超ハイテクの宇宙だ」

彼は腕を頭の上に挙げ、右手を見ると笑い出した。

「ある時点で何か濡れたものが体中にぶつかってきたんだ。何か滴らせているものが乗っかってきた。あそこではみんなフレンドリーだったよ。意識をなくしたとは感じなかったけれど、今はまだ完全に戻った気がしない」

彼は天井を見上げ、当惑した様子だった。

「先生、すいません。よく覚えていません」

「いいんだよ。無事帰還したことが一番重要なんだ」

彼は絞り出すように話し始めた。

「僕のすぐ隣に1人いた。同じ点滅、同じ振動だった。彼らは僕が加わり、一緒にいることを望んでいたんだ。僕もそうしたい気分だった」

「そこに行ったんだね。覚えていなかったけれど」

「僕の前には廊下があって、それは無限に続いているように見えた。そこで自分を見失ったのかもしれない。ブーンという音と、万華鏡みたいに図形がグルグル回って、激しい状態がかなり長く続いた。それが止んだ時、僕はあの蜂の巣にいたんだ。もう1人、僕を助けようとしている存在がいた。今朝見たあの人とは別の存在だった。

その『存在』はとても知性が高い。人の姿とは似ても似つかない。蜂ではないんだけれど、蜂に近い。その人が蜂の巣の中を案内してくれた。巣の中はものすごく親しみやすい雰囲気があり、温かく官能的なエネルギーが巣全体から放射されているみたいだった。この巣のように愛情豊かで官能的な環境に住めたらきっと素晴らしいに違いないと思った。するとその存在が、それは僕らの未来の姿だよ、と言ったんだ。なぜそんなことを言われたのか、それがどういう意味なのか、それがいいことだったのか、わからない。このビジョンが遠ざかっていくのを見ながら自分にこう言い聞かせていた。覚えていたい。覚えていたい。でもできなかった」

レックスはいったいどこに行ったんだろうか？　あの昆虫のような存在は何だろう？　彼に強い関心を示し、複雑な関係を築こうとしたり、迫ってきて食べ尽くそうとしたり、また愛と育みの情を示したりする存在とは？　私の心理学的解釈には耳を貸してもらえなかったが、それは他の被験者も同様で、多くの場合は関心を示してもらえなかった。

レックスは自分の経験に満足していた。そして彼がよく見るようになっていた、何かを象徴する対象がたくさん出てくる複雑な夢の分析と重ね合わせていった。同時に幻覚性植物やシャーマニズムに関する書物をたくさん読み始めた。

彼が参加していたピンドロールプロジェクトが終わる前に、足のほくろに悩まされていると言って私に見せた。私はすぐに皮膚科の医師に見せるよう提案し、皮膚科医は悪性黒色腫と診断した。彼はがんの治療が終わるまで、これでもかというほど調べ上げた。幸運にも転移は見られず、腫瘍の単純な摘出で事なきを得た。その頃、私はすでにニューメキシコにはいなかった。

DMT研究に参加した当時、サラは42歳だった。家族はサラの2番目の夫ケビンと幼い子供、そして最初の結婚でできた2人の子供の5人家族だった。サラはフリーのライターをしながら大学院に通っていた。がっしりした体格で、赤毛に輝く青い目の持ち主だった。彼女はストレートな性格で、どんな話をしている時でもよくいたずらっぽい笑顔を見せた。

サラは20代中頃に、おそらく全被験者の中で最も重度のうつ病を患ったことがあり、処方された精神安定剤の過剰摂取の経験があった。その自殺未遂の結果、2週間入院し、その後数年にわたり抗うつ剤を服用していた。しかし薬物の助けを借りなくても気分よく過ごせるようになり10年以上が経過し、彼女は全被験者の中で最も満ち足りて洞察力あふれる研究対象者だった。

サラによると、子供の頃に高熱を出した際、「天使」が一度だけ来た。そして今は「聖霊のガイド役」が複数いて、助言や支援をしてもらっているという。サラは「ほとんどの人よりも、ヒーリングや霊的エネルギーに敏感」だという自覚がある。レックス同様ウィッカを信奉していて、ウィッカのコミュニティ活動を通じて2人は知り合いになったという。

サラの参加の動機は以下のようなものだった。「個人的理解を深め、意識の拡大を図りたい。自分自身について、そして宇宙や見えない世界と自分との関係をより深いレベルで理解したい」彼女の怖れは、「海の底で迷子になり、難局を打開する勇気が足りないこと」だった。

サラの最初の低用量テストは、快適でリラックスしつつ、何かが起こりそうな予感を持つという、他の大多数の被験者と同様のものだった。しかし翌日行われた高用量セッションは、ディープな経験となった。その時の経験を、サラは以下のように文章にまとめて送ってきた。

「リックが、『オーケイ、15秒後に始めるよ』と言いました。彼の冷たい手が私の手に触れ、現実との心地よい感覚はここで終わる。私は心拍を数え始めました。何か知的なこととつながっていたかったので。三つまで数えました。

ブーンという音が聞こえて、それがシュッという音に変わったと思ったら私は体からものすごい速度と圧力で飛び出しました。光速みたいな速さでした。攻撃的な色がたくさん出てきて怖かったです。それに飲み込まれるんじゃないかと思いました。まるでワープして超高速ベルトコンベヤーに乗って宇宙のサイケデリックな丸鋸に突っ込んでいくような感じでした。私は恐怖におののき、見捨てられたと思いました。完全に、まったくもってどこにいるのかわからなくなりました。あんなに孤独だったことはありません。広大な宇宙の只中にたった一人取り残された感覚をどう表現すればいいでしょうか？

それから音がしました。高音で歌うような、天使の声みたいな音です。でも心地よい音ではなかった。とても他人行儀な、私には関知しないという声でした。あれは宇宙の虚空を突き破る勢いの背景で流れる音にすぎないんだ、と感じました。物理的な体を持つ生命が、過去に遡り、肉体を持たないエネルギーの塊に戻ったみたいでした。私というエッセンス、霊的実在が、これから受肉して生まれようとするたくさんの魂が待機するような場所にたった一人でいるような気分でした。私がいたのは物理的な生命体が何もない、色と音だけの世界。歌う天使は単に私を観察しているだけで何の助けにもならず、気持ちを楽にしてはくれませんでしたが、それでも彼らを通じて私は信じられないほどの愛を思い出しました。

ある男性の存在が私に話しかけてきましたが、理解できませんでした。心の中で『何ですか？』と訊ねましたが、答えは意味不明でした。その男性は、私が何かを見るだろうと言っているようでしたが、何を？　私は『それが現れたら、私は気づきますか？』と訊ねました。彼は、私が何かを見るだろうと言いました。それはこの膨大な漆黒に地平線から光が差して見られるということでしょうか？　そして咆哮のような大音響が聞こえ、声をかき消しました。それは外界からの噴射の音で、私はドラッグの影響から覚醒しつつありました。声は消えました。

顔が固まっていくような感覚から始まりました。雲のようにフワフワだったものが引き締まってくるような感じです。血圧測定用カフが膨張していました。全身が一つにまとまり、戻ってきたな、と感じ、アイマスクを取りました。最初に目に映ったローラとリックに深く感動的な愛を感じました。そしてケビンを見つけました。なんという甘美な安堵感」

サラは耐性研究にも参加した。そこでも顕著な体験をしたので、彼女の記録を引用したい。彼女の傍らで私も記録を取っていたが、何も補足する必要がないほどだ。

サラの1回目の記録

「最初のトリップはクルクル回るたくさんの色。怖かったけれど、自分にこう言い聞かせました。『リラックス、身を委ねて、抱きしめて』。それから見えたのは、ラスベガスのカジノとしか言いようのない、光が点滅し動き回っている光景。ちょっとがっかりしました。深淵なるスピリチュアル体験を求めていたのに、ラスベガスだなんて！　でもがっかりしているのも束の間、私は飛んでいき、道化師たちがパフォーマンスをしているのを見ました。それは人というより機械仕掛けのおもちゃのようでした。そして唐突に大笑いしたくなりました。初めは自分を観察する冷静さがありましたが、我慢できなくなり、道化師を見てけたたましく笑いました。

リックによると、道化師はトリップによく登場するそうです。彼はまるで古い友人の話でもするように、『ああ君も道化師に会ったんだね！』ですって。『そうなんだ。気のいい連中さ』というコメントを聞いて、怖れが消え、自信が生まれました」

サラの2回目の記録

「今回はもう激しく回転する色に慣れてきました。突然、その図形の中から点滅する『存在』が現れました。それをティンカーベルみたいと形容するのも変ですが。その存在は私をなだめて一緒に行くよう促していました。帰り道がわからなくなるので、最初は行くのをためらいました。ようやくついていく気になった時、ドラッグの影響が薄れていくのを感じました。一緒に行けるほど『ハイ』ではなかったんです。それで『今はついていけません。またここに来てほしいのね』と言ったんですが、彼は気分を害することもなく、帰っていく私についてきたんです。これ以上は行けないという境界線まで来たら、お別れの言葉を言いました。覚醒のプロセスは遅く、アイマスクを取りたくありませんでした。

アイマスクを取ったら、そこにいた全員の目がキラキラ輝いていました！」

サラは何らかのブレークスルーの瀬戸際にいたと私は感じたが、どういうわけか色彩幻覚に対する強い反応が先に進むのを押し留めていたようだ。

「色を眺めている段階を止められないかな？　見ることは避けられないだろうが、それに反応しないということは可能だろう」

「望んだり、意図したりしたほうがいいんですか？　たとえばあの点滅する存在が見たいとかって」

「一番いいのは何の意図も持たないことだよ。もし何かを意図して、それが出てこなかったら、壁に突き当たる。そしてその影響が出る。ただベッドに横たわる自分を感じ、心を空っぽにするのがいい」

彼女はうなずき、私たちは沈黙し、窓の外で入道雲が春の空に湧き上がる様子を見ていた。

サラは疲れ切っていた。

サラの3回目の記録

「どのトリップでも、一番強く反応していたのはこのグルグル巡る色だったというリックの説は正しいと気づきました。今回私は早々にここを抜けて『あちら側』に行きました。何もない暗闇です。突然、存在が現れました。複数いるけれど、シルエットのように何かに覆われています。彼らは私と会えて喜んでいました。以前にも私と会ったことがあると言っていました。私たちが出会うための手法が見つかったことを、彼らは喜んでいました。私はスピリチュアル探求で深追いしすぎたために、精神世界を通り越して別の惑星に着いてしまったような気分でした。

彼らは私たちの肉体について知りたがっていました。人間の存在は複数の次元にわたっていると言われました。血圧チェックと採血に間に合うように、私は体に戻らなくてはなりません。それはまるでローラではなく、彼らが情報収集しているかのように、彼らは私が参加したことに感謝していました。私たちの間には何か共有するものがありました。彼らは私に『平和を信奉する』ように言いました。

ドラッグの影響が弱まり、彼らから遠ざかっていくのを感じました。彼らの世界から戻ってくる途中で、なんて形容したらいいかわからないようなものを見ました。南太平洋の原住民がキャプテンクックの大きな船が見えず、そこから降ろされた小さいボートしか認識できなかったことを連想しました。原住民たちは実際に大きな船に乗り、触ってみるまでその存在を認められなかったことに似ています。

現実に戻るのがとても困難でした。喪失感がありましたが、私を吸い寄せるようなケビンの愛を感じ、それに導かれて戻りました」

私の記録では、サラは戻るなり、化粧室に行った。そして戻って来るなり、こう言った。

「疲れたけど、4回目もやるわ」

「これが最後の投与だ。思い切り行ってほしい」と私。

ケビンも付け加えて言った。「必ず戻って来いよ」

5分経過時点で血圧と心拍がその朝一番の高さに達した。通常、どの被験者も投与後2分の時点が最大になるのだが、その数値よりも高かった。明らかに奮闘していたのだが、その内容は後でわかった。10分後、彼女は小声でささやいた。

「あなたにもあげられるものがあるわ。スピリチュアリティ……オーケイ、急いで。そこ、そこ。あなたのためにやったのよ。ほら、行っていいわ」

サラの4回目の記録

「遠い宇宙に直行しました。彼らは私が戻るのを知っていて、待っていました。私が彼らともっとしっかりコンタクトがとれるようになれば、共有できることがたくさんあると言われました。彼らは今回も、体の情報だけでなく、何か私から欲しいものがありました。感情や気分に関心があるようです。私は『あなたたちにあげられるものがあるわ。スピリチュアリティをね』と言ったんですが、本当は愛と言いたかったんです。それをどうやるか考えました。私の左側で、輝くピンク色の光に白い縁取りのものすごいエネルギーがどんどん大きくなっていきました。それがスピリチュアリティであり、愛のエネルギーだと思いました。彼らは私の右側にいたので、私は両手を伸ばして両者の橋渡し役になろうとしました。左側のエネルギーを、私を介して彼らに流してこう言いました。『ほらね。あなたのためにやってみたわ。受け取ったでしょ』彼らは感謝していました。ＤＭＴの効果が薄れて私は下に降りていきました。帰る時が来ました。

私はスピリチュアルな覚醒を求めていたのに、彼らに『与える』だけで終わってしまったのは少し残念でした。その前に持ち帰れる何かを要求するべきだったのか？　地上のスピリチュアルな使者という役割はあまり心地よいものではありません。でも、できるだけのことをしました。宇宙には地球人しかいないなんてことはないと、ずっと思ってきました。宇宙の彼らと出会うには、まばゆい光と空飛ぶ円盤に乗って外宇宙まで出て行くしかないと思っていました。自分の内面の宇宙で彼らと出会えるなんて思いもよりませんでした。出会えるのは自分の個人的意識の中にある元型や神話に沿ったものだけだと思っていたのです。だから出会えるのは異星人のようなものではなく、自分の霊的ガイドや天使だろうと思っていました」

私の記録には、彼女のセッションの最後に交わしたこんな言葉が書かれていた。

「何かの道具を見ました。涙のしずくが落ちてくる棒でした。機械のように見えました」

「機械だったのかもしれないね」

一連のセッションの後の心境についてサラはこう記録した。

「あの経験を消化するのは難しい。あれは本当だったのか？　もちろんリアルに感じられるけれど、夢だって、見ている最中はそう感じるものです。でも、あれには夢や、時々見る白日夢とも明らかに違う何かがありました。

外宇宙には本当に生命体がいるのか？　私は本当に彼らに愛とスピリチュアリティの力を送ったのか？　もっと気になるのは、彼らは何らかの理由で私を選んだのか？　そしてずっと監視していたのか？　考えるうちに頭がおかしくなり、混乱しそうです。もっと悪いのは、あんな経験をしたことで孤独感が深まってしまったこと。実際にあそこに行ったことがある人以外の誰がわかってくれるでしょうか？　あのことを考えると頭がどうかなりそうです。あの経験が私の人生を変えたことは確かです。でもそれをどう生かしたらいいんでしょうか？　あんなに大それたことを自分の胸の中にしまっておくのは大変な負担です」

ＤＭＴ研究を始めるまで、私は宇宙人による誘拐に関する文献を知らなかった。被験者の多くも同様だった。私はほとんど何の知識もなかったし、知りたいという欲求もなかった。そういう話は幻覚剤研究よりさらに過激でニッチな領域に思えたからだ！　しかし、存在との遭遇という話を繰り返し聞くにつれ、一般的現象であるらしきその話を、もうこれ以上知らぬ存ぜぬで済ませることはできなくなった。したがって、不本意ながら「宇宙の生命体」との遭遇体験についての議論に参加したいと思う。

まずは、一般に知られた「宇宙人による誘拐」の体験についてみていこう。それらの自然発生的遭遇と、DMTによる体験談との間には驚くほど類似点がある。顕著な共通点があることで、宇宙人による誘拐の事例は脳内DMTが過剰になった時に起きるという私の仮説が真実味を増してくる。すでに解説した、松果体内でDMT生成が活性化するという状況が起きれば自発的にそのような経験が可能になる。私たちの研究のように、外から摂取したDMTの影響でも同様に起きるだろう。

私たちの文化は、宇宙人の誘拐という経験に夢中になっている。精神科医のジョン・マックは、彼が「経験者」と呼ぶ「被誘拐者」の体験談を『アブダクション』（ココロ）、『エイリアン・アブダクションの深層』（ナチュラルスピリット）という書物に著している[*1]。

その経験が始まると、マック曰く「意識がまぶしい光によって乱され、ブーンという音がして、奇妙な体の振動か麻痺が起きる、または1人以上の人型生命体が出現する、または人のような奇妙な存在が彼らの環境の中に現れる」。マックは、経験者の多くが高周波数の振動について語っていることを強調している。その振動で彼らは分子レベルで体が分解するように感じるのかもしれない。

経験者の中には、たとえば「ブランコのある公園」などの見慣れた風景の中にいて、そこに宇宙人が「出現」する。また被誘拐者の多くが、ある種の診察台、または処置テーブルの上に寝かされている自分に気づく。経験者たちは完全に宇宙人にコントロールされている。奇妙で予測しなかったことが起きているにもかかわらず、彼らはそれが実際に起きていると疑うことがない。彼らはその経験を、「現実以上にリアル」と表現する。

この序盤で、程度の差はあるが、何らかの不安が起きる。体と意識が分離するのを感じる場合はなおさらだ。多くの経験者にとって、怖れはそれ自体が変容を促す。怖れに「身を任せる」ことで、経験をネガティブなものからポジティブなものへと転換できるらしい。彼らは浮かびながら、または別の方法で「コンピューターのようなハイテク機器が置かれた、湾曲したスペースに入る」。するとそこには、「経験者には理解できない何かの作業で忙しく立ち働いている不思議な存在がいる」。被誘拐者たちはたいていの場合、その環境でエネルギーの詰まったトンネルや、光の筒を見ている。

「典型的な」宇宙人は、よくメディアに登場するような風貌だ。頭が大きく、痩せた体、大きな目、口がないか、あっても小さい、肌の色は灰色というものだ。しかしマックは爬虫類、カマキリ、蜘蛛の描写も頻繁に記述している。

被誘拐者たちの中には、神経心理学的再プログラミングを施されたと感じたり、超高速で情報のやり取りをした人もいた。宇宙人が対話をする時は音や言葉を介さず、宇宙の視覚的シンボルの言語を用いる。

多くの被誘拐者は、「人間と宇宙人の混血種」を生む生殖機械を使う宇宙人という複雑なシナリオについて語る。しかしマックの記述によると、この異種交配プロジェクトは、「それだけではまったく終わらない話で、被誘拐者たちは子細に観察され、診察され、探針を使って探られ、監視される。経験者たちの中には自分の健康状態を肛門や直腸、大腸検査で調べられたり、何らかの施術によって体調が良くなった人もいる。

また別の時には、探針を鼻、耳、目から脳に入れられ、結果的に精神に変化をきたしたり、……皮膚の下に何かを埋め込まれたケースもあり、これは何らかの追跡か監視のための道具だと彼らは確信している」

被誘拐者は、「存在たちは我々人間の肉体や、感情に大いに関心を寄せている。そして天使について言われているように、我々が肉体を持つことを羨んでいる。……彼らは人間の愛によってしか得られない何かを求めている」と書いている。それは人間と宇宙人の性交渉にも及んでいる。それらの経験は、「冷たい、肉体が介在しないものから、地上の愛を超越したエクスタシーを伴うものまで多岐にわたる」

マックが書いているように、「遭遇した1人以上の宇宙の存在と被誘拐者とのつながりはパワフルで、一貫した経験となっている。……一般に最初の印象は冷たく事務的で（グレイレプティリアンや、カマキリ型宇宙人の場合は特に）、非協力的な感じを受ける」。被誘拐者は一般に、宇宙人のうちの誰か1人と、特別な関係を見出している。たとえばその存在が全体を「仕切っている」というような。

その関係性は、後になると親しみへと発展し、意味のあるつながりとなり、双方の間に愛すら芽生える。マックが取り上げた体験談で、経験者は、出現する宇宙人に「挨拶」されている。宇宙人はテレパシーを通じて「お帰り」などと言う。幼少期からの長い付き合いになっているケースもあった。

経験者たちがよく語るのは、宇宙人が、地球に危険が迫っていることを緊急に告知してきたという話だ。彼らが誘拐されたのはそのことに関連していて、彼らが異種交配プロジェクトに必要な材料を提供する、あるいは環境に関する注意喚起メッセージを広く浸透させるといった理由からだ。

マックの研究プロジェクトが進展するに従い、誘拐事例により一般的かつ基本的な要素について言及している。それは遭遇の持つ変容的でスピリチュアルな性質だ。「時間・空間の認識の崩壊。異次元の現実、あるいは宇宙に入るという感覚。すべての創造主とつながる感覚」。被誘拐者がその領域に属しているという感覚は切実で、その領域を求め、「帰りたくない」と感じるほどだ。この経験をした後の彼らの多くは、肉体が死んだ後も魂が生き続けることを知り、死を恐れなくなる。誘拐によって訪れた場所があまりに恍惚的だったので、自ら死のうと考えた経験者もいた。

マックがまとめた宇宙人による誘拐事例と、私の研究の被験者たちの体験談の類似性は否定できない。これまでの2章を読んで、DMTが宇宙人による誘拐体験の「典型的」事例ではないと断定できる人などいるだろうか？　もし私の被験者たちの体験談からDMTという文字を取り除いたら、宇宙人に誘拐された人々の体験談とどこが違うだろうか？

ショッキングで落ち着かない話ではあるが、異なる次元の生命体との遭遇は、どの被験者の志望動機にも書かれていなかった。私も、これほどの頻度で登場するとは予想もしなかった。被験者たちが求めていたのは、超自己的・神秘的・スピリチュアルな意識状態だった。それが次の章のテーマだ。

第15章 死と臨死

レイモンド・ムーディが1975年に出版した『かいまみた死後の世界』(評論社)、そしてケネス・リングの1980年の本『いまわのきわに見る死の世界』(講談社)以来、「臨死体験」(NDE)という言葉は一般に知られる用語となった[*1]。この非常に珍しい変性意識状態は、たとえばロッククライミングで命綱をつけずに崖から落下する時などのように、体が生命の危機に瀕した時に起こる。また重篤な心臓発作や、溺れている時など、体が死にかけている時にも起きる。

臨死体験は広義では、高速でトンネルを抜けて移動する感覚、時にその間に声、歌、音楽が聞こえるといった体験を指す。そこには他者の存在もある。他者とは生者・死者を問わず親戚、友人、家族などだ。それらの存在は時として精霊や天使、またそれ以外の「サポート役」として現れることもある。そして自分が本当に死んだという自覚が訪れる。

多くの人はこの上なく平和で穏やかな境地を経験するが、なかには恐ろしい映像や感情に見舞われるケースもある。「人生の振り返り」、つまり本人の一生分の記憶を要約し、現在の瞬間まで超高速で辿る経験をする人もある。まだ死ぬ時期ではないと言われ、追い返される人もいる。

臨死体験のクライマックスは、神聖な、神のような存在から強い愛の光が放出され、その中に溶け込んでいくことだ。そして時間と空間が意味をなさないところでの神秘体験へと移行する。臨死体験をする人々は自分たちよりずっと大きい何か、そして「すべての存在の源」として想像してきたものに包まれる感覚を経験する。そこには意識が死後も続くことへの確信がある。臨死体験で神秘的なレベルに達すると、命あることへの深い感謝が湧いてきて死をそれほど恐れなくなり、人生の優先順位が物質から非物質へ、スピリチュアルな価値観へとシフトする。

臨死体験者が見て感じる現実は、否定できないほど確信に満ちていて、「現実よりもリアルだった」と表現する人が多い。臨死体験からの生還者にとって、その経験を言葉で説明することは難しい。彼らは口をそろえて「筆舌に尽くしがたい経験だった」と形容する。


私をDMT研究へと駆り立てる根拠の一つに、人が死ぬ時や死にかかっている時に、松果体からDMTが分泌されるという信念があるため、死に瀕した人々の報告に注意深く耳を傾けた。もし、外的に注入されたDMTが臨死体験に近い状態を再現するのなら、体内で生成された内因性DMTが自然発生的に臨死体験を演出するという私の仮説を裏づける。

しかし私の研究では、死や臨死がセッションのテーマとして現れたのはウィローとカルロスのわずか2人だった。したがって、研究の結論としては、当初の仮説は不成立と考えるに至った。

被験者から臨死体験を期待することの問題点は、本人の状態と環境とかかわりがある。被験者の多くが体を完全に離れるという鮮明な経験をしていることは疑いようがない。大半の人にとって、その感覚は死んだ時に似ている。しかしボランティア被験者のほとんどが、過去の幻覚剤使用により精神と肉体が分離するのは経験済みだ。研究センターで体がなくなる経験をしても、彼らはすでにそれをよく知っている。それが死や臨死を意味しないことを知っている彼らは、幻覚剤の影響で起きることを冷静沈着に観察できる。彼らは取り乱すことなく、注意深く集中力を切らすことなく、起きたことを観察し記憶した。ものの数分でＤＭＴの効力が低下すると、彼らは体に帰ってきた。

もし彼らが体外離脱している状態が数分よりもっと長かったら、そしてもし私たちが彼らを蘇生させる努力をすれば、より「典型的な」臨死体験を起こせたかもしれない。しかし被験者が経験したことは、それを経験したことがなく、心の準備ができていない人々にとっては、死や臨死とみなされるような経験だったことだろう。

まずは死というテーマにほんの少しだけ触れたセッションから見ていきたい。彼らは高用量ＤＭＴ体験で遭遇する死を想起させるテーマを、ほとんどふつうのこととして捉えている。それから、死と臨死がメインテーマとなっているウィローとカルロスのセッションについて詳しく見ていこう。

エレーナの高用量ＤＭＴセッションには、スピリチュアルな悟りの経験の要素が多く含まれていた。これについては次の章で扱いたい。ここではDMT研究が終了して1年経った時、彼女から送られてきた手紙を引用する。

「DMTセッションは私に、『チベット死者の書』の死者への序文に書かれていたような現象を主観的に理解するという恩恵を複数回もたらしてくれました。もっとよかったのは、私が一度死に、蘇生する練習ができたということです」

『チベット死者の書』に触れた被験者はエレーナだけではなかった。1世紀も前に書かれたこの書物とは、チベット仏教の修行者が、人が死んでから次の生に至るまでの「バルド」と呼ばれる多様な状態を示したものだ。バルドとは「中間世」と定義されることがあり、要するに生と生の狭間、死から再生までのことだ。バルドに関する説明の多くは寸分たがわず臨死体験のそれと一致している*2。

ショーンの神秘体験は次章に委ねるが、耐性検査を重ねる中で、以下のようなコメントを残している。

「完全に突き抜けた、不思議で、コントロール不能で、もっと学ばなければ、と思わせる経験だった。僕が学んだのは、おそらく死んだらどうなるかという実感、どうにもできない苦境にいながらなすすべもないという経験だったと思います。いい経験でした」

第12章で登場したイーライは、最初の高用量DMT投与の後で、こんな文章を送ってきた。

「びっくりして思わず尻込みしました。そして様子ががらりと変わり、リラックスしてきました。僕は死のバルドの第1段階に行くんだと知っていました。これは何度も経験済みだったので、問題なく過ぎました。『前回と同じだな』と思いました。覚醒意識で予測通りの展開だったため、次の思考が浮かびました。『でも、今回初めてその先に行くんだ』。結論として、僕は時間と空間を超えていったということ。そのどちらも『ふつうの』死のパターンを経験すること、あるいは未来に『あの時感じたのはこれだったんだ』とわかる、その時空（じくう）とつながっていると思いました」

数か月後、イーライは別のセッションでこんなことを言った。

「もう僕は死が怖くない。それは喩えるなら今はここにいて、直後にはもう別のところにいる、っていうような感じだから。だからそういう効果ってこと。こういう経験をしたことが『チベットの死と生の書』の理解を深めてくれる[*3]。完全に自由でいることがどういうものか、わかるんだ」

イタリア人とネイティブアメリカンを両親に持つ39歳のビジネスマン、ジョセフもDMT体験が死に似ていると書いている。

「高用量体験は、死の苦しみを想起させる。薬物により、精神が体から追い出される。DMTを通じて、僕は死、あるいは何らかの重大な物理的次元移動のような経験を乗り越えることができた。これはホスピスにいる患者や末期患者が予行演習をするには最適のドラッグだと思う」

これらの被験者とは異なり、ウィローとカルロスの高用量トリップでは死や臨死が中心的なテーマとなった。これよりその話に目を向けよう。

この研究に参加した当時、ウィローは39歳だった。彼女は郊外に住む既婚者で、薬物乱用者のための医療ソーシャルワーカーだった。この研究に彼女が参加することを皮肉だと感じ、私たちが参加者の匿名性と守秘義務を重視していることを評価していた。

ウィローは1年に2~3回程度幻覚剤を使用し、合計約30回の経験者だった。DMT研究への参加動機は、「好奇心。深い、または高次の意識を体験する機会。自分の機能に関する洞察を得るため」と記している。

ウィローの非盲検・低用量セッションでは、平均よりも強い効果があった。

「こんなにたくさんイメージが見えたことはなかったわ」

私は翌日の高用量について、警告を発した。「きっと崖から飛び降りるような経験になるよ」

「自分を勇敢だと思いたいから、崖から飛び降りるの、いいかも」

翌朝、私たちは世間話や雑談もせず、速やかに準備を進めた。私がウィローに注入を終えた時、まだ8時にもなっていなかった。彼女の体は小さくビクッとした。

3分経過時にジェット機が上空を飛んで行ったが、この部屋も病棟全体も、心強いほど安定した静寂に包まれ、高用量DMTセッションを祝福しているようだった。それから25分間、ウィローはほとんど動かなかった。私は待ちきれなくなり、どんな様子なのか訊ねた。

「いいですよ。魅力的な場所で、帰りたくなかったくらいよ。変容は、完了。私の在り方。私らしさ。最初トンネルか、光の道のようなものが右側の遠くのほうに見えたの。それでそっちのほうに行ったの。そうしたら左側でも同じことが起こった。そういう計画だったの。遠いところに司令塔があるようだった。それがどんどん漏斗状に広がっていったの。すごく明るくて、点滅していた。音楽とも音ともつかないようなものが聞こえた。でも馴染みのないその音がその出来事の情緒的な側面を支えていて、私をそこに引き込んでいくの。それは大きくて、私はとても小さい。トンネルの中、私のすぐ右横に、とても大きい存在が複数いたの。私はものすごいスピードを感じた。これに比べると、重要なものなど何もない。みんな閃光を放っていて、点滅しながら過ぎ去っていくの、視点が次々に代わっていくみたいな感じ。3次元の現実よりずっとずっとリアルなの。

左と右のトンネルが私の目の前で一つになった。グレムリン〔ノームやゴブリンのようないたずらな妖精〕がたくさん。小さくて、ほとんど顔だけの生き物。翼と尻尾とかもついてる。でも私は彼らをほとんど気に留めなかった。大きい存在たちは私を助け、そこに留めようとしていた。そこは彼らの領域で、善と悪が共存している――グレムリン対大きい存在たち。大きい人たちは愛情深く、笑顔で、清らか。

何かが私を通り抜け、出ていった。私はこう思った。『あ、分離が来た！』。飲み込んだか呼吸したかのタイミングで自分の体を感じたの。でもそれは本当にそうしたのではなく、その経験にさざ波を立てるような感覚。私は強くこう感じたの。『これは死んでいるということだ。これでいいんだ』

まぶしい光のトンネルのことは以前から聞いて知っていたけれど、今日見たようなものは予想外だった。

主に目の前で展開するのかと思っていたら、右と左で順番に始まって、正面で合体したの。あんなにまぶしいとは思わなかったわ。

ＤＭＴが体内にあるなんて、すごいことね。それには理由があるの。理由というのは、今日死ぬためよ。私には死ぬという感覚があった。手放し、分離していくプロセスを、トンネルのあの大きい人たちが助けてくれた」

「帰ってきたことをどう感じる？　体に戻ったことはどう思う？」

「今のところは大丈夫」と答えたウィローは、何かもの言いたげな様子だった。

「反対側は全然違うの。言葉も体も、音もなくて、制限が皆無。最初に見たのは深い宇宙に満天の星。それから多次元の経験が始まった。それは生きているの。私が聞いたのは、この生きているっていう感覚。そっちに行こうとしたら、私の体はあたかも『体を忘れないで』と言おうとしているようだった。断末魔の叫びってほど切実じゃないけれど、感覚の視点の世界から現実を押し留めようとしているみたいだった。体は私に戻ってほしかったのよ。

眼下に光が、世界の光があった。それはちょうど、次元を隔てる膜をめくったら、別次元の現実が同時に存在しているような感覚だった」

数か月後、ウィローは生理周期のプロジェクトで再び高用量ＤＭＴセッションを行った。彼女は体を震わせてから話し始めた。

「まるで宇宙のジョークだわ。死んだら何が待っているのかをみんなが知ったら、私たち全員が自殺するでしょうね。だから私たちは今の姿で、模索し続けているんだわ。だからこの臨場感を思い出すのがこれほど難しいんだわ。

これまで臨死体験についての本をいろいろ読んできたの。『光に救われた』とか、『光に抱きしめられた』とかいう話をね。本当に的確にＤＭＴがつくる状態を描写しているわ。彼らの話が本当に身近に感じられるもの*4。

みんな一度は高用量ＤＭＴを経験すべきだと思うわ。今日会ったあの大きな人が『一度死んでごらん』と言ったのか、『一度生きてごらん』と言ったのか、わからないけど。あの場所にはすべてがあって、満ち足りていて、あそこでは可能な限り完璧さとはどういうものかを経験するといいわ。でも体に戻ってきたら、すごく重くて、閉じ込められたように感じたわ。こっちの時間はすごく変ね。あの場所では永遠時間。そりゃそうよね」

どの人のＤＭＴ体験も、「典型的」ケースと呼ぶのは不適切ではあるが、ウィローの臨死体験に関する限り、そう呼んでもそれほど的外れではないだろう。意識が体から分離し、トンネルを高速で通り抜け、温かくて愛に満ちた、全知全能の白い光の下へと辿り着いた。その道中、存在たちが彼女を助け、なかには彼女を引き戻そうとする存在もいた。トリップの序盤には美しい音楽が流れていた。時間と空間がまったく意味をなさなくなった。彼女はほとんど帰りたくないほどうっとりしていたが、その信じがたい情報を現世に戻って伝えなくてはならないということに気づいた。白い光と混ざり合い、完全に浸される時、スピリチュアルで神秘的な雰囲気が漂っていた。

「下界の光がはるか下のほうに見えた」というウィローの気づきは、『チベット死者の書』に書かれたバルドの最終段階の一つを想起させる。それは魂が転生するための新しい体を物色する段階で、世界の光を見つけて下降を始める。

「死後の世界」がどれほど素晴らしいかを知ったらみんな自殺するだろうという彼女のコメントは、ウィローの経験と、薬物によらない臨死体験との類似性を示している。つまり臨死体験をしたものは、死を急がなくなる。彼らは死後にも続く世界があることを知り、死という移行過程の衝撃がなくなるからだ。その結果、今生きている時間をより充実させるようになる。多くの人が怖れる死を怖れない分、もっと重要な対象に集中できるからだ。

彼女が読んだ臨死体験の描写が彼女自身のＤＭＴ体験と類似しているというコメントは興味深いものだった。高用量ＤＭＴ体験と臨死体験を比較してきた私の仮説を裏づけるには十分な話だった。

カルロスはなかなかの強敵だった。エネルギッシュで饒舌で、楽しそうに食ってかかってくる人物で、研究に参加した当時の年齢は44歳だった。彼はヒスパニックと北部メキシコ・インディアンの家系の出身で、既婚歴約20年、成人した子供2人の父親だった。彼はニューメキシコ大学に数年通い、フルタイムでソフトウェアプログラマーをしていた。彼は都会的シャーマニズムの実践者でもあったため、彼が率いる集団では詠唱や視覚化（ビジュアライゼーション）などをしていて、彼の指導により変性意識状態を経験する弟子が大勢いた。彼は同時に複数の世界の現実を生きる人物だった。

カルロスはたくさんの意識変容物質に精通していた。彼はそれまで「100回以上」幻覚剤を摂取していて、その効果を「まったくもって不思議」と形容した。彼は最近ヨウシュチョウセンアサガオ（別名ダチュラ）の種も使っていて、これは精神錯乱、時には恐ろしい現実崩壊を引き起こす、猛毒で危険な植物だ。幻覚剤とこれらの種子の致死量についてほとんど差異はない。

カルロスは「白人が使うドラッグ」にほとんど期待していなかった。このことは私の中に面白い二面性を引き起こした。一つは、「どっちがよりすごいドラッグを持っているかをわからせてやりたい」という動機。あまり自慢できるものではないが、真実だ！　そしてその反面、DMTの威力を見下す彼の姿勢は賢明ではないという考えや、予想外に激しい効果に驚き、不快な体験となってしまわないかという心配があった。もしかしたら彼の表向きのキャラが、心の奥の不安を隠しているのかもしれない。

非盲検・低用量の日の朝、部屋に行ってみるとカルロスは普段私が使っているロッキングチェアに座っていた。その朝彼は約束の2時間前に到着していた。彼は微塵の疑いも残さぬ計画性に基づき「権威者の座」に座り、挑戦の意志を露わにしていた。

開口一番、彼はこう言った。

「これはどこか別の場所へのトリップというより、すぐそこのコンビニに行くようなもんだね」

セッションを始める前に、彼はDMTを「4つの方位神」に祝福してもらい、社会にとってプラスになるように祈りたいと言った。これは、意識変容物質を使う準備に使われるシャーマンの伝統的儀式とのことだった。彼の祝福の祈りはシンプルでありながら深遠なものだった。おかげで私たちは普段よりも崇敬の念を持ってセッションを始めた。

その朝の彼の経験は比較的緩やかなものだった。と言っても、注入して15分経過した時、震えが始まるまでの話だ。かすかな震えから始まり、次第に全身の激しい振動に発展した。

「ここの部分は嫌いなんだ。自分の体、エネルギーの震えが始まるところがね。スピリチュアルなトリップが終わったときと同じだ。最後の震えだよ。向精神薬を使うと、しばらく震えが起きるんだ。他の人もそうかな？」

はからずも彼の壊れやすい部分が見えた。

彼と正直で深い関係を築きたくて、私は言葉に注意しながらこう答えた。「時々はね。特に高用量の時は。低用量ではあまり起こらないけど、もしかしたら怖れが影響しているのかな？」

彼は見るからに不快そうで、震えが止まらず、怯えているように見えた。

「心配ないよ。こんなの何でもないさ。ドラッグの量は関係ないよ。心的外傷の影響で震えているだけさ」

質問票に記入しているうちに、震えは鎮まった。記入が終わった時、彼は元通りになった。それから軽食をとり、その日はそれで終了した。

その後ローラと私はカルロスの低用量ＤＭＴに対する反応について話し合った。彼は「きわめて小さい」影響だと言ったにもかかわらず、体では違った反応を示した。そこで私たちは通常の段取りを変え、いきなり0・4㎎／㎏に増やす代わりに、0・2㎎で様子を見ることにした。

本人にそれを告げた時、カルロスは抵抗しなかった。「あんたたちがよくわかってるだろうからさ」

この配慮をしたのは正解だった。次の週、私が部屋に入ると、カルロスはブルブル震えていた。病棟看護師が静脈ラインの確保に3回失敗したのが理由だった。

事前に知り得なかったものの、私たちは彼の事情がだんだんわかってきた。

「70年代に一度教会に行った時からこういうのが始まったんだ」

私の関心は、白人のドラッグDMTがどれほどのものかを誇示することより、彼の無事を心配するほうに向かった。

私は彼に警告した。「これはガツンと来るよ。これを経験すれば、その倍の量がどんなものか想像できるだろう。これは幻覚作用が起きる量だよ」

「オーケイ。楽しみだな。幻覚効果に期待したいね」

注入はスムーズに運んだ。12分経過時点で、彼は大声で笑い出し、こう叫んだ。

「参ったね！　スピリチュアルな意味が全然ないよ。ゼロだ！　何か質問してよ」

「そうだね。何が起きたの？」

「何だろうと考えたんだ。『これはいったい何だ？』。そうしたら答えが来た。これがドラッグだ。これがその効果だ。処理することがたくさんあった。大音量の音楽を聴こうとしているみたいだった。何が起きたのかわからなかった。死んだのかと思った。今まで幻覚剤をたくさん摂ってきたけど、こんなのは初めてだ。

神経系が破壊された。精神(スピリット)が潰された」

「精神(スピリット)とはどういう意味だい？　僕には君がセルフイメージやアイデンティティの話をしているように聞こえるんだけど」

「どう呼ぶかは議論の余地があるね」

「精神(スピリット)と言ったら、僕は生まれも死にもしない不滅の存在に思えるんだ。生まれる前からあったし、死んだ後も残り、体がなくても存続するものだよ」

「僕は『自分』と呼んでる。それは体であり、体を去ることもできる。だから体がなくても存続する」

私たちの会話は次第に彼をヒートアップさせていったようだ。

「基本的なレベルで自分を見たんだ。音響的、あるいは視覚的な、自分の波長が合う領域があって、それが自分なんだよね？　完全に丸裸の自分が、そこにあったんだ」

「今回のは、高用量の半分なんだよ」

「それはちょっと恐ろしいことだね」

私の番だと思った。「だんだんわかってきたね」

今回の2倍の投与を彼は本当に望んでいただろうか？　あとで全員で後悔するより、彼がここでリタイヤしてくれたほうがありがたいと私は思った。

「今回の2倍の量のDMT投与についてどう思う？」

「その価値とは？　その経験がどんなふうに僕自身や人類や僕のいるコミュニティに役立つの？　もし僕が

素晴らしい真実を持ち帰ることができたら、きっとすごいことだね」

私は笑ってこう答えた。「あのさ、君は20分ぶっ続けで話しているけど、中身が『何もない』んだよ」

しかし、評価スケールの記入を終えながら、彼はこう言った。

「この研究を完遂するよ。0・4をやるし、そのあとのピンドロールプロジェクトもやる。でもそれ以上はやらない。南米のシャーマンは他の植物を調合してDMTをもっと意味のあるものにする。純粋なDMTだけでは空っぽ、空洞だよ」

カルロスの0・4㎎／㎏投与の朝、私が部屋に入ると、彼は汗をかいて震えていた。

カルロスは「これは主として体が怖れているんだ。ストレスだ」と言った。「これは次につながっていかない。ただそこにあるだけなんだ。ダチュラの時は、死の恐怖があったけれど、次第に次につながっていったんだ。先週の0・2㎎の時は、あんたがてっきり間違えて違うドラッグを注入したんで、僕は毒にやられて死んだと思った。その強迫観念はひどかった。僕は体から抜け出すためにドラッグをやるんだ。体を痛めつけるためじゃない」

私は彼を楽にしてやりたかった。「今回の投与量は多いけれど、質的には前回と同じものだ」

注入を始めると、彼は祈りの言葉を言い始めた。DMTに続き、食塩水を半分ほど投与したところで祈りの言葉が止んだ。2分後、彼は大きなため息をついた。3分半後、さっきより静かな声で再び祈りを始めた。

12分後、彼は語り始めた。

「アイマスクを取ってくれ」

ローラが外した。

「すごく特別な時間だった。3分半くらい、僕は人間じゃなかった。今回のドラッグはカルロスのこれまでの歴史にはなかったレベルのストレスがあった」

ひとつ咳払いをして、彼は続けた。

「創造主の自分と出会った」

「何の創造主?」と私。

「万物の創造主。以前もそう感じたことはあったけど、これほどのレベルではなかった」

「ボランティア被験者の一人が、『0・4を経験するまでは無神論者でいられる』って言っていたよ」

「それはその通りだね」

カルロスは深呼吸をしてから、一部始終について話し始めた。信じ難いような彼の話についていくのは大変だった。

「宇宙全体に響く音があった。ブーンというような音。すべてに染み渡る、包み込むような音だった。僕は思った。『なんてこった! いったいどうやってこんなことになったんだ?』。何かが変で、それがどんどんひどくなっていく。そして人間としての認知能力が消えた。もう感情がなかった。だって感情が起きるのはある一定のレベルまでだから。

病院の一室に寝ている人が見えた。彼は裸で、両脇に男と女が立っていた。彼らは最初、僕が知ってる誰にも似ていないと思った。彼らは完璧な標準的人間だった。状況からわかったんだが、あれは僕、あなた、そしてローラだと思った。わかる過程は、こっちの現実と全然違う。研究の一環だなんて、僕は知らなかった。

彼はどこか具合が悪いんだ。それを治すためにそこにいたんだ。病院はヒーリングセンターだ。どこが悪いかっていうと、死だ。裸の男は死んでいた。彼を死に至らしめたのはＤＭＴだった。私の守護霊や守り神は誰も出てこなかった。彼らはこの場所に属していないんだ。

彼は癒やされた。いやもっとだ。再生したんだ。彼は死から回復した。癒やされた。そして彼は全宇宙の創造主となった。

僕はだんだん密度が濃くなり、いつもの自分の存在になっていった。僕は宇宙が、基本的な想念のエネルギーから始まり、どんどん加速して成長し、現在の物質界ができるまでの創造の過程を見た。僕は病院とこの部屋を再創造していることに気がついた。世界が密度を増していく中、僕はそれをよく見たいと思ったので、アイマスクを外してもらったんだ。自分の指を見て、僕は狂喜した。まるで生まれたての赤ん坊みたいだった。

僕はこれまで講義で、宇宙は自分の意識がつくると教えてきた。そしてそれが目の前で起きた。君たちが僕によって創られたとわかってから、僕の捉え方は変化した。君たちは僕の息子と娘のように親しみを感じるよ。

僕が経験したのは古典的な死と再生だった。過去にも経験はしているが、ＤＭＴがもたらす経験は全然違った。その創造性、質感、雰囲気の面で圧倒的な臨場感があり、信じられない光や効果があった。煎じ詰めると、それはとても、とても古典的なものだ。

0・2㎎は恐ろしい経験だったが、今回はそれよりはるかにすごかった。生命の限界を超える境界線があるのは知っていた。けど、それを超えることになろうとは思わなかった。まだ若いこの年齢でね。老人がよく話をするような、『お迎えが来たら』っていう話だよ。まだ僕には早すぎるし、死ぬのはここじゃない。この手の出来事が起きるなら、友人と一緒に山にこもり、もっと儀式をするような環境を整えてやるものだと思っていた」

彼のセッション内容に感心はしたものの、なぜそういう内容になったのか、理由に引っかかった。ローラと私や病院を彼が「創造した」ということは、この室内のパワーバランスを完全にひっくり返すことを指す。その場合、彼は私たちやDMTをもう怖れる必要はない。とはいえ、そんな解釈をすることに意味はない。カルロス本人もそれをするメリットを感じなかっただろう。その代わり、私は彼の話に伴う感情だけに注目することにした。

「君は驚いたんだね」

「本当に驚いた」

カルロスが辿った臨死体験は今日の臨床文献でよく扱われているタイプの臨死体験とは異なる。ウィローのケースのほうがより現代版臨死体験に即している。しかしカルロスの高用量DMTセッションでは、シャーマニズムの実践者が彼らの修行の一環として、より高次の領域へと至るイニシエーション体験の一部、つまり死と再生体験の特徴を多く含んでいる[*5]。

カルロスは、自分が死んでいく、というより死んだと感じた。彼は自らの体が横たわっている様子を見た。しかし、それは体験を始める前の彼の様子とは異なっていた。精神(スピリット)の分子が彼の脳内に入る前、彼は衣服を着用していた。彼が再生したとき、彼の宇宙もまた再構成された。ここでもまた臨死体験の神秘的な頂点を極める姿を見た。彼が経験した創造は、前章で登場したサラの最初の高用量セッションのようであり、続くエレーナのセッションの、膨大なエネルギーが速度を落として振動となり、最終的に物質化するというくだりに似ている。生まれたての赤ん坊のように感じたカルロスは、赤ん坊が自分の体を初めて見て魅了されたかのように、自分の指に見入っていた。

DMTが引き出す経験には、個人的なものから次第に超個人的なものへと至るプロセスがある。精神(スピリット)の分子がもたらす光とパワーで、被験者個人の精神的・身体的問題を解決へと導くことは可能だ。臨死体験は、それらのテーマの最終形とも呼べるものであり、個人の体が終わりを迎えるとどうなるかのシミュレーションであり、予告となる。

神秘体験の次の段階へと向かう被験者にとって、臨死体験はその踏み台となるため、最も強いインパクトを持っているようだ。DMTが導く（と思われる）神秘領域とは、被験者や私が信じる、個人的変容を最も強く引き出す領域だ。これよりその領域でDMTがもたらす風景について扱っていきたい。

第16章
神秘体験

自分のキャリアをかけて幻覚剤研究をしようと決断した動機の一つに、高用量の幻覚剤体験と、神秘体験の類似性が挙げられる。その決断の数年後、ニューメキシコのＤＭＴボランティアの経験から私が見たかったこと、そして研究を通じて理解したかったことが、本章に登場するようなセッションだった。

幻覚剤体験が神秘体験としてどれほど正当とみなされるかの議論は、人々がドラッグで深淵なる精神効果を得るようになって以来激しく続いている。たとえば『多様な幻覚体験』というような本は、ウィリアム・ジェイムズが20世紀初頭に著した『宗教的経験の諸相』（岩波文庫）に直結している。近年では『幻覚剤と宗教の未来』という書籍により、幻覚物という「聖体」でも深淵なるスピリチュアル体験ができるという、長く物議を醸す議論が続いている[*1]。

私が禅仏教を訓練センターで学んでいた若い頃、たくさんの若いアメリカ人の僧侶たちにこの質問を投げかけた。そこにいた僧侶のほぼ全員が、幻覚剤（特にＬＳＤ）によって新たな現実へと通じる扉が開かれたと答えた。最初の幻覚剤によるひらめきをより確実にし、強化・拡大を求めて、彼らは瞑想を中心とした禁欲生活を営む集団訓練に身を委ねていったのだ。

ごく自然に私は一連の儀式や、世俗からの離脱といった、制度的訓練という「副産物」を経由することなく、意識の至高体験に到達する過程を、幻覚剤が短縮・単純化できないものかと考えたのだ。

ニューメキシコでの研究から引き出された答えは複雑なものだった。幻覚剤は神秘体験に似たような経験を引き起こすという意味ではイエス、しかし神秘体験と同様の効果はないという点ではノーだ。この比較的簡単な答えより、その疑問について仏教コミュニティと議論した際の反応のほうがもっと真実に迫っていた。しかしその話はまたあとにしよう。

神秘体験と、精神（スピリット）の分子が可能にすることとの類似点を見つけるため、まずは神秘体験の特徴についてみていきたい。

神秘体験では、自己・時間・空間という3本柱がすべて深淵なる変容を遂げる。

自分と自分でないものとの境界線が消えて全体と一つになっていく。個人的なアイデンティティと、すべての存在が一つになり、同化する。実際のところ、すべての存在に内在するワンネスと相互補完性のありようを、最も基本的レベルで理解するため、個人のアイデンティティは消失する。

過去、現在、そして未来は融合し、時間のない今、永遠の今となる。時は「流れ」なくなり、停止する。存在はあるが、時間という属性がなくなる。現在と当時、以前と以後といった対比がなくなり、今という一点に集約される。相対的に言えば、膨大な時間の経過が短時間に感じられる。

自己と時間を定義する境界線が消失すると、空間はとめどなく広がっていく。時間同様、空間はもうここやあそこという概念でなくなり、そこらじゅう全部、境界線や限界のない空間となる。ここもあそこも違いはなく、すべてがここにある。

この無限大に広がる時間と空間の中にいる、制約がなくなった自己となり、あらゆる矛盾やパラドックスを精査すると、それらの対立は消失している。善と悪、苦しみと幸福、小さいものや大きいものなど、心によぎるすべてを内包し、吸収し、受け入れることができる。そこで私たちは、体が死んだ後も意識が残るということを確信し、現在の体に宿るずっと前から自分は存在していたのだと悟る。宇宙全体が草の葉一枚ほどに小さく感じられ、両親と出会う前に自分がどんな顔をしていたかを知る。

尋常でないほどパワフルな感情が意識にのぼってくる。私たちは幸福の絶頂を味わい、その濃厚な喜びは体の中に収まりきらないほどなので、一時的に肉体から分離された感覚が必要になる。その幸福感はすべてを覆い尽くすほどだが、その信じられないほど深い幸福感をもってしても揺るがないほどの平和と落ち着きが同時に存在する。

脳裏に痛烈に焼きつくような神聖さ、畏敬の念がある。私たちはそこで普遍的な、生まれないし死にもしない、創造されない現実に触れる。それは個人が「ビッグバン」、神、宇宙意識、万物の創造主と遭遇する体験だ。その名称が何であれ、私たちは万物の基盤であり源泉たるもの、愛・叡智・力を、想像を絶するスケールで発信する源と出合ったことを知る。

私たちは創造主のまばゆい威光と出合うため、その経験を啓発（エンライトメント）と呼んでいる。案内役（ガイド）、天使、その他の体を持たない霊と出会うかもしれないが、それらすべてをやり過ごし、自らが大いなる光と合体する。私たちはついに完全に開眼し、「新たな光」のもとで物事を明確に見ることになる。

その稀有な体験は、私たちのこれまでの経験とは際立って異なり、異彩を放つ。その経験から得られた洞察は、それ以後の人生すべてをかけて完成、補完を目指し、あるいは取り組んでいく対象となる場合もある。

この手の経験は、被験者たちの間では心と体のヒーリング、「存在」との遭遇、臨死体験といった、より迫力のある形として現れた。たとえばウィローの臨死体験は、非常に深いスピリチュアルな性質のものだった。カサンドラのDMT耐性テストセッションは、ただ個人的トラウマに取り組んだという以上の内容だった。彼女は、セッションで深い愛と癒やしをもたらす存在がいることを体感した。本章では、被験者のセッションによく登場したスピリチュアル体験について扱う。

これら一連のDMTセッションは、この研究全体の中で、最も満足のいく内容を呈している。エレーナとショーンは、この研究の比較的早い時期に参加したため、精神(スピリット)の分子の卓越した性質を研究することの正当性と重要性に気づかせてくれた。クレオのスピリチュアル体験が起きた頃、私はすでに大学を去る準備を始めていた。このため私は、彼女のセッションに対して理想的な態勢で臨んでいなかった。しかし、DMTと接点を持った全員が彼女のセッションのように有意義な経験をしていたら、私のDMT研究の終了時期はもう少し遅かっただろう。

これらのセッションに立ち会うことは、少なくとも最初のうちは、比較的簡単だった。私は訓練や研究、経験を通じてこの分野の知識があった。困難を感じたのは、それらの効果をどう解釈するか、それらがどこまで重要なのか、という自問に直面した時からだった。あれは本当に「啓発（エンライトメント）」体験だったのか？　私はそれをどこで判断すべきなのか？　それについて誰に相談すればいいのか？

クレオのスピリチュアル体験はエレーナとショーンのセッションより後ではあったが、彼らの体験内容より単純だった。まずはクレオの話から取り上げようと思う。これがその後に続く2例のよい準備となるだろう。

クレオが研究に参加した当時の年齢は40歳だった。彼女は遺伝的な目の疾患を持つ視覚障害者だった。彼女は障害を乗り越えて学位を取り、マッサージセラピストの資格を持っていた。さらにカウンセリングの修士号を得るため大学院にも通っていた。小柄で赤毛、生命力あふれる人物であるクレオはユダヤ系の家で育ち、長じるとウィッカの信奉者となり、自然崇拝の儀式をするようになった。過去にLSDを摂取した際に「過去世体験」をしたが、そこで彼女は魔女として火刑台で処刑されていた。

彼女は幼少の頃、父親による性暴力に遭っていたが、その記憶は最近になってシロシビン入り幻覚キノコを初めて摂取した時まで無意識に葬られていた。不思議なことにクレオは幼少期に雪恐怖症で、雪の中に立たされると過呼吸や吐き気に襲われていた。この意味不明の恐怖症は、数年前にシロシビンによって克服されていた。私は普段「不屈の精神」という言葉を使わないが、クレオはその言葉にふさわしい、ごく限られた人々の一人だった。

彼女の参加動機は、利他的で先駆的な性格を反映していた。「私は好奇心が強く、次のステップを求めています。学術的見地から私はこのような研究の意義を信頼しているし、幻覚剤を臨床的・セラピー的に活用する道があることを信じています」

彼女がスクリーニングの低用量投与を行った日の午後、私は531号室で彼女と会った。彼女はタロットカードをやっていたが、その時引いたカードは蝶と航海者の絵柄のもので、楽観的テーマを暗示するものだった。

薬剤注入後15分で、彼女は語り始めた。

「何かについていくように招かれる、ものすごく軽い感覚があったわ。それは喩えるなら地平線に差す光、二つの道が地平線で一つになるみたいな感覚。友好的な目が私を見ていたの。彼らはそこに誰がいるか、私に見せようとしていたわ。あとで私が彼らについていくのだと伝えようとしているようだった」

その翌日、クレオは私が前日に伝えた高用量投与へのアドバイスについて質問をした。

「今日の投与で私が色の中を『通り抜けていく』と昨日言われたんですが、どういう意味でしょうか？」

私はこう答えた。「みんな最初に色に遭遇するようなんだ。その色が象徴しているらしいカーテンを通り抜けると、ただ色を見る以上の経験、つまりもっと多くの情報や感情が待っているんだよ」

DMTの高用量注入後19分経過した時、窓の外で雪が降り始めた。私はクレオが幼少期に雪恐怖症だったことを思い出した。ローラが立ち上がり、温度調節器の目盛りを上げた。

「リック、あなたがなぜ精神科医になったのかわかったわ」

「なぜだい？」

「人々にこれを投与するためよ」

私は彼女に同意した。

「私はどこかに『出ていく』んだと思っていたの。でも中に、体の中のすべての細胞の中に入っていった。すごいわ。それは私の体以上のものだった。彼ら……彼ら……全部つながってる。あら、それ私がやったの？オーケイ」

彼女は自らの意味不明な言葉に気づいて笑った。

30分もすると、彼女はより理路整然と話せるようになった。

「ＤＭＴが体内に入り、静脈が焼けつくような感じがした。その状態で呼吸するのが苦しかった。それから図形が見え始めたので、私は自分に『その先に行かせて』と言ったの。

するとそこが開かれて、どこか全然別の場所に出た。あの瞬間私は宇宙に飛び出したんだろうと思う。そこで私は星たちと踊っていた。

私はこう自問した。『私はなぜこんなことをしているの？』。すると答えが来た。『あなたはずっとこれを探していたんだよ。これがあなた方全員がいつも、ずっと探してきたことなんだ』

色がうごめいていた。色は言葉だった。色が私に語りかけているのを聞いたわ。外を見ようとしていたら、色が『中に入って』と言ったの。私はどこか外に神を探していたんだけど、色が『神はあなたの体のすべての細胞の中にいる』と言ったの。それから私はそれを感じ、完全に身を委ね、もっと自分を解放し、すべてを取り込んでいった。色はずっと何か話していたけれど、色が私に望んでいたのは自分が見ているものを聞くだけじゃなく、細胞レベルでも感じることだった。『感じる』って言ったけど、いわゆる『感じる』なんてものじゃない。細胞の中で起きていることを悟るっていう感覚よ。神はすべてのものの中にいて、私たちはみんなつながり合っているっていうこと。全部の生命の細胞が神の中でダンスをしているってこと」

その数日後、クレオは手紙を書いてきた。

「私は変わりました。もう元に戻らないでしょう。これを言うだけでは、あの経験を過小評価することになります。これを読んだり聞いたりしても、私が何を感じたか本当の意味では誰にも理解できないだろうと思います。あの恍惚感は永遠に続いています。そして私はその永遠の一部なのです」

クレオはDMTセッションを受ける準備がすっかり整っていた。だから531号室で精神（スピリット）の分子が使われた時、まっすぐに答えに向かって突き進んだのだ。彼女のセッションではスピリチュアル体験でよく登場するものが多く出てきた――通常の時間・空間の消失、その領域との遭遇による恍惚感、そして筆舌に尽くしがたいもどかしさがあった。彼女は自分の内部に宿る神性を確信し、短時間であるにもかかわらず、きわめて濃厚な時間の中ですべての疑問の答えを得た。

エレーナは参加当時39歳で、最も初期に登録した1人だった。彼女は背が低く針金のように細身で、浅黒くきつい性格で、楽しげで不愛想な印象の人だった。自宅はタオス郊外の小村にあり、DMT－1のカールと娘との3人暮らしだった。

エレーナはこれまで幻覚剤を20回ほど経験していた。最近ではMDMAを100回近く摂取していて、そのおかげで仕事のペースを落とすことができたと感じていた。彼女はカウンセリング会社と物件を売却し、心の内面のワークに専念していた。彼女はDMT研究に参加することにより、「自分のスピリチュアルな真実をより明確に理解できること」を望んで参加した。

エレーナとカールは楽しいカップルで、私は数年前から彼らと個人的な友人関係にあった。第6章で詳細に書いたように、私が経験した非常に骨の折れる期間にいつでもゆるぎないサポートを申し出てくれた人々だった。彼らがDMT-1、DMT-2となったのは自然な成り行きだった。


エレーナの非盲検・低用量セッションは何も起きなかった。にもかかわらず、その翌日私が8倍の高用量DMTをシリンジに準備している時、彼女は尋常でないくらいに不安を露わにした。私が注射器の準備をする様子を見ているだけで彼女の心拍は65から114に、血圧は96/66から124/70に跳ね上がった！瞳孔は最大限に開き、室内は不快な緊張感に包まれた。張り詰めた空気を少しでも和らげるため、私は注射器を下に置き、自分の心を落ち着けようとしたが、うまくいかなかった。不安のエネルギーは制御不能の域に達しようとしていた。カールとシンディもそれを感じ取り、落ち着かない表情になった。

私は希望を持たせようと意識しながら「さて、どうしようか？」と話しかけた。

エレーナは強気な笑顔を見せた。「大丈夫よ。未知の領域がちょっと怖かっただけだから。始めましょう」

注入後45秒経過したところでエレーナは呻き声を上げ始めた。そしてため息をつき、息を吸い込んでは大きく吐き出した。彼女の動きが激しすぎて、2分経過時点での血圧と心拍の測定ができなかった。彼女の手は冷たく湿っていて、顔からは血の気が引いた。5分経過時点での心拍は134とさらに上がったが、血圧は安定していた。頭は前後にゆっくり揺れていて、時々うなずいているようだった。彼女は唇を舐め、あくびをして、ため息をつき、快適な状態を見出せない様子だった。4分経過時点で、ようやく落ち着きを見せた。

13分後、顔色が良くなり、動きが止まり静かに横たわっていた。その10分後、彼女は突然噴き出し、その笑いはだんだん激しくなり爆笑となった。30分経過時点で彼女は興奮冷めやらぬ様子で語り出した。私はメモを取ったが、翌日彼女が書いた手記のほうが、その経験をよく物語っている。

「あなたが、『オーケイ、終わったよ』と言うより前に、私の中に、言葉で表現できないような強いエネルギーが湧き起こりました。心臓が高鳴りました。グルグル回る色が出てきて、それは前日と同じ視覚体験でしたが、前日の百万倍のインパクトがありました。私はただその場で持ち堪え、光のショーに気をそがれてはいけないと言い聞かせました。するとすべてが止まったんです！　闇に光が差し、その向こう側には完全なる静寂がありました。それから『なぜならそれが可能だから』という言葉が虚空から出現し、私を満たしました。

偉大なるパワーがすべての可能性を満たそうとしていました。それは『善悪を超えている』けれど、それは愛で、ただそういう存在でした。善意の神はいなくて、ただ万物の根源たる大いなる力があったのです。

私の考えや信念の一切が、あきれるほど下らないことに思えました。そのことを絶対に忘れたくありませんでした。目を開けて、周りを確認できることはわかっていました。でもその前にこれらすべてが消えてしまわないように、この経験がしっかりと結晶化して、あとで人に伝えられるように定着させるまで待つ必要があったのです。

『なぜ戻るんだろう？』と私は疑問に思いました。目を開けたくありませんでしたが、目を開けると、部屋はとても明るく見えましたが、それ以外はセッション前と変わらない景色でした」

数か月後、用量反応テストでエレーナは二重盲検の高用量セッションをしたが、その際にあの境地を再訪した。前回とは異なり、彼女はセッション開始前に取り乱すことはなかった。

20分経過時点で彼女はこう語り始めた。

「いきなり、大きくて、信じられないような圧力が頭の中に現れて、押し戻されたんです。それからバーンと弾かれて飛んでいった先では、純粋な生命エネルギーが形となって現れ始めるところでした。その動きが遅くなると、意識が分離する過程が見えました。遅くなることで、形や意識がつくられるの。遅くなる前は何もなかったわ。無意識もなく、意識もない。それはリアルで、それぞれの物質となり、それは部分的なものではない。地球ではモノが動くのがすごく遅いの。びっくりだわ。

外に向かい、ゆっくりと周辺、縁のほうに行くにつれ、形が現れてくるのよ。それは無限の創造の噴出。まったく力が要らなくて、同じ膨大な過程を辿り、縁から戻ってくる。私の小さなエネルギーも、他のすべてのものとまったく同じように、縁まで行って戻ってくる。死ぬことはできないの。そこからいなくなることもね。何かを足すことも引くこともできない。不滅の存在だから流れに乗って永遠に続くのよ。『私は』という考えがグルグル回っている。それを確信したわ。
パラドックスがたくさんあった。方向感覚がなくなったわけではないけれど、そもそも方向自体がないの。自分が誰か、どこにいるかわからなかったけれど、そもそも知るべき個人も場所も存在していないの。次に何をしようか考える必要もない。それは空っぽの宇宙ではなく、満杯に詰まった空間だった」

エレーナは自分が遭遇したものを「善悪を超えている」と表現したが、そこが冷たく生命のない場所でないことは本人の喜びと畏敬の念が示している。むしろそれは「愛」であり、そこにいることがあまりに幸福なため、「戻りたくない」と考えたほどだった。死と再生の無限周期を理解し、不滅の存在であることを確信した。前章に登場したカルロスのように、近年の宇宙学者が言うところの宇宙の根源と思しき場所を見た。初めには何もなく、次にビッグバンがあり、動きが遅くなり、冷却された粒子が物質となった。物質から私たちの分離した体と意識が生まれた。

ショーンのストーリーは複合的な特徴が際立っていた。彼のセッションにはいくつかの未知の世界があり、「存在」との遭遇、そして神秘的な状態もあった。しかし彼の啓発（エンライトメント）体験は、別のタイプの体験が地慣らしをした結果起きたクライマックスだった。

参加当時38歳だったショーンは、他のどの被験者より多くDMTを摂取した。彼はすべての二重盲検のプラシーボ制御によるテストに加え、ピンドロール、シプロヘプタジンとDMTを同時に使った場合の最適用量を調べるパイロットスタディにも参加していた。その他にもDMT・EEG（脳波記録）研究、そして研究の前段階として実施したシロシビンとの合成実験セッションの参加者でもあった。

薄茶色の髪、色白、中肉中背で、穏やかな性格の彼は、超がつくほど控えめだった。何度か会うようになって初めて彼の堅実な人柄、ひたむきな知識欲や屈折したユーモアのセンスが見えてきた。

彼はアルバカーキの大手法律事務所の弁護士だった。しかしパートタイム勤務で、彼は多くの時間を多種多様な自生樹木を育てるという情熱のために使っていた。

彼はこれまでLSDを35回摂取していて、シロシビン幻覚キノコとメスカリンをそれぞれ1〜2回経験していた。DMT研究への参加動機は、彼の人生に対する姿勢を反映した謙虚なものだった。「もう一つの幻覚剤経験をするため。それがどんなものかまったく予想できませんが、新たな経験や、それによって自分がどうなるかに対する怖れはありません」

ショーンの非盲検・低用量テストはうまくいった。しかし翌日の高用量セッションでは異常事態が起きた。腕に刺した静脈ラインがひとりでに外れたため、私ははからずも静脈でなく皮下注射をしてしまったのだ。私たちはその可能性に気づいたが、それはセッションがかなり進んでからのことだった。彼はこの問題があった高用量セッションの時より、その後の高用量セッションでずっとハイになった。

皮下注射の非盲検・高用量0・4㎎／㎏セッションは効果が出るのが非常に遅く、前日の低用量の結果とさして変わらなかった。注入しながら私も違和感があったのだが、静脈を外れているかもしれないというところにまで意識が向かわなかったので、やり直そうとは思わなかった。ショーンがいわゆるドラッグにあまり反応しないタイプの人物なのだろうと考えていた。

二重盲検テスト期間中のある日、ショーンは0・2㎎／㎏の投与（終了まで伏せられていた）を受けた。未体験のドラッグに対する反応が起きたため、私はてっきりこれが最初の高用量セッションではないかと考え、ショーンもそう思った。

「これまで受けたのは低用量で、今回が高用量だったに違いない！　こんなにハイになったことはなかった。ドアの木目がいま開いた！」

ショーンの参加は研究のかなり早い時期だったため、当初は全員にアイマスクを着用させていなかった。ショーンは目を開けていることを好んでいた。そのおかげで、DMTがもたらす視覚効果を深めるためのサポートができたし、目を開けていることによる弊害にも気づくことができた。

私は彼にこう言った。「たとえば木目そのものじゃなくて、木目の間にある空間に意識を向けられないかな？DMTの効果に慣れていくと、もっと深く入って行けると思うよ。見えてくるイメージは入り口で、その奥にはもっといろんなものがあるんだよ」

「今それが消えていくところなんだ。あなた方2人がそばにいることはわかるけど、2人が何をしているか、全然わからない。2人を知っていてよかったよ。もし知らない人だったら、すごく自意識過剰になってしまうから」

私たちが知り合いでよかったという彼のコメントは、幻覚剤投与にまつわる、滅多に語られないが非常に重要な変数（幻覚剤を投与する人とされる人の関係は結果に作用すること）を示している。投与する側との関係が心地よいものであれば、安心して身を委ねることができる。不安や不信があればその真逆になる。

その数週間後、彼はプラシーボを投与された。その際に前回の体験を振り返る機会があった。

「前回のセッションは臨死体験だったと思う。今は、すべてが前よりも生き生きと見えるんだ。退屈してないよ。してもいいくらいの時でもね！　あれは神に対する畏敬の念だった。あの経験の後の1～2日はセッションのこと以外何も考えられなかった。あの経験を誰かに、誰彼かまわず話したいという気持ちは3～4日すると消えていった」

あの時点で、私たちの誰も知らないまま、深い体験をしていたというのは興味深い。とりわけセッションの直後には、その内容を私たちに語ることについてどれほど心地よく感じるかは人によってまったく異なることを心に留めておく必要があると気づかされる出来事だった。

ショーンは耐性に関するパイロットワークに参加していて、それはＤＭＴを連続投与する際の適量と最適な時間の間隔を調べる目的の実験だった。ある朝彼は0・2㎎／㎏を1時間おきに4回投与された。3回目の投与が終わった時、彼はこう言った。

「全部見られなかった。目まぐるしかったから。何かが聞いてきたんだ。『何が欲しい？　どれくらい欲しい?』って」

ショーンはこともなげにそう言った。それが「他者」との遭遇について語った最初の言葉だった。

「それで、こんなにたくさんじゃなく、もっと少量で見せてほしいと答えたんだ。それで密度の濃い、弾けていく、カラフルな中国語のパネルみたいな奴がペースダウンしていった。おかげで処理できるくらいになり、内容に集中できるようになった。そこに行っても、だんだん勝手がわかるようになってきたよ。迷ったりしない。ちゃんと質問できて、答えも聞ける」

その後、ショーンは0・3mg/kgを1時間おきに4回投与されるセッションを受けた。その日は彼にとって尋常でない一日になった。ベッドの脇で私もメモを取っていたが、後日ショーンが送ってきた手紙のほうがその体験をよく捉えている。

「最初のセッションはすごく楽しかった。ベッドから3~4フィート〔約1メートル〕浮かんでいるような感覚だった。映像がどんどん見えて、ついにきらめく電気的な青緑の光の図形になった。それで僕は『そこにいるのはまた君なの?』と聞いた。でも返事はなかった。それで僕はたくさんの色の先で、地平線の向こうに広がる低地の街が動く様子を見ていたんだ。街の上空には輪郭がぼんやりした『もの』がたくさん浮かんでいた。

それから僕からちょっと離れた右隣に、とがった鼻で、明るい緑色の肌の中年女性が座って、僕と同じように、動く街を眺めているのに気づいた。彼女の右手にはダイヤルがあって、どうやらそれが僕らが見ているパノラマ風景をコントロールしているようだった。彼女は少し僕のほうを見て、『他には何がお望みかしら？』と訊ねた。僕はテレパシーで答えた。『そうだね。何ができるの？　あなたに何ができるのか見当もつかないよ』」

するとと彼女は立ち上がり、僕のほうに進んできて額の右のあたりに触れた。そこを温めてから、何か鋭いものを使って僕の右のこめかみの中にあったパネルを切り開いたんだ。そうしたらものすごい圧力が放出された。そして僕はそれまでよりずっと楽になった。第一その一連の動作はまったくもって快適だった」

ショーンの2回目の投与は、部屋の外で大きな掃除機が雑音を放ち、窓の下にはゴミ収集車が来て甲高い作業音を立て続けたため、困難な回だった。彼は一時的に混乱し、いらついた後再度集中しようとしたが、大きな音の障害になすすべもなかった。

投与3回目。

「DMT注入前に、今回初めてまっさらな状態で入ることができた。何の考えも希望も期待も怖れもなく臨んだんだ。

初めは電気的なチリチリした感覚が体中を走った。すぐに視覚的な幻覚がやってきた。それから5〜6人くらいの人が速足で一緒に歩いているのを感じた。彼らは旅の仲間とか、助けてくれる人々だと感じた。男の人型生命体が僕のほうを向いて、右腕を挙げてカラフルなパッチワークに手を伸ばしながら『こんなのはどうだい？』と訊ねた。万華鏡みたいな映像がいきなり明るくなり、動きが速くなった。2人目、そして3人目が続いて同じように訊ね、同じことをした。その時点で僕は決心した。もっと奥へ、もっと深いほうに行こうと。

すぐに目の前に明るい黄色がかった白の光が現れた。僕は開かれた心でいようと思った。僕はその光に吸収され、その一部になった。そこには何の形も線も、影や輪郭も、何もない。体がなく、内側も外側もない。自分や思考や時間、空間、分離感やエゴもなくなった。ただ白い光だけの世界だ。その純粋な存在、ワンネス、恍惚感をごく一部でも表現する言葉が見つからない。圧倒的な静寂とエクスタシーの感覚だけがあった。

この純粋エネルギーの融合というか、なんとも形容しがたいところに、いったいどれだけの時間留まっていたのかまったくわからない。それから最終的に僕は緩やかに斜面を転がりながら、滑りながら、この光から元いたところへと移動し始めた。そうしている自分自身が見えた。痩せた、裸の子供のような体が、温かい黄色い光に照らされて輝いていた。頭が大きくなっていて、体は4歳児みたいだった。体が後退する途中で光が波状に触れた。斜面を降り終わった時、幸福感で眩暈がしそうだった」

当然ながら、ショーンが何を経験したのか私たちには知る由もない。私のメモには、9分経過時点でショーンが「着いたみたいだ」と言ったと書かれている。

評価スケールに記入した後で、彼はこう言った。

「面白いね。明るい光の中に入ろうと決心したんだ」

私は協力的な姿勢を示そうと、こう言った。「ただ待って、観察するのではなく、進んで奥に入ろうとしてくれてよかったよ」

「特に意識的な選択をしたわけじゃなかったけど」

「楽観的でいれば崖から飛び降りることもできる」

「そこまで怖いもんじゃなかった」

少し間をおいて彼は微笑んだ。

「自分がこんなことをしているなんて信じられないよ。あなたたちがしていることもね」

その日の最終回、４回目の投与について彼は手紙で以下のように書いている。

「針金みたいな人たちがそこらじゅうにいて自転車に乗っている。プログラミングされた人たちがビデオゲームの中で楽しそうにしているみたいな感じだった。僕はただ彼らを見ていた。彼らは青緑色をしていて、僕の周りじゅうで走り回っていた。駐車場ビルになったみたいだ。その後どうなったのか忘れてしまった。でも長い間それが続いたんだ！　この後どうなるんだろう、とずっと思いながら見ていた。トリップがゆっくりと終ったんだけど、その過程は覚えていない」

朝のセッションはほとんど終わりに近づいていた。アイマスクを外した時のショーンの顔は青白かった。

彼は膝を胸に付けるように折り曲げた。

ローラが「お疲れのようですね」と言った。

「ううん、疲れてるんじゃないんです。ボーッとしているだけ」

彼は部屋を見渡し、私たちを見て、ため息をついて言った。

「なんて日だ！」

自然発生するスピリチュアル体験と、ＤＭＴによって一部の被験者に起きる体験の間には驚くほどの類似点があることは明らかだ。クレオ、エレーナ、ショーンの高用量セッションは恍惚感、洞察に富み、革新的、そして深遠な体験となった。彼らは3人とも宗教的概念についての知識を持つ、安定した人格の持ち主だった。セッションについて語る時に彼らが用いた言葉は、歴代の神秘家が残した言葉と驚くほど似ている。

DMTは数多くの啓発（エンライトメント）的経験の特徴を呼び起こす。その特徴には時間が消えた感覚、筆舌に尽くしがたい感覚、両極端が共存している感覚、時に白い光として感じられるような、圧倒的な力、叡智、愛を持った存在との遭遇や合体、肉体の死後も意識が存続することへの確信、そして創造や意識の基本的「事実」に関する知識を直接体験することなどがある。


それらのセッションに感謝し、畏敬の念を抱きつつも、それらを何度も耳にするにつれ、より大きな疑問が湧いてきた。DMTが神秘体験を引き起こせるからといって、それらは必ずしも有益な体験なのだろうか？言い換えれば、それを経験した人々にスピリチュアルな気づきを起こすだろうか？　もしそうなら、DMTによるこれらの遭遇を真にスピリチュアルなものだという保証を得られる。ついでながら、リアルに変容体験を目の当たりにすると、時たま起きるDMTの負の効果も受け入れやすくなるかもしれない。

以上のような考えは二つの臨床的課題へと導かれる。つまり精神（スピリット）の分子によって生まれた、あるいは遭遇した負の効果（副作用）、そして長期的利点だ。包括的なメリット、デメリットを洗い出すにあたり、DMTの負の側面についてみていこう。

第17章

苦痛と怖れ

ＤＭＴセッションについてこれから続くいくつかの章を執筆するにあたり、私はベッド脇で記したすべてのメモに目を通した。全部を読み、被験者の体験をいくつかのグループに分け、コメントを切り貼りするのに約1か月を要した。最初のカテゴリーは「副作用」で、ここにはＤＭＴがもたらした困難・厄介な反応を収めた。このフォルダには25人のセッションの一部が入った。これらの副作用には、ほとんど感じないようなごく軽い、短時間のものから恐怖におののくような、危険で、しぶとく残留するものまであった。

総勢60人のうちの25人というと、ずいぶん頻度が高く感じられる。当時、被験者のうちの半数近くが問題を感じていたことにまったく気づかなかった。状況がどうあれ、研究を進めたいという欲求のあまり、私は負の作用を過小評価していたのだろうか？

ＤＭＴの恐怖体験を減らす目的で私は幻覚剤の経験者、かつもともと問題のない被験者を選別してきたため、高い確率はなおさら心外だった。これらの条件を付けたことで、幻覚剤がどんなものか予想もつかない人々や、精神的に病んでいる人を除外でき、研究がより安全になったことと思われる。

これらのセッションをよりよく見ていくと明らかになるのは、問題の大半はきわめて短時間で、取るに足りないということだ。それがわかると、私はいくらか安心した。臨床的幻覚剤研究を再開するにあたり、その対象にＤＭＴを選んだ理由の一つには、その効果が短時間だということがあった。事態がどれほど悪かったとしても、少なくともすぐに終わるだろうと考えたのだ。

研究の環境はドラッグの負の影響が起きてもいいように整えられていた。そしてそのことが今回の高い頻度をもたらしたのかもしれない。臨床環境というのはきわめて不快なものだ。とはいえ万全の医療体制があることで安心できた被験者もいた。

研究センターの物理的環境に加え、実験の現場としての雰囲気も、一般的な幻覚剤摂取時とは異なるため、彼らを緊張させたことだろう。採血や質問票への記入の他、さまざまな実験に伴う操作は彼らと私たちの関係に影響を与えただろう。私たちは被験者から、彼らの幻覚剤体験以外のものを求めていたし、その期待は無視できるものではなかった。

ＤＭＴの効果に伴い、参加者のほぼ全員に何らかの不安は生じるものと私は思っていた。特に高用量の際は、多くの被験者が自分の足場を見失うような感覚に襲われることはあらかじめわかっていた。ＤＭＴがきわめて破壊的効果を及ぼすことに私が注視しているのを見て、彼らが大量投与の際に自然に感じる不安を、私が共有していると感じたことと思う。

私たちは室内の匂い、ジェスチャー、言葉遣い、精神状態、そして室内にいる全員の立ち居振る舞いなどの細部にも最大限の注意を払った。細部にわたる配慮は、被験者に不必要な不安や、その他の負の影響にさらさないために大いに役立つものだ。協力的で、面倒見のよい、理解を示す態度や対応は、重篤な副作用に対する最良の保険であり、起きた際には最も対処しやすい状況をつくる[*1]。

副作用の問題は、幻覚剤研究におけるリスク対効果比を精査する際にきわめて重要になる。効果がリスクを上回るか？　幻覚剤使用に伴う負の影響は、正の影響に照らして見合うものだろうか？　本章ではＤＭＴの負の側面を扱うが、次の章では長期的には被験者にとって役に立つことについて考えていく。

古い研究文献を繙くと、ＤＭＴにはどのような負の反応があるかが書かれている。

１９５０年代にスティーブン・ザラが実施したＤＭＴ脳波図研究の被験者の一人に、女性の医師がいた。筋肉注射によるＤＭＴの効果が最高潮に達した時、彼女はこう叫んだという。

「（目を開けることで）これを自分で終わらせることができないところが怖いわ。……なんて不快な経験かしら。ああ最悪よ。意識を失って倒れるほうがまし。これがあと1時間も続くの？　すぐに死ねる薬を出してちょうだい。死んだほうがましだわ。あなたはどうしてこんなことができたのかしら？[*2]」

その後ザラは、初期の30人の被験者の反応から五つの「偏執・妄想」反応を抽出した。

「これらの被験者は、実験の最中に誰かが自分を殺そうとした、あるいは毒を盛ろうとしたと確信したと、セッションの1〜2日後に話した。毒とはＤＭＴのことで、殺そうとしたのは実験で投与を担当した人物だ。ある被験者は実験の最中に非常に狂暴になり、力で抑制しなくてはならなかった[*3]」

ザラの報告書は、精神医学の研究者にしてはあり得ないほどあけっぴろげだ。研究環境で実施された幻覚剤セッションで、実際に何が起きたのかを明確に把握するのは困難なことが多い。とりわけ研究チームが当該ドラッグの効能を証明することに強い関心を持っている時に起きた副作用についてはなおさら語られにくいことが通例だ[*4]。

ニューメキシコでの研究の被験者たちのDMTに対する負の反応は、他の文献に書かれた他のセッションで起きたものと質的に違いはない。過去に指摘されたカテゴリーのすべてを網羅していた。つまり個人的な心理要因、未知の世界で非物質的な存在との遭遇、臨死体験、そして神秘体験だ。経験を負の反応にするのは経験そのものではなく、被験者がどう反応するかによる。不安を引き起こす要素に被験者がどう反応するかによって、その後怖れの底に堕ちていくか、そこから抜け出し、より有益な解決に至るかが変わってくる。

アイダは、最初の非盲検・低用量テストを受けてドロップアウトした数少ないボランティアの一人だった。参加当時39歳だったアイダは、アルバカーキで開かれた女性向けのスピリチュアリティワークショップで、私の元妻と出会った。彼女は3児の母で、成人してからのほとんどを不幸な結婚生活に費やしていた。彼女は真顔でジョークを言うような人物で、強い怒りと恨みを心に秘めているようだった。彼女が笑っていても、それが私たちと一緒に笑っているのか、私たちのことを笑っているのかが判別できないため、私たちは彼女といると居心地が悪かった。

彼女がDMT研究に関心を寄せた動機は、シャーマニズムへの傾倒だった。彼女はそれまでにLSDやシロシビン幻覚キノコを20回ほど経験したが、家庭を持ってからの約20年はまったくご無沙汰だった。

ある日の午後、私はアイダの非盲検・低用量テストをするべく531号室に入ると、驚いたことに彼女はベッドに座り、『ニューヨーカー』という雑誌を読んでいた。最初のDMTセッションを前に、そんなことをしていた被験者は彼女が最初で最後だった。彼女は緊張しているようだった。

私が彼女に段取りの説明をしている最中にも、彼女は雑誌をパラパラとめくり続けた。室内には気まずい緊張感が漂い、いつもの説明をしながら私はどもりがちになった。それでアイダの強い不安感に対する警戒心が高まった。

注入して4分経った時、アイダはかすかに目を開けた。そして私を見てからすぐに目を逸らした。1分後、こう話した。

「好きじゃなかった。感覚がよくなかった。頭がすごく熱くなったの。体を抜け出したわ。息が苦しかった」

私は「あっという間だったろう?」と問いかけた。

「あなたにとってはそうかもね」

「いや、始まりのことさ。ドラッグの効果は長く続いた?」

「効果を感じた瞬間から、早く終わらないかと思っていたわ。ドラッグの後の洗い流しの注入から効果を感じて、動けなかった。自分の足を見たら、自分のじゃないみたいだった。怖かったし、安全だとも感じなかった」

翌日アイダにこの8倍の量を投与することは考えられなかった。

「人によっては、このドラッグが嫌いな人もいるんだよ」

「大嫌いだった」

「今日はこれで終わりにしよう。これも経験だと思えばいい。僕らに合わせなくていいよ」

「オーケイ」

キッチンから、最悪のランチが届けられた。ミステリーミート〔何の動物の肉か明らかでない加工肉〕のタコスだった。厳しいセッションのフィナーレにふさわしい食事だった。

私はその夜アイダに電話した。彼女は元気だったが、二度とDMTはやりたくないという意志を確認した。


高用量体験は、被験者によってはかなり心をかき乱されるもので、高用量体験を契機にこの研究からドロップアウトした被験者が数名いた。ケンもその一人だった。

ケンは23歳で、私たちがこの研究を始める数か月前にアルバカーキに来たばかりだった。スポーツマンで、髪はパーマの巻き毛、派手なバイクに乗っている彼は、被験者の中でもかなり目立つ人物だった。彼がニューメキシコに来たのは、州内にある代替医療のカレッジで訓練を受けるためで、その前は大学を退学。理由は「羊になったみたいだったから」とのことだった。

彼はMDMAのヘビーユーザーであり、切れると禁断症状を自覚していた。彼はドラッグがもたらす「楽しいこと、祝祭、愛、絆、深さ、スピリチュアリティ」が好きだった。興味深いことに、彼はドラッグ使用に関する質問の中で、代表的な幻覚剤に関する項目に記入しなかった。私は彼がドロップアウトするまで、それに気づかなかった。もし気づいていれば、彼がより強い幻覚剤を摂取するにあたり、もっとよく配慮できていたかもしれない。

ケンには何か不安を感じさせるようなものがあった。彼はいつでも「クールな」「ニューエイジ」的な態度で、ローラと私にはそれがどことなく過剰に見え、彼のダークサイドを思わずにはいられなかった。彼がキレるポイントは？　怒りや、限界はどこにあるのだろう？　彼はどんなことに心を動かされてきたのだろう？　彼は人生の出来事に正面から取り組むことなく上滑りしてきたように見えた。今思えば、そういうことがのちに遭遇した困難の背景にあったのは自然な成り行きだった。しかし彼がＤＭＴに負の反応を示すことを予知するのは不可能だった。

ケンの低用量０・０５㎎／㎏セッションは問題なく終わった。

「少し鎮静とエネルギーアップの効果があって、ＭＤＭＡと同じだった。色がいくつか見えた。快適だったよ。明日の高用量がどんなことになるか楽しみだね」

翌日のセッションでどうなるか、私にも予測できなかった。私にとってＭＤＭＡは弱いドラッグだ。代表的な幻覚剤よりＭＤＭＡを好む人は、ストレス（刺激の強いドラッグによるストレスや、人生からくるストレスを含む）がかかると負の反応を示す傾向がある。私はＭＤＭＡを「愛と光のドラッグ」と好んで呼んでいる。ポジティブな面を強調し、ネガティブな面を矮小化するからだ。それで解決するほど人生は楽ではないが。

翌日ケンは、絞り染めの薄いバギーパンツと、ワイルドでサイケデリックなＴシャツというういでたちで現れた。受付の看護師は、彼を見て「なんてキュートな人かしら」とコメントした。

食塩水の注入で静脈ラインに残った薬液を体内に送り込んでいる最中に、彼ははっと息を飲んだように見えた。フィリップやその他の被験者が高用量を摂取した時の経験に基づいて言えば、このちょっとした喉の詰まりを示す音はほとんどいつでも強い効果の証だった。ケンの頭は前後に揺れ、足はベッドの上で無意識に上下し、過度の緊張を解放しているように見えた。

5分経過時点で彼は落ち着いてきたが、顔をしかめ、首を振った。その2分後、彼はアイマスクを外し、正面を凝視した。瞳孔はまだ開いたままだったので、ローラと私は彼が元に戻るまで静かに待った。14分後、震えはあったが平静を取り戻し、こう言った。

「ワニが2匹いたんだ。僕の胸の上に。僕を踏みつぶし、肛門にレイプしたんだ。生還できるかどうかわからなかった。初めは夢を、悪夢を見ているんだと思った。でもやっぱりこれは本当に起きているんだと気づいた」

このセッションはスクリーニング目的だったため、肛門に体温計を装着していなくてよかったと私は思った。彼は目に涙をいっぱい溜めていた。

「最悪だったようだね」と私は言った。

「最悪だったよ。これまで生きてきた中で一番怖かった。手を握ってほしいって言いたかったんだけど、磔にされていて全然動けなかった。声も出せなかった。畜生！」

セッションは終わっていたので、そのシーンから離れろとか、その爬虫類の攻撃から逃げろとかいったアドバイスを出すことはできなかった。彼は身動きできなかった。私たちにできるのは、それをただ受け入れること、そしてそこから何らかの学びを引き出すよう促すことくらいしかなかった。

「今見たことは何を示唆していたんだろうか？」と私は問いかけた。

「まったくわからない。まるで罰を受けているみたいだった」

彼は私をまっすぐ見て、こう訊ねた。

「この後のセッションでもこれくらいの量になるの？　こんなのをまたやるのはもう無理だよ」

ケンはベッドに静かに横たわり、今起きたことを受け入れようとしていた。あまり語りたがらなかったが、比較的簡単に評価スケールの記入をした。朝食を摂った後、彼は落ち着いて穏やかになった。

私は彼に関する記録を書き終えてから再び531号室に入った。彼は明るさを取り戻し、病院を出る前に私を待っていた。

「気分はどうだい？」

「これは僕のドラッグじゃない。もっとメロウなMDMAのほうがいい。これはハードで強烈すぎるよ」

「わかった。この先続ければもっとすごい経験をすることになるだろうから、今やめるのはいいことだと思う」

彼の恐怖体験の内容について気になったのでこう訊ねた。「でもなぜワニが出てきたのか、思い当たることはある？」

「ないね。爬虫類は好きなんだ。以前イグアナをペットにしていたくらいだから」

そう言って彼は笑った。

「もしかしたらエジプト人だった前世体験とか、そういうことかもね」

その後彼はすぐにアルバカーキを出て、カリフォルニアに移住したが、私たちは連絡を取り合っていた。彼の薬物反応があまりに過激だったため、恒久的な精神的損傷が起きていないか心配だったからだ。あの体験の理由として、幼少期に性的暴行を受けたことがなかったか訊ねたが、彼はそのような記憶はないと否定したため、確定には至らなかった。

ある意味で、ケンのセッションは彼をあからさまに怖がらせた。爬虫類にレイプされたことはおぞましい記憶となり、滅多に思い出さなくとも、その波及効果は持続した。その後彼はＭＤＭＡを含むすべての向精神薬を断ち、マリファナも著しく減らした。彼はハーブ店で職を得て、ガールフレンドと暮らしていた。もっとずっと悪い展開になっても不思議はなかった。

あとになって思うのは、高用量ＤＭＴの結果起きた負の存在との遭遇を、彼が習慣的に自らのダークサイドを避けて過ごしてきたことと結びつけるのは簡単だ。精神（スピリット）の分子のパワフルな影響の前に、彼の防御は太刀打ちできるものではなかった。

地球を揺るがすほどの高用量ＤＭＴセッションが暗く脅威を感じさせる記憶として留まる一方で、それをひっくり返した例もある。たとえばアンドレアは、ＤＭＴによる臨死体験で恐怖を味わった。しかし、セッションで初めに感じた恐怖を触媒として、自らの精神のワークに生かした。

アンドレアは33歳で、サンタフェの北で夫と2人の子供と暮らしていた。この夫婦はソフトウェア開発者で、意識変容ドラッグに精通していた。彼女は幻覚剤を100回以上経験していて、大量のコカイン、メタンフェタミンを数年にわたり大量摂取していた。

幼少期の彼女にはいわゆる睡眠麻痺、入眠時幻覚があった。眠りに落ちる際、体が動かず、短い、恐ろしいシーンを見るという症状だ。厳格なカトリック教徒の母親は、サタンが来て拷問をしているのだから、キリストに祈り、護ってもらいなさいと彼女に言った。その恐怖シーンは滅多に起きなくなったものの、今も続いていた。

穏やかに睡眠に入れないことは、研究センターでDMTの投与を受けようか考える際の不安材料だった。DMTの効果が現れるまでの過程で、完全にリラックスすることはできないかもしれない。そして、彼女はDMTで臨死体験をするだろうと考え、体の感覚がなくなるかどうか考えた。

あれこれ不安はあったものの、アンドレアは低用量セッションを楽しんだ。その最初のひと言はこうだった。

「ああ楽しかった！」

翌日、彼女はやってくるなりこう言った。「今朝起きた時、一瞬怖れがよぎったんだけど、昨日はすごくイージーだったから、今日も大丈夫、と思い直したの」

私はどういうわけか血圧測定器の横に「救急キット」を用意した。中身はパニック用のヴァリウム、高血圧用のニトログリセリン錠だ。高用量セッションの前にこんな準備をした記憶はなかった。

DMT注入が半分ほど済んだところでアンドレアは咳をした。洗い流しの注入の時には1～2回深いため息をついた。

それから大声を出した。

「ノー！ ノー！ ノー！」

その1分後、泣き出した。

「ノー！ ノー！ ノー！」

アンドレアは足を蹴り上げ、激しく振り回した。彼女の夫が彼女の足に手を置いて、やさしくさすった。私はもう一方の足に手を載せた。

2分経過時、彼女はもう叫ぶことはなく、少し落ち着いた様子でため息をついた。

私は彼女に言った。「よくやっているよ。呼吸を続けて」

彼女はやさしい声で答えた。「オーケイ」

4分後、アイマスクの下で涙が流れているのに気づいた。

「泣いていいんだよ」と言うと、彼女はすすり泣き始めた。5分ほど泣くと、少しリラックスしてきた。

「私、叫んだ？」

「ああ2回ほどね」

「だと思ったわ。黙っていられなかったから」

「いろいろな感情が起きたんだね」

彼女は静かに笑った。

「これを私、志願したんですよね？」

「そうだよ。君のインフォームドコンセントの書類がうちにある」

「体を抜け出すことはなかったわ。ずっと抵抗していたの。死ぬかと思ったの。死にたくなかった。怖かった。私が体を持っているのには理由があるとわかったの。この体でやるべきことがあるのよ」

アンドレアは恐怖に敗北する代わりに、チャレンジに変えた。

「効果が現れてきた時、これをまたやるかどうか疑問に思っていたんだけど、今はやる気になってる。次回は今回ほど怖くはないと思う。怖かったのは死よ。自分がその虚空にいるのを見たの。ただ真っ黒で、あんまりだった。今まであんな経験をしたことはなかった。ＬＳＤでも幻覚キノコでも、だんだん起きることが積み上がっていき、体を出たり入ったりもできるのよ。でもこれは選択肢がないの。全然準備ができていなくて、びっくりしたし怖かったわ」

アンドレアの記録を付けるために受付に戻ると、看護師数人に、大丈夫だったかと訊ねられた。彼らは、５３１号室から漏れた叫び声を聞いていたのだ。

「立ち上がりがワイルドだったけど、今はもう元気だよ」

30分経過時点でアンドレアは平常に戻り、評価スケールに記入した。１時間後にはもう朝食を食べていた。ＤＭＴが人をどん底に突き落とし、元に戻るまでの速さは驚嘆に値する！

翌日電話で話をした際、アンドレアはこんなことを言った。

「私が死ぬまでにやりたいことが、よりはっきりしてきたわ。まだ死にたくないわ。私たちがニューメキシコに引っ越してきたのは、大学に行ってボディワークを学ぶためだったの。でもやる気が萎えてそのままにしていたの。でも人生は限りあるものだから、学ぶなら今だと思ったのよ」

アンドレアはその翌月、耐性テストにやってきた。

始める前に私は彼女の怖れを確認した。

「意識が飛ぶことが怖い？　もしそうなら、失神していいんだよ。ただ気を失えばいい。全然かまわない。気を失ってもまた戻ってくるから大丈夫さ。今日のＤＭＴの4回連続投与は疲れると思う。苦痛や怖れが増大する前にドロップアウトしていい」

「どこに行くのかだけが心配なの。私、大丈夫かしら？」

最初の0・3㎎／㎏が注入された時、彼女はくぐもった泣き声を少し上げた。しかし何らかの事態を予測していたローラ、私、彼女の夫はすぐさま彼女の手足に手を置いた。彼女は落ち着きを取り戻し、その朝のセッションの間じゅう、最初の高用量投与で見つけたテーマに取り組んだ。それは死への恐怖に連動した、充実した人生を全うするというテーマだ。

耐性テストの被験者にはよくあることだが、アンドレアも4回目の投与で不安や混乱の壁を突破して、恍惚とした解決へと導かれた。

セッション開始後18分で、語り始めた。

「今回のは本当に素晴らしいギフトだったわ。これまでの3回、特に3回目はずっと不安と苦痛の中にいたんだけど、『イエス、またやるわ。絶対にあきらめない』と思っていたの。そうしたら楽になった。文字通りたくさんの人がいて、こう言ったのよ。『オーケイ。まだ君が若くて理想を追いかけていた頃、ボディワークをやりたかったことを覚えてる？』。今それができない理由はないわ」

その数日後電話で話した際、彼女はこう話した。「あの経験にはとても感謝しているわ。本当に吹っ切りたかったの[*5]。そして人生の捉え方が変わった。セッションのおかげで人生のフォーカスが、ヒーリングへの興味へと変わったのよ。やりたいことがたくさんあるわ。『すべてがうまくいく』という感覚はなかった。私のセッションの中では白い光なんてなかったわ。まだやるべきことがたくさんあるの。終わった時のうれしさの一つは、達成感だったわ」

アンドレアは苦痛や怖れの感覚と闘い続けるという道があったし、悪い状況がさらに悪化してもおかしくはなかった。母親が入眠時の症状を悪魔の攻撃だと言ったという話を聞いてから、私たちは彼女がドラッグの影響に身を委ねることに困難があるだろうと予測していた。しかし、夫や私たちのサポートにより、怖れを乗り越えて先を目指し、その背後にある悲しみと混乱と出合った。不安と怖れに直面し、抵抗するのをやめた時、彼女は自分が誰だったか、何を希求していたかを思い出し、そのゴールを実現するための計画を明確にすることができた。

身の毛もよだつようなＤＭＴセッション最中の問題といえば、血圧が危険なレベルにまで上昇または下降したという生命の危機を想起させるケースがある。ルーカスの血圧はほとんどショック状態にまで下がり、ケビンの血圧は恐ろしいほどに上昇した。

56歳というルーカスの年齢は、私たちの被験者の中でも最高齢の部類だった。起業家であり、著述家の彼は、ニューメキシコ北部の鄙びた村に住み、温室で多種多様なエキゾチックな意識変容植物を育てていた。彼は言語明瞭で、知的で怖れを知らない人物だった。

外来クリニックでのスクリーニングの一環である心電図の結果は、１００％正常ではなかった。彼の心拍は遅く、速くても50台で、「洞性不整脈」があった。これが意味するのは、呼吸をするたびに彼の心拍は遅くなり、ほとんどの人よりも早く加速するということだ。彼の心電図を診断した心臓専門医に訊ねたところ、「ルーカスに心臓病の兆候がなければ、ほぼ問題ないだろう」と言った。それは、正常範囲内の「変数」だった。

ルーカスの低用量セッションを見て、私たちは次の日はビッグなセッションになるかもしれないと予測した。近未来的な蜂の巣に入るなり気を失ったレックスのように（第14章参照）、ルーカスも揺れたり、前後に動いたり、かすかに眩暈がしたりしていたからだ。

「ベッドがゆっくり揺れているみたいだ。ハンモックが前後にゆらゆらしているように」

翌日の非盲検・高用量セッションで、ルーカスが宇宙ステーションに行き、無数の人型ロボットに遭遇したという話は第12章で書いた。その朝彼が味わった恐怖について掘り下げてみよう。

注入直後、ルーカスは青ざめ、落ち着きなくため息をついた。彼は何度も膝を曲げたり伸ばしたりして、シンディを見た。

「ああ大変だ！　僕に何をしようとしているのか見当もつかないよ！」

ルーカスは少し吐いた。私は辺りを見渡したが、彼が使える「嘔吐ボウル」が見当たらなかった。シンディが、私の後ろに丸めて置かれていたガウンを指さした。それを受け皿にするしかなかったので、私はガウンを差し出した。彼は受け取り、よくわからないという様子で私を見た。

「ん??」

「それを使ってみて」と私が言った。

彼はガウンに一度吐いたが、それ以上吐くことはなかった。

「なんてこった！」

彼がガウンに吐いた時、頭がベッドからずり落ち、シンディの足元に行った。私はベッドを回りシンディの側に行き、彼を元の位置に戻した。彼はガウンを顔に当てていた。

5分経過時点で血圧は108／71から81／55まで下がり、心拍は92から45に下がった。彼は青ざめていたというより緑色だった。頭を抱えて震え、ルーカスはショック状態に入ろうとしていた。

2分後、ルーカスの心拍は47、血圧は87／49になった。

私たちは彼の足を高くして、頭が低くなるようにベッドを整え、脳に血流が行くようにした。混乱している時は管理が行き届かない。心臓の緊急チームに連絡したほうがいいだろうか？　血圧を上げる薬を用意するべきか？　DMTは血圧を極端に上げるため、もし彼の循環機能が自力で回復し、私たちがショック状態を鎮めようとアドレナリン投与をしてしまうと、過剰介入により高血圧になり脳卒中を引き起こしかねない。

私は彼に言った。「君は大丈夫だよ。深呼吸をしてごらん。呼吸に意識を集中するんだ」

彼は途方に暮れて具合が悪そうだった。

その後の2分で、彼の生命兆候（バイタルサイン）〔血圧・心拍・呼吸など〕は自力回復した。12分後、血圧は102／78、心拍は73だった。

15分後、彼は宇宙ステーションに行った話を始めた。経験したばかりの恐怖を思えば当然ながら、彼は目を開けてから語り出した。

「シンディを見たら、信じ難いようなピエロの化粧をしていたんだ。全然可笑しくない。むしろ悪意を感じた。シンディの顔が怖くて見られなかった。シンディ、僕はあなたのことを知らないし、いい人そうだ。これはドラッグのせいだから。リックのほうもちらっと見たら、ステンレススチールの、いくつかの突起や取っ手がついたような顔だった。シンディだけでも怖いのに、リックはもう直視できなかった。医者としてのあなたの見方が永久に変わってしまうほどだったよ」

彼はリラックスしてくると、興奮気味に外宇宙探訪について語り始めた。しかし私はついさっきまで、あと一歩で最悪の事態になっていたかもしれないことを考えていて、集中できなかった。

その日の帰りの道中で、彼のトラックが故障したため、妻が迎えに行った。そこから家に着くまでの間にルーカスは、心理セラピーを受けている妻が、幼少期の性的虐待のおぞましい記憶を思い出したという話を聞かされた。家に帰ると、二つのメッセージが待っていた。彼らの友人が頭を撃って自殺したこと、そしてもう一人の友人が進行の速いがんで死につつあるということ。

翌日やってきた彼はこんなことを言った。

「何が現実で、何が幻かわからなくなった。でかい石が池に投げ込まれたみたいだ。小石じゃなく。その結果そこらじゅうに覚醒が起きているみたいだ。銃で自殺した奴が死んだのは、ちょうど僕がDMTをやった時間と同じだった。これは何かのシンクロニシティじゃないか？」

私は彼にこう言うしかなかった。「今日はやめておいたほうが安全だろうと、少し前から考えていたんだ。あなたはこの研究にとって大切な人だけど、あなたの身を危険にさらすことはできないからね」

ルーカスは力なく抵抗したが、理解を示した。しかし、あの日起きた出来事は彼を深刻に揺るがした。彼は、私に自分の家に来てほしいと言ってきた。その週の後半に、私は彼の家を訪ね、一日過ごしたが、私がDMT研究の被験者の家を訪問したのは後にも先にもそれだけだった。私たちはあのセッションを振り返り、何が起きたのか、それについて彼がどう感じたかについて話し合った。その日の夕方になって、彼はようやく自分らしさを取り戻したようだった。数日で元気を取り戻し、元のルーティーンに戻っていった。彼はその後数年にわたり開催された研究後の懇親会のほぼ全部に参加し、彼のDMT体験について感謝を込めて振り返っていた。

ケビンは39歳で、妻はサラ。すでに第14章で紹介した通りだ。彼はまじめな人物で、数学者という職業柄、彼にはある種の予測可能な性質があった。彼には幻覚剤経験が200回近くあり、それを「感情と精神の成長に役立つ」と考えていた。

彼は大きくがっしりした体型の持ち主で、その体があれば外界のどんなものからも身を守れるだろうと思わせるほどだった。彼は輝く瞳の持ち主で、突き放したようなユーモアのセンスがあったが、何かに対する秘められた怖れがあり、それを遠ざけるために多くのエネルギーを費やしているように見えた。極端に論理的で、やたらに饒舌なことがその片鱗と思われた。

ケビンもまた、この研究対象となる心機能の数値を外れ、かろうじて入った被験者の一人だった。彼の血圧は私たちの対象とする下限値をわずかに下回り、心電図によると「不特定の」異常がある、つまりどのタイプの心臓病にも該当しないという意味だ。彼は耐性テストへの参加に強い意欲を示し、定期的に運動をして体重を15ポンド〔約7キロ〕減らし、コーヒーを断った。彼は独自に心臓検査やトレッドミル運動負荷試験〔心臓に強めの負荷をかけることにより心機能や運動耐応能を調べるもの〕を受け、その両方で適正証明書を取ってみせた。

ありがたいことに、彼の最初の低用量セッションは無事終わったが、彼の態度が気にかかった。

2分経過時点で彼はこう言った。

「それで、いつ始まるんですか？　それともたったこれだけのこと？　ああ、体に感じるものはありますよ。心拍が速くなったし、血圧計カフが変な感じだし」

彼の態度は少し傲慢すぎる気がした。私は彼をうまく整えて明日に備えようとした。彼が妻のサラや友人たちと、その夜は特大のチーズ&ミートピザとビールでパーティーをするんだと話した時、私はますます不安になった。

「明日のセッションでは、私なら死ぬくらいの気持ちで行くね。そういう心の準備をしてもらいたい。怖れと、信念を持って臨む。いつもそうやって参加する人々に話しているんだよ。食事も軽めに摂ることをお勧めする。今夜と明日は自分を極力いたわるようにしてほしいんだ」と私は警告した。

翌朝、彼はベッドに横たわり、落ち着かない様子だった。サラは彼の足のほうのベッド脇に座り、いつでもサポートできるようにしていた。

「血圧が心配だ」と彼は言った。

「私たちもだよ。でもきっと大丈夫だ。過去にもかなり高くなったことがあるが、すぐに収まったから」

注入直後から彼の呼吸が速くなったが、体はじっとしていた。2分後、血圧の最大値（収縮時）は208に跳ね上がった。血圧計には警告を発する装置があったことを私は知らなかったが、耳をつんざくようなアラーム音が鳴り続けた。ローラはアラーム音を消すスイッチが見つからなかったため、機械の電源自体を落とした。私は走り書きをローラに渡した。「4分後に電源を入れて」

ここでケビンがセッションの数日後に送ってきたメモを見てみよう。

「体がチリチリする。体が浮かぶような不思議な感覚もある。暗闇の中から、いろんな色が迫ってくる。それから光が見えて、顕微鏡で皮膚を見ているような、背後から光が出ているような、細胞の基質が見えた。そして唐突に右上に人が現れた。アフリカの戦争の女神みたいだった。槍と盾を持っていて、黒人で、仮面をかぶっていた。彼女は僕に驚いて、防衛の姿勢をとりながら攻撃的なジェスチャーをしてみせた。そしてこう言った。『まさかこっちに来るつもり？』僕は心の中で答えた。『たぶんね』

目の前の景色は展開して、テレビの『スタートレック』で、宇宙船が光速より速いスピードにアクセルを踏んだ時としか言いようがない感じになった。胸がすごく高鳴った。心臓が早鐘を打っていた。体中に波が行き渡るのを感じた。僕は考えた。『もう終わりだ。リックとローラに殺されたんだ』。そしたら無意識か、誰か他の存在か知らないが、こういうのが聞こえた。『死にかかっているんだ。死んじゃダメだ』。そしてどこか遠くから警報音のような音が聞こえた。何かまずいことが起きたんだと思った。僕はサラと小さい息子のことを考えた。僕は戦う。死ぬもんか。僕は10メートルくらいの飛び込み台から飛び込んで、水面に当たり、プールの底に行った。それから水面に向かって泳いで上昇した。

だんだん効果が薄れてきた。室内にいる人々に対してすごく敏感になった。彼らの呼吸が聞こえ、動きがわかった。彼らの緊張が伝わってきた」

私のメモを見ると、３分経過時点で彼は「まだここにいるよ」と言った。「それはよかった」と私。

５分経過時の血圧の最大値はわずかに2ポイント低いだけの２０６だった。警告音がまた鳴り始めた。サラは不安そうにしている。ローラは私を見て指示を待った。「どうします?」。状況は混沌とし始め、そのまま膠着した。

「アラームが鳴ってるの?」とケビン。

「大丈夫だよ。君の血圧は少し下がってる」と私。

「信じられない」

ベッド脇で付けた私のメモによれば、ケビンは後頭部を撫でながら話し始めた。

血圧はゆっくり下がり続けた。

「首の付け根のあたりで少し頭痛がする」とケビンが言った。

頭痛はおそらく脳に至る動脈の拡張が原因で、高血圧により裂けなかったのは幸いだった。

ケビンが再び口を開いた。

「あの黒人の女戦士が次のセッションに出てきたら面白いね。次に会った時はもう驚かないだろうよ」

「次のセッションだって?」と私は思った。

30分後、ケビンの血圧は正常値に戻った。彼は疲れていたが気分はよかった。私はこのセッションで何か非常に危険な事態を免れたと思った。

その後、同じ日に私はオフィスでケビンと話をした。彼は陽気で、研究に参加し続ける気満々だった。曰く、

「これまでの人生で幻覚剤体験はたくさんあるけど、こんなのは初めてなんだ。トリップを終えて帰ってくると別人になったみたいだ。今日行ったところの他にもたくさん知らないところがあるってわかったんだ。恐ろしくはあるけれど、もっとやってみたいんだ。次は身を委ねてどこに行けるか、何を経験するか見てみたいんだ。今日行ったような場所についてもっと深く知りたいんだ」

ローラと私は0・3㎎/㎏を4回連続投与する耐性テストでケビンを対象者にするかどうか協議した。0・4㎎/㎏という高用量よりはわずかに少ないが、彼がもし脳卒中を起こしたら、という懸念がぬぐい切れなかった。当然ながら、結論は「リスクにさらすことはできない」だった。

ケビンはがっかりしたが、彼のセッションを最大限評価してなだめた。

「よく考えるべきことはたくさんあるよ。ＤＭＴの大量投与なんて、ほとんど誰にも経験できないようなことをしたんだ。もともと君には心機能の異常があったのだから、私はそもそも規定を曲げて君を入れるべきじゃなかったんだ」

その一日が終わり、私は山間部を抜けて車で家路に着く途中、もし今日ケビンが死んでいたら、高速道路の標識はどんなふうに目に映るだろうかと考えた。私は疲れ切って、うわの空で夕食を摂り、すぐに就寝した。

効果的なスクリーニングと準備は重篤な副作用を可能な限り減らすための鍵であり、私たちはそれができた。もっと厳格なスクリーニングをしていれば、負の反応の頻度はもっと減らすことができただろうが、自分たちの手法のどこをどう改善すればいいか判別するのは困難だ。今振り返ってみると、被験者の心理的適性や循環器の健康状態について、もっと自分の直感を信じればよかったと思う。

おそらくＤＭＴ投与量は多すぎたかもしれない。投与量はきわどい分かれ目だった。少なすぎれば幻覚作用が起きず、多すぎるとフィリップのケース（プロローグで詳説）のように危険を冒すことになる。今考えると、高用量の最大値は０・３㎎／㎏にすればよかったと思われる。この量で幻覚作用が足りないと言った被験者は一人もいなかった。高用量の上限を０・４㎎／㎏にしたのは臨床的判断であり、研究の目標によるものだった。しかしこの高用量により、道を見失い、見つけようと苦悶し、傷を負った数人の被験者の安全と快適さを犠牲にした。

つまるところ、精神(スピリット)の分子は常に愛と光へと導いてくれるわけではないことは事実だ。おぞましい真実に対して目を開かせることもあり、幸福に導かれた経験と同じように、心に長く刻まれることになる。ＤＭＴは潜在的危険を孕んだドラッグだ。したがって自分や他者が使う前には熟慮の末でなくてはならない。

第5部

ひとやすみ

第18章

もしそうなら、何なのか？

DMT研究の被験者たちが、人生で最も過激で非日常で予想外の経験をしたことは疑問の余地がない。精神（スピリット）の分子は彼らを引き回し、押し、引き、彼ら自身の内面へと引き込み、また体の外へと誘い出し、多様な現実を通り抜ける経験をもたらした。これまで多種多様なセッションについて書いてきたが、その多くが彼らに、彼ら自身や周囲の世界との関係についてよりよい理解をもたらしてきた。それらの経験の代償として、何人かの被験者に負担を強いたケースについても見てきた。

経験は代償に見合っていたか？　研究に参加した人々の人生はその後よりよくなっただろうか？　人生に何らかのプラスの変化を起こしただろうか？　彼らの元に何か残るものはあっただろうか？　言い換えれば、「もしそうだとしたら、それは何なのか？」

これらの質問にはこう答えよう。「時と場合による」。プラスの効果をどう定義するかによる。ものの捉え方、視点、創造力がかすかに変化したことは、検証した負の反応というリスクを引き受ける正当な理由たり得るか？　あるいは真に価値のある何かが起きたと信じるためにはもっと明確なベースが必要なのだろうか？

その証拠とはいったいどんなものを指すのか？　たいした成果が出ていないのだとすれば、なぜそうなったのか？

研究を始める前、私は被験者たちが深淵なる幻覚体験に遭遇するだろうと期待した。しかしその洞察、理解、気づきの大半が、どれほどつかみどころがないかは誰もが知っている。私の希望は、医療の行き届いた安心できる環境で、彼らがかつてないほど深遠かつ広がりのある幻覚体験をすることだった。こうした状況で、もしかしたら長期的な効果が起きているかもしれない。

精神(スピリット)の分子がアクセス可能にするこのような概念、認識、感情をより強いコミットメントをもって生かすことの証とは何だろう？　職業を変える、心理療法を開始する、スピリチュアルな訓練を指導する組織で、あるいは独自に瞑想の習慣を始める、もっと運動をする、食生活を改める、潜在的に害のあるドラッグやアルコールをやめる、といった総合的生活改善への努力をする。慈善団体やコミュニティで奉仕活動や寄付をする。言い換えれば、被験者たちが受けた啓発(エンライトメント)体験の結果、より啓発(エンライトメント)的な活動が生まれただろうか？

すべての研究プロジェクトの最終セッションで、私は被験者全員に、参加したことについての感想を訊ねた。私は「この研究に参加して、何を得ましたか？」と訊ねて対話を始めた。

一般に実験の期間は3～6か月かけて行うものが多いので、今回の場合は比較的短期間の研究と言える。その条件下で、ほとんどの被験者は特に高用量セッションの体験から何らかの成長の糧を得たと考えていた。これらは、セッション運営と情報収集をやりながらの531号室で得られた、非公式のカジュアルな印象ではある。

初期の被験者から入手した長期フォローアップデータもある。ローラが初期の用量反応テストの被験者に可能な限り連絡を取り、対面と電話による、より正式な情報収集を行った。私がニューメキシコを出た時点で、集まったフォローアップインタビュー資料は11件しかなかった。もっと重要なのは、さらに長期にわたるフォローアップで、残り50名近くの被験者による情報を将来的にはまとめていきたいと考えている。

耐性テストの際、ショーンが経験した神秘体験についてすでに書いた。シプロヘプタジンのプロジェクトで、その日彼はプラシーボ投与を受けた。その際に当日の反応以外について話し合う機会があった。私が研究全般について、参加の感想を聞くと、彼は1分ほど考えた後こう言った。「ある意味人は自分で自分の世界をつくっているように感じる。意識がやってのけることってすごいよね」

「それは君の耐性テストでのすごい経験のことを言ってるの?」

「そうだよ。あれは神秘体験だった。この間、母を連れて教会に行ったんだ。イースターの行事だった。聖パウロがダマスカスに行くという話。彼はキリストに会ってから3日間目が見えなくなった。それに似たことが僕にも起きたんだと思う。でもそれが僕の人生にどう影響したのかはわからない。ある意味では3回のうち全部で許可を求めていたのかもしれない。もしかしたら僕の人生で起きる変化の多くにかかわっているのかもしれない。今は前より多くのことができる気がする。新しい経験をする許可を自分に出したから、それを実行できる」

マイクは30歳の大学院生で、セッション内容は楽しいものだったが、いつでも少し不安要素を伴っていた。最初の高用量セッションでは内容を全部覚えている確証がなく、足場がわからなくなる感覚を嫌った。用量反応研究の最終日に彼はプラシーボ投与となった。その機会に私は研究から得たものについて訊ねた。

「それについては時々考えるんだ。今思うのは、以前より自分の専門分野の周辺領域に興味が出てきた。もっと若い頃にLSDを経験した時は、自分の知らない可能性に対する意識が開かれた。DMTにもそういう面があると思う。研究に参加する前は仕事一筋だったけど、今は他のことにも目が向かう。そういう変化を起こした原因は他に見当たらない」

しかし2年後、彼の関心は薄れていた。

「あれは化学物質を使って突いたり、刺したりして僕の脳が攻撃されただけで、人生が変わるような体験じゃなかった。1~2か月に1回程度、高用量投与の記憶が意識に上ってくる。でもその結果自分が変わったとは思わない。ただ、若くてまだ自由で、時間がたくさんあった20代の時期にドラッグをやっていたな、と思い出すだけさ」

ウィローの臨死体験については第15章で書いた。低用量DMTを摂取した日、彼女は研究に参加してからの人生についてこんなふうに振り返った。

「DMTは私に移行、変化、死について教えてくれます。最近夫の父が亡くなったんですが、死に対する認識にたくさんのことが起きたのは明らかでした。義父は消えたのではなく、他の場所へ移行したんだとわかりました。

DMTとは死、そして死んでいく過程です。私は臨死体験をしました。それは空虚な死ではなく、密度の濃い死でした。とてもいい経験でしたよ。もう死が怖くなくなりました。死を怖れず、死の過程がわかったから、その時が来るまで待つというのではなく、生きることを受け入れ、清々しい気持ちでいられるということです」

タイロンは、用量反応テストのセッションで「未来の有機的な共同住宅」に行った被験者だ。プラシーボ投与となった日、彼の研究参加についての意見を聞いた。

「以前より酒の量が減ったかも。今でも夜にビール1～2杯は飲むけれど、たとえば金曜とか土曜の夜に一度に5杯とかいう飲み方はしなくなった。あとはだいたい変わらずかな。彼女が結婚したがっているんだ。僕は今まで結婚したことがないから、大きな決断だよ。そろそろ腰を落ち着けようかと考えているところ。それが研究の影響なのかもしれないし、ただ単に人生のそういう時期だということかもしれない。何かの助けになったかもしれないが、わからないね」

2年後のフォローアップで彼はこうコメントしている。「当時は何らかの洞察があったかもしれないが、それに従ったわけじゃない。でも思い出すと楽しい経験だった。終わって3～4か月したら忘れちゃったけどね。

今の自分は相対的に前より健康になったけど、それとDMTが関係しているとは思えない。あの研究に参加した後で人生が大きく変わり、仕事を変えた。と言っても、それはずっと前から準備していたことだった。DMT体験が何かを引き起こしたと言えるような変化は何も見当たらない」

第11章でセラピー体験について書いたスタンは、DMTを経験したことで、その後の幻覚キノコの感度が変わった可能性があると話した。彼の用量反応テストの終わり頃、二重盲検の低用量の日に彼はこう言った。

「この研究が始まってから2回幻覚キノコをやったんだ。そしたら今までにないくらいハイになった。白い光の中に入り、帰ってこないという経験をしたんだ。以前はそこに留まるか帰ってくるかの選択肢は自分にあるとは思っていなかった。白い光しかないというのが見えたし、この世は光と影の幻だとわかったんだ」

「他に何か気持ちの面でプラスの変化はなかった？」

「霊的な回路が開かれたかもしれない。でもトリップ自体にはほぼ何の内容も洞察もなかった。もしかしたら前より共感・共鳴・受容しやすくなったかも。もしそうだとしてもほとんど気づかないレベルでね。しかもそれはDMTのおかげってわけじゃない。この2か月でいろんなことがあったからで、DMT体験が直接の原因ではないよ」

耐性テストが終了した後にもスタンのフォローアップ調査を続けた。彼はあまりDMTセッションの印象について語らなくなった。

「自分に対する見方に影響があったかもしれない。ああいうトリップをすることで自分の評価が少し上がるだろうから。でも下がる場合もある。あの経験が洞察をもたらしたことはなかったし、スピリチュアルな、心理的なものもなかった。浄化の効果はあった。そして何か別のことをするための基盤づくりになった」

アーロンの体験については、第12章「未知の世界」と第13章「ベールの向こう側との遭遇1」で書いた。彼のピンドロール研究のある日、プラシーボ投与となったため、研究全般が彼の人生に与えた影響について聞いた。

「長期的な効果はとても面白い。どこか違う状態にいる感覚がある。変性意識とかいうんじゃないんだけど、シンクロニシティや魔法、予期せぬチャンスなんかに対して以前よりオープンになった感じだ」

長期フォローアップの質問で、アーロンはこう言った。「DMT体験は衝撃的だったから、何かを揺さぶって緩めたんだと思う。今考えると、手放すことにより人生のコントロールができるようになったと思う。パラドックスだね。DMT体験で言語・視覚・音楽能力が強くなった。全般的にDMTは僕が知る必要のある別のレベル、あるいはプロセスを見せてくれた。セッション中に僕が考えたり感じたりしたことではセッションのコントロールは一切できなかった。コントロール不能でいることのメリットを学んだよ」

耐性テストのセッションで、非物質的存在との複雑なやり取りをしたサラは、ピンドロールプロジェクトにも参加していた。その4セッションの最終日に、研究全般に対する感想を聞く機会があった。

「いろんなものが拡がった気がします。この現実の向こう側に違う世界がいくつもあるという感覚があります。そこにいる存在たちのことを覚えています。彼らとの経験はすごくリアルで、他のいろんなことと違って、時の経過とともに薄れていきません。彼らは私に戻ってきてほしいと願っていて、もっと教えたり遊んだりしたいのです。私もまた戻って学んでみたい。誰にＤＭＴを投与するかを決めるのがあなたでなくて自分だったらよかったのに！」

第14章「ベールの向こう側との遭遇２」で書いた、レックスの圧倒されるような０・２㎎とピンドロールのセッションの前に、彼は低用量ＤＭＴとピンドロール投与を受けていた。そのセッションの終わりに、彼の研究に対する全般的な印象について訊ねた。

「前より創造的なことがしたくなった。それでもっと書くようになった。ＤＭＴセッションはカオスだったけど、あの経験が僕にぶれない軸を持つようにしてくれたみたいだ。あの経験から僕は以前より強くなった。『あちら側』についての詩を書いたんだ。研究に参加するより前に書いたものが多いけれど、研究参加後のものもある。ＤＭＴによって、存在にすら気づかなかった無意識の局面、たとえば死への怖れなんかと向き合うことができた」

性暴力を働いたワニとの恐怖の遭遇をしたケンの話を書いた。あのセッションの数か月後、私は彼に電話して様子を訊ねた。彼は驚くほど哲学的になっていた。

「あれで完全に死に対する感じ方が変わったよ。もう以前みたいに死ぬことが怖くなくなった。同時に生きることに対する考えも変わった。真相は基本的に見えているのと違う。ちょっと期待するものとずれているんだ。

それから自分の狂気が前ほど怖くなくなった。ユダヤの民の罪悪感のようなものがあって当たり前なんだけど、前に比べると今はそこから離れたい。たいして意味のない人付き合いを社交辞令でしたくなくなった。自分にとって重要でない友人は離れていったよ」

フレデリックについては書いていない。彼のＤＭＴ体験は、他の被験者の０・４㎎／㎏セッションの「平均値」に比べて特記すべき内容はなかった。しかし、ある低用量セッションの朝、ＤＭＴの効果が拡がっていく様子についてこう話した。

「０・４投与の後、よりリラックスできるようになった。僕のエネルギーブロックを解消してくれたみたいだ。仕事でかれこれ2年、ずっと根を詰めてきたことの勢いをなかなか止めることができない。それが高用量投与から覚めた時、それまでいかに手放すことへの怖れにしがみついてきたことでエネルギーがブロックされていたかがわかったんだ。具体的に何がっていうことではないんだけど、以前より自分の状態に気づくというか、敏感になった気がする。今のところ急いで何かをするつもりはなくて、全般的にリラックスしているよ。以前より目標に向かって突き進む姿勢がなくなった。今できなくても、そのうちできればいいさってね」

育児室で存在との遭遇をした医師ゲイブについてはすでに書いたが、彼は精神（スピリット）の分子との出合いのポジティブな影響について話している。この会話は、耐性テストでプラシーボの食塩水を4回連続投与された朝のものだ。

「研究に参加して以来、平和な気分が続いています。それは他の幻覚剤の大量摂取の時とは全然違う世界です。心の奥深いところの何かにアクセスできる。すぐそこにあって、映画のスクリーンを見てるみたい。目の前で展開する。ＬＳＤだとＤＭＴの時のような映画みたいなことにはならない。耐性テストの後の2〜3週間、仕事場で働く仲間との距離がすごく縮まった。その場にがっつりいるという臨場感です」

研究の初期段階で、ＤＭＴ投与量の最大値と最小値を確定する目的で、フィリップの0・6㎎／㎏というＤＭＴ過剰投与が行われた。その後の数か月にわたり、彼は馴染みのない、または不確実な状況に遭遇すると軽いパニック症状に襲われていた。それはあたかもセッションで味わったコントロール不能な状況に対して過剰反応しているように見えた。しかし彼は自らの力でこれを克服し、用量反応テストを乗り切った。

ローラとのフォローアップインタビューで、彼はこう振り返った。

「自我意識と他とのつながり方が変化したので、今は以前よりずっとリアルに宇宙や神聖な意識が感じられるようになった。自分の周りにあるすべてのものと、しっかり一つにつながった感覚がある。以前より統合された自分がいる。自分が神聖な存在だという抽象概念が、以前より現実味を増した。思考と感情がより一致するようになった」

あの経験によって、心理セラピストとしてクライアントに接する彼の度量が向上したと信じる一方で、彼はＤＭＴに直接的な効用があったとは考えていなかった。フィリップはＤＭＴ研究に参加して以降、幻覚剤の使用を減らしたと言う。１か月に数回という頻度が、数か月に1回になり、協力者がいる場所で、ドラッグをより慎重に扱うようになった。そのような変化のいったいどれくらいが彼の人生での出来事（引っ越しと離婚）によるもので、どれくらいがＤＭＴ体験から来ているのかを判別することはできなかった。

ドンは36歳、ウェイターであり作家だ。彼の高用量ＤＭＴセッションでは個を超える体験をして世界観がひっくり返ったため、数年ぶりに文章が書けなくなった。エレーナとは対照的に、すべての存在の根源にある広大で不可知な世界に直面した時、ドンは絶望した。エレーナは東洋の神秘主義に深く傾倒していたが、ドンはカトリック教徒として育ち、当時も信仰を続けていた。エレーナは「超個人」の虚空の背後に愛を見た。その一方でドンは衝撃を受け、当惑し、自分のための神や救世主が背後にいなかったことで裏切られたと感じた。ＤＭＴは彼の精神的・哲学的基盤を打ち砕いてしまい、彼には心の拠り所がなくなった喪失感が残った。

その後彼に電話をかけ、別のプロジェクトへの参加を誘った。参加は断ったものの彼は元気にしていて、ついでに近況を聞いた。

「あの研究に参加する前より今のほうがよくなったよ。あれは僕にとって死んだ経験だったから、今は生きることに対する情熱が増した感じだよ。文筆業を再開し、パートタイムでパトロンも見つかった。文章の中にほんの少しだけどＤＭＴ体験のことも書いているよ」

第15章「死と臨死」で、レイの高用量ＤＭＴ脳波図セッションについて簡単に触れた。数年後レイと話した際、あの高用量セッションの長期的な影響についてコメントを聞いた。

「幻覚剤体験を表現するボキャブラリーがいくつか増えました。人を有機体として見るようにもなりました。ＤＭＴ体験がスピリチュアルな概念の裏づけをしてくれました。特に科学的・客観的見地の先に、あるいは追加として、主観的な見方にも価値があるということを」

彼は幼い息子の写真を同封してくれたが、息子のミドルネームはストラスマンだった。

ルーカスの臨場感あふれる臨死体験は、循環虚脱〔循環血液量減少性ショック〕で終わりそうになったが、あのセッションからプラスの学びがあったという。

「あのＤＭＴ体験以来、世界の見方が変化したよ。ゆったりと構え、よりオープンな姿勢で臨むようになった。あの経験から自分はするべきことをしていて、あるべき軌道にいるという確信を得た。自分の信念やスピリチュアルなものの見方はすべて補強されたと感じる」

第16章でエレーナの神秘体験について紹介したが、用量反応テストの最終日から1年後に、こんな手紙を送ってきた。

「ほとんどの記憶というものは時の経過とともに薄れています。でもＤＭＴは違います。あの時セッションで見た映像や苦痛は、よりはっきりと鮮明になっています。創造の無限の炎の前に行っても焼かれなかったこと、宇宙全体の重量を受け止めても潰されなかったことを覚えています。そのことで私の平凡な生活に違った見方が生まれ、起きることをより穏やかに受け止められるようになりました。私の外面の環境は以前と変わりありません。私の内面では、自分の魂は永遠で、意識に終わりがないことを心地よく理解しています」

数少ないフォローアップの感想をここで要約してみよう。被験者たちは自我意識が強化され、死への怖れが減少し、人生をより深く味わえるようになった。以前よりリラックスできるようになり、がむしゃらなところがなくなったという被験者がいた。飲酒の量が減ったり、ドラッグの扱いをよりていねいにするようになった被験者も多かった。現実には別の次元があることを以前にも増して確信した人もいた。それまでの信念の裏づけができ、強力に証明され、確認できたという話も聞いた。これらの場合、視野が広がり、ものごとをより深く見られるようになってはいたものの、本質的に変化したというケースはなかった。

フィリップ、ルーカス、ケンに長期的な負の影響がなかったことはありがたいことだった。高血圧トラブルの後ケビンに話を聞けなかったが、その後何度か会う機会があった際、悪い兆候は見られなかった。

被験者たちの「外的環境」の変化はほとんどなかったものの、変化はＤＭＴに出合う前から続いていたことによるものだった。数人は離婚を経験したが、それをＤＭＴセッションの影響によるものと捉えた人はいなかった。第11章で書いた、マーシャの高用量ＤＭＴセッションに登場した、回転木馬に乗った白い陶器の人物たちが示したのは、彼女が東海岸の文化に属しているという気づきだったろう。その後彼女は夫と離婚してニューメキシコを去った。しかし彼女はそれ以前に2度結婚と離婚を繰り返していたので、3度目の結婚の難しさは熟知していたことだろう。

より心が弾むような仕事を求めて現職を辞めた被験者はいなかった。被験者の一人、ピーターは、DMTに参加していた当時、アリゾナのコミュニティに引っ越すことを考えていた。用量反応テスト終了後、彼は引っ越しをした。しかし彼は優雅な引退者であり、引っ越しは彼にとって容易で自然な成り行きだった。

ショーンもまた、弁護士として身を粉にして働くのをセーブして、田舎の土地で彼の庭に木を植えて時間を過ごすことにした。彼はまた、DMTに参加している最中にガールフレンドとの別れに耐え抜き、新たによりしっくりくる女性と付き合い始めた。ショーンの場合も、それらの変化はDMT参加以前から起きていたことだった。

研究センターに「ノー！　ノー！　ノー！」という絶叫を響き渡らせたアンドレアは、おそらく人生に最も顕著な変化を経験した被験者かもしれない。高用量DMTセッションで、彼女は体の大切さと限界を知り、キャリアについて若い頃から抱いてきた理想を思い出した。しかし、その2年後に私がニューメキシコを去った時点で、彼女がしたのは地元の自然療法の学校にカタログ請求しただけだった。

エレーナの場合でも、彼女があの経験から何か実用的な利益を得たかは疑わしい。私たちは友人関係を継続し、彼女とカールの生活に触れることがあるが、彼女の日常の行動パターンや外界とのかかわり方に何ら変化は起きていない。彼女のセッションは研究のごく初期だったため、きわめて深遠な神秘体験がもたらす変容の力でも、そのまま受け止めることに抵抗のある時期だった。

特に残念だったのは、ＤＭＴ体験で得られた洞察をきっかけにして心理セラピーを始めたり、スピリチュアルな活動を始めたりした人が一人も出なかったことだ。もともとセラピーが必要だったごくわずかの人々はセラピーに戻ったり、抗うつ剤を再び飲み始めたりしているが、きっかけは高用量ＤＭＴ体験後に症状が復活したことによる。つまり、それは彼らのセッションがスピリチュアルなブレークスルーを起こしたからではなく、ＤＭＴによる負の影響に対する医療的処置を求めたことによる。

被験者たちに明らかな利益がほとんどなかったのはなぜだろうか？

セッションをするにあたり、私たちは被験者の問題解決を主眼としていなかった。これは治療のための研究ではない。被験者たちは比較的精神が安定している人々であり、私たちも研究対象者を治療するつもりで実施したわけではない。私たちの計画は彼らを特定の方向に導くことではなく、ただそこに寄り添うことであり、ほとんどのケースでそのようにした。心理療法的原理を応用したケースでは、臨床的必然性に駆られてのことだった。私たちは大多数の被験者に対し、心理レベルでかかわらないよう慎重に留意していた。実際私にとって喫緊の疑問は、中立的な環境からＤＭＴがポジティブな反応を引き出せるかという点だった。

研究が進むにつれ、わかったことがもう一つある。それはＤＭＴが潜在的に治療に資するものではないという深い、そして否定できない気づきだった。そして改めて「本人の状態」と「環境」という要素の重要性に思い至った。被験者がどんな問題や事情を持ってセッションに臨むか、そしてその時間が彼らの人生のどのような文脈の中にあるかは、彼らの人生の取り組み方にドラッグがどうかかわるかという点と同等かそれ以上に重要なのだ。彼らのＤＭＴトリップを管理するスピリチュアルな、あるいは心理セラピーその他のフレームワークがなければ、セッションはただ単に過激な一連の幻覚剤体験の一つになるだけだ。

数年後、私は被験者たちが最初の高用量体験について語る話を聞くことに奇妙な不安を抱き始めた。それはまるで、聞きたくないと思っているかのようだった。これらのセッションでの心理療法的臨死・神秘体験を聞くたびに、セッションが目に見える変化を起こす力を持っていないことを繰り返し思い知らされたからだ。私が言いたかったのは、こんなことだ。「それは面白いね。でも、だから何？　何の役に立つの？」。さらに進んで、セッションが長期的に何の成果も現さないことから私はこのような研究を実施することに対するモチベーションの根拠を失っていった。さらに、目に見えない世界の住人達との遭遇の報告自体は驚くべきものだが、彼らの現実や意味づけに照らし、すがるべき概念的正当性がほとんどないこともモチベーションを損なった。高用量セッションに対する私の評価は、ブレークスルーのきっかけとなることへの期待から、被験者全員をドラッグによって傷つけなかったことへの安堵へと変わっていった。

アルバカーキでの幻覚剤研究の焦点を変える必要性は明白だった。リスクは現実にあり、長期的利点は不明瞭だった。私はリスク対効果比を改善する方法を探り始めた。それには健常者ではなく患者を対象とした、治療法を開発するための大掛かりな準備が必要だ。それにはまた、急性中毒の際に心理療法を行える時間を確保するため、長時間作用する薬物を使う必要がある。

次の二つの章で、長時間作用するシロシビン研究と患者の治療計画を進める中で、私の研究の終焉の過程について書いていく。研究環境のほか、そして内部で起きる出来事が私の職業面、私生活面でも大きな負担となった。ある時点で私は幻覚剤研究をこれ以上続けないことで失うものは少なく、得るもののほうが大きいと感じた。

第19章

段階的縮小

困難が広範囲に及び、私たちの幻覚剤研究に影響を与え始めた。その累積的影響の結果、私はニューメキシコを去り、研究をやめることになった。本章ではその経緯について語りたい。

いくつかの困難は、研究が始まった当初からのもので、その課題が露呈するのは時間の問題だった。それらの困難のうち最も顕著なのが、生物医学的モデルだった。

それ以外のものは一連の不幸な出来事の結果だった。たとえば大学のヒューマンリサーチ倫理委員会がシロシビンプロジェクトを病院でなくもっと心地よい環境で実施することを許可しなかったことなどだ。

障害の多くはおぼろげに見えていたもので、それを最小限に留めることを選択しつつ「ひとりでに解決する」ことを期待していたものだった。以下羅列すると、まったく驚くにはあたらないことだが、ニューメキシコ大学の協力者の大多数が、約束通りの仕事をしなかった。個々の高用量ＤＭＴセッションから、被験者が得られる長期的な利点はほとんどないだろうという予測はあったが、私は実際にそれを確認する必要があった。私の研究チームのメンバーに、特に問題を抱えている、問題を起こしやすい大学院生を雇い続けた。私はＤＭＴセッションで遭遇した「存在」の話のレポートをスルーするという選択をしたものの、あまりに頻繁にそれが登場したことに対する準備が整っていなかった。幻覚剤と仏教の修行や活動を公的に結びつけたことに対して、私が属していた仏教組織の反応を予測しておくべきだった。

いくつかの問題はまったく予想し得ないことだったが、振り返れば、研究を続けることへの負担や、それが私の身の回りに与えた影響に関連して発生したものだった。その原因の一例としては、私の元妻が突然がんを発症したことが挙げられる。

精神（スピリット）の分子を扱うことへの反響はあまりにも複雑で広範囲に及ぶため、このプロジェクトの端緒からそこにいた者でなければ、それがどんなものかを推し量るのは不可能だ。本書の目的は、その全貌をつぶさに語ることにある。ある意味それぞれのストーリーがその目的を満たす。幻覚剤を手掛けている人々、これから扱いたい人々にとって、これらの細部を知ることは重要となるだろう。何を相手にしているのかをあらかじめ知っておく必要があるからだ。

私が実施したプロジェクトには共通するいくつかのテーマがあり、始めた当初はそれがきれいにそろっていた。私はＤＭＴをたくさん投与したかった。それぞれの量で何が起きるかを確認し、量を増やしていきたかった。最初の二つのプロジェクト、用量反応テストと耐性テストは喩えるなら前菜とメインコースといった印象だった。精神（スピリット）の分子の高用量の単発投与は信じられないほどの幻覚作用があり、連続投与は、ＤＭＴがもたらす深い変性意識状態を再生し、さらなる効果を発揮する。しかし私が研究開始にこぎつけることができた初期のモデルは、その後のＤＭＴ研究プロジェクトを抑制することになった。

生物医学的モデルの明白なタスクは、解剖し、深く掘り下げ、検査した生物学的現象を詳しく観察することで説明するというものだ。このモデルは精神医学研究分野で幅を利かせているため、私はこれを徹底的に学び、これに倣ってＤＭＴ研究を構築した。

用量反応と耐性の研究で、生物学的計測は、ＤＭＴの心理的効果に比べると個人的には重視しにくかった。血液を採取し、生命兆候（バイタルサイン）を調べ、体温を測り、それらの数値を使って、何かが「実際に」起きていることを数学的に立証する。評価スケールのデータもきれいに臨床的現実と客観的現実の両方にまたがっていた。つまり、主観的効果の評価をするのに客観的立証の手法を使っていた。しかし、最も魅力的で充実した情報は、５３１号室で彼らの話を聞き、様子を観察したことから生まれた。

しかし、モデルに従って作用機序〔薬剤がその効果を発揮するための特異的な生化学的相互作用〕研究が始まると、生物医学的モデルは私たちに許された種類の実験に対し、より強い抑制をかけることになった。第８章「ＤＭＴの摂取」で、私はピンドロール、シプロヘプタジン、ナルトレキソンについて調べたＤＭＴフォローアップ研究のことを書いた。私たちはＤＭＴにこれらの受容体阻害剤を加え、ＤＭＴ単独投与の場合の反応とどう違うかを観察した。そのようにして精神（スピリット）の分子の特定の効果を調節する適正な受容体の役割を推論できる。

このような研究では、ＤＭＴの主観的作用を研究の前面に置いていない。薬効のメカニズムのほうが被験者の体験より優先順位が高い。こうして研究の構造が大幅に変わってしまった。その結果、幻覚剤体験をする被験者個人として捉える代わりに、ドラッグのメカニズムをより正確に把握するための生物学的システムとして捉えることになった。

そうなると、以前のような情熱を傾けることが困難になった。実際、被験者たちは私が研究を続けることを歓迎し、参加に意欲的だった。その違和感に加え、私はＤＭＴの機能について、ある基本的で根深いことに気づいてしまった。前章で書いた結論のように、高用量ＤＭＴセッションの長期的、または明白な効用は、我々の研究の枠組みからは見つけにくいということだ。加えてドラッグの副作用が増えていくにつれ、リスク対効果比の分が悪くなっていくのを感じた。被験者が研究に参加することで何か得るものが生まれるようなモデルに変更する必要があった。

人々が「向上する」可能性があるプロジェクトのテーマは、心理療法とスピリチュアリティの二つだ。スピリチュアリティを前面に出したプロジェクトは臨床研究の環境には馴染まない。そこで私は心理療法プロジェクトについて検討を始めた。末期患者向けのシロシビンを用いた心理療法だ。

この時点で私は大学内に一定規模の幻覚剤研究のコミュニティがないことを痛感した。研究センターと精神医学部は疑いなく、常に私の研究を支援してくれていたが、幻覚剤研究に精通した精神医学の研究者が身近にいなかった。

私が生物医学的モデルに厳密に従って研究を開始した大きな理由は、私のニューメキシコ大学での研究が開始したら、他の幻覚剤研究の科学者たち、とくに心理療法を焦点とした研究者たちが私の研究に合流するという「約束」があったからだ。私が生物医学的モデルを行使することによって生まれる被験者本人と環境のリスクを敢えて取ったのは、あとで同僚たちが参加して、より治療を主体とした活動へと軌道修正してもらえると期待していたからだ。

全米には、幻覚剤に興味を示す科学者と臨床医の、広範囲にわたるネットワークがあり、その多くが学術界と民間企業との太いパイプを持っている。私はＤＭＴ研究を始める前に、そのほぼ全員と面会した。この幻覚剤研究ネットワークは、もっと大きい生物医学研究コミュニティに比べると、より利他的で協力的だった。おそらく幻覚剤の力を支持する科学者たちは、敵対するより協力を選択しているのだろう。

それらの会議では満場一致で「政府は我々にこれらのドラッグの研究をさせてくれない」という不満が上がった。もしどこかで誰かがその研究を開始できたら、その場所が「幻覚剤研究ルネッサンスの聖地」となるだろう。私が被験者にＤＭＴ投与の許可を取りつけ、研究費もついたことが明らかになると、ニューメキシコ大学が幻覚剤研究の中心となるかのように見えた。

先陣を切って研究をすることの代償として、私は動物生物学ベースのモデルに伴う短期的欠点を受け入れるつもりでいた。しかし、医療的監視の下で幻覚剤を安全に使用する方法が確立した暁には、同僚たちの協力のもと、さらなる治療ベースの研究が立ち上がってくることを期待していた。私の用量反応テストと耐性テストから、幻覚剤を用いた治療プロジェクトが始まるのはスムーズな成り行きだと思われた。

野心的な臨床研究の枠組みを締めくくるのは、ユニークな性質を持つ新たな幻覚剤の開発だ。臨床設備がすべてそろった環境があれば、健常者と特定の患者に対し、新しい投薬のアセスメントも容易なことだろう。

それは好ましい展望だった。ニューメキシコ大学は米国内でも一流の大学で、大学と大学院には数十に及ぶ学部や専門課程を擁し、医学部の偏差値も高い。私はアルバカーキで研究が始まれば、全米各地の同僚たちが5～6人はすぐに参加するに違いないと踏んでいた。実際彼らはそのように言っていた。

米国食品医薬品局（ＦＤＡ）の許可が下りて研究が始まった1990年の終わり頃、私は同僚たちに一緒に研究をしようと誘いをかけた。私たち全員が心待ちにしていた機会が到来した、と。

しかし彼らからはこんな返事が返ってきた。

「妻が言うにはアルバカーキは町が小さすぎて、ショッピングセンターも少ない。娘は転校したがらない」

「息子が高校を卒業するまであと7年は動けない」

「ニューメキシコ大学は二流だから、そんなところで研究はしない」

「もう引っ越しはたくさんだ。もう二度と引っ越さないと固く決めた時以外は動きたくない」

「博士号が取れるまでは身動き取れない。いつ取れるかわからない」

「もうあまり働きたくないんだ。今のメンタルヘルスクリニックでのパートタイムの仕事が気に入っている。そこなら休暇が取りやすく、瞑想リトリートにも行ける」

今考えてみれば、すべては私の希望的観測にすぎなかった。幻覚体験が持つ変容の可能性について、それを実際に試すより、ただ語り合うほうがずっと簡単だ。私の同僚たちはインスピレーションを感じる体験をしたかもしれないが、勤勉さと犠牲を要するゴールに対してコミットしていなかった。

幻覚剤研究者の力を結集してアピールすることの重要性に対し、彼ら全員が突然の心変わりをしたのにはもちろん他にも理由がある。間違いなくその一つとして考えられるのは、誰も認めないだろうが、一般的で妥当な理由——こういう研究をすることに対する不安だ。幻覚剤投与についていくらかでも知っている人であれば当然神経質になる。

もう一つは政治的理由だ。つまり、幻覚剤研究を牽引するリーダーは誰かという点だ。私たちが一致協力して研究を進める代わりに、アルバカーキで起きていたブレークスルーを、自分の研究を確立するチャンスと捉え、そこで組織を立ち上げてトップに座りたいと考えていた同僚もいた。

幻覚剤研究の同僚たちの支援を得られなかったことには傷ついたが、それは耐え難いことではない。もっと問題だったのは、誰にもパスできないボールを抱えたまま孤立したことだ。この先私がコミットすべきは、一刻も早く当初考えていた研究の路線の移行を、協力者の支援を仰ぎながら進めることだった。

用量反応テストがほぼ終了した時、その後の資金援助の申請と次の研究内容を決める必要に迫られた。全面的な心理療法のプロジェクトを提案するのは無謀な気がした。私はその研究分野で訓練を受けていないため、そんな提案を出しても却下されるのは目に見えていた。生物医学的モデルに基づく研究にはすでに進行中という利点があった。収集された結果があり、研究センターのサポートもある。しかも私の専門領域だ。作用機序の追跡研究と言えば議論の余地もなく、予算がつくだろう。

用量反応テストをもう少し続け、シロシビンとＬＳＤなど他のドラッグを使った耐性テストをして、結論を先延ばしにできた。しかし近年脳科学プロジェクトは限りなく優先度を増していた。その一方で心理療法研究の類はマイナーで、非公式で、しかも私の研究対象の周辺事項にすぎなかった。私は作用機序実験をいくつか構築し、許可とともに潤沢な助成金を獲得した。同時に私はシロシビンの用量反応テストの許可と助成金を得た。

幻覚キノコの活性成分であるシロシビンは、化学的にDMTに似通っていた。これは経口で有効となり、効果もDMTよりずっと長続きする。しかもDMTよりずっと一般的なドラッグだ。したがって、薬物乱用という公衆衛生の問題に照らすと、その効果を知ることはDMTよりずっと意義が大きい。

6〜8時間持続するシロシビンの効果はいろんな意味で魅力があった。DMTの時よりずっとリラックスした状態で効果の観察が進められた。被験者たちを消耗させるうえピーク効果が短いDMTでは不可能だった方法で、彼らがシロシビンの効果を味わう間に実験ができた。

しかし、シロシビン実験の手順の設計を考えるにあたり、研究センターという場所が障害となった。丸一日続く変性意識状態を病院内で過ごすという条件がなかったら、DMTボランティアの多くがこの機会に飛びついたことだろう。

ピーク効果が短いDMTなら研究センター内でもほぼ静寂の時間帯を見つけることができた。とはいえ多くの場合ジェット機の音や医療スタッフの笑い声や言い合う声、カートがぶつかる音、唸ったり叫んだりする患者の声、天井ダクトの換気扇、ゴミ圧縮収集車の雄叫びなどが、DMTセッションに看過しがたい負の影響を及ぼした。食べ物が焼ける匂い、医療行為に伴う匂い、強力な消毒の匂いなども問題だった。加えて病院のサービススタッフが突然531号室に入ってくることも絶え間ない不安の原因だった。これらすべての不安材料により、シロシビンの終日実験に緊張を与えることとなるだろう。

大学は、病院のある町の区画内に小さな職員向け住居をいくつか所有している。臨床・管理・教育の各部門の人員からは割合定期的に離職者が出る。それらの住居のうちいくつかには小さな庭や裏庭があり、病院の外でシロシビン実験をするには最適の場所に見えた。

私は研究センターの看護部と管理部のスタッフ、大学病院の法務・リスク管理オフィス、そして精神医学部に、シロシビン研究を病院の外でできるよう働きかけた。彼ら全員が私の提案を妥当で賢明で、実現可能だと判断した。

しかしヒューマンリサーチ倫理委員会のメンバーの多くは私の研究のことをよく知らない人々で、病院の敷地外で実施する場合の安全確保に懸念を示した。そして被験者が暴れて危険行為をした際に警備員がそばにいる必要があるため、研究を病院内で実施してほしいと主張した。よくある話だが、彼らの怖れそのものが、最悪の事態を引き起こした。

DMTボランティアのうち数人が、シロシビンの予備試験（高・中・低用量を策定するためのもの）に参加することに合意した。このうち2～3人が低用量テストを受けた後ドロップアウトした。病室の中では制限がありすぎるという理由からだった。彼らには、制限が多くて退屈した、という以外に問題はなかった。そして深刻な事件が起きた。

ボランティアの一人、フランシーンは私が相談室の精神科医として病院で働いていた当時の知り合いで、理学療法士だった。彼女はDMTピンドロール研究に参加した当時、35歳だった。彼女は大学時代に幻覚剤を多用していたが、大学院に入り、結婚して家族が増えてからはやめていた。

私は彼女が長距離を運転していること、湖で泳いでいること、幻覚剤の影響下で集中力を要する仕事をしているという彼女の話に不安を抱いていた。おそらく彼女は活発に動くことでドラッグの影響を払い落とそうとしていたのだろう。彼女はがっしりした体型の持ち主だったが、彼女の緊張感や身動き取れないような重圧感を醸していたのは体つきだけではなかった。慎重にしたつもりだったが、私は彼女が出したサインを読み誤り、彼女はドラッグの影響下で状況を制御できない事態に陥った。

フランシーンはＤＭＴの非盲検・低用量セッションを問題なく終えたが、彼女は上半身を可能な限り直立に近い形、ほぼ90度にベッドを起こしていた。彼女はひどく不快そうだったが、居心地の悪さを否定した。彼女は私がドラッグを注入した時から、その効果が完全に消える時までしゃべり続けた。私は翌日の高用量セッションについての警告を十分に行ったが、こんな返事が返ってきた。

「それほど大それたことにはならないと思うわ。これまでＬＳＤをたくさんやったけど、ほとんど効果が出なかったんだもの」

翌日の高用量を始める前に、私は彼女にアイマスクを着けるように言った。彼女が経験するトリップを実況しようとする欲求に邪魔されなければ、より深いトリップに入れるだろうと説明した。彼女は気が進まなそうに従い、額にアイマスクを着けて、あとで「もし必要になったら」おろして目に当てる、と言った。この日もベッドをほとんど垂直に起こしていた。

フランシーンの高用量セッションは不快なもので、大学でトリップをしていた頃から現在までどれほど時が経ったかを思い出させるものだった。彼女は責任を伴う、忙しく充実した生活をしていたが、高用量摂取が精神に高いリスクを与えるという自覚はなかった。低用量の時同様、彼女は目を開けたまま、セッションの間じゅうしゃべり続けた。以下のコメントが精神（スピリット）の分子に対する彼女の考えを要約している。

「DMTが『一緒に行こう、一緒に行こう』って誘うんだけど、私は本当に行けるかわからなかった」

不安があったにもかかわらず、フランシーンはピンドロール研究を困難なく終えた。そしてシロシビンの予備テストへの参加に強い意欲を示した。彼女は「核の大砲」DMTより効果が緩やかなシロシビンのほうが気に入ると信じていた。

フランシーンはシロシビンセッションの初期にとてつもなく満足のいくピーク体験をした。その日彼女は普段より協力的で、セッションの間じゅうクスクス笑うなど、終始楽し気にしていた。その日が終わりに近づいた頃、こんなコメントを言った。

「かつてないほど、信じられないことだった。人生であれほどハイになったことはないわ。今日に比べると、DMT0・4㎎が低用量に感じられるほどよ。これは究極のトリップだったから、もうこの先トリップは必要ないと感じたわ。どうしてやる必要がある？　やる意味なんてある？　これ以上の量のシロシビンも必要ないわ」

夫が仕事で迎えに来られなかったため、私は彼女を家まで送った。そこで夫が彼女の実験参加にどれほど熱心かを知った。私たち3人は彼らの集合住宅で雑談をしたが、夫が抱える不安についてはわからなかった。

私が帰る頃、フランシーンは依然として青ざめていたが、楽しそうだった。

その日彼女が投与された量は、他の被験者には幻覚作用を起こさなかったため、次のテストでは50％の増量をした。フランシーンはローラに電話をして、彼女も他の被験者に「追いついていく」必要があり、「低用量トリッパー」と思われたくないと言った。いくらか不安を抱えたまま、私は彼女がテストを再開することを受け入れた。

その日の幕開けは荒れ模様だった。フランシーンはローラと私が部屋に着く前にベッドを一番遠い隅に移動していたのだ。彼女はベッドを元の真ん中に戻すことを拒否した。おまけに見学予定の医学部学生が、私の紹介を待たずに部屋に入り、彼女に会っていたのは私の意志にまったく沿わないことだった。フランシーンは病院の職員なので、匿名性についてはとりわけ注意を払っていた。私は学生が見学することを許可してもいいか、あらかじめ彼女に確認をしておくべきだった。

ベッドの移動と、学生の見学という二つの異常事態により、私は開始前から極度に緊張していた。私としては、今日は取りやめにしようかと思ったが、全員がやる気だった。

シロシビンカプセルを飲んで15分しないうちにフランシーンは落ち着きがなくなり、怖がり、イライラした。彼女は心を「乱された」と言って私を責めた。彼女がパニックになり夫に電話して話している最中に、携帯電話回線が切れ、その技術的トラブルを私の「意識波」が妨害したと責めた。フランシーンはローラだけを受け入れ、医学生と私に部屋をしばらく出ていってほしいと言った。私たちがナースステーションで、これからどうしようか思案している時、フランシーンの夫が駆けつけ、531号室に入り、彼女を落ち着かせた。そして彼らは部屋にローラを残し、私がどうしようか決める前に研究センターの二重扉から外に出てしまった。夫が私の前を通り過ぎる際、こう言った。「以前にもこうなったことがあるんだ」

私は「今頃そんなことを言うなんて」と心の中でつぶやいた。

警備員が来たのも遅すぎた。シロシビンのピーク体験の間じゅう、フランシーンはアルバカーキの町で野放し状態だった。

ありがたいことに、フランシーンはその日ずっと夫の監視下にあったため、被害はなかった。しかし私はこの研究を見守る大学のすべての委員会や機関に対し、顛末を報告しなくてはならなかった。FDAと国立薬物乱用研究所（NIDA）も、この出来事の詳細の報告書を受け取った。私はフランシーンのセッションを、「不運ではあったが、予測不可能ではない副作用事例。このようなドラッグの影響下で精神病的兆候が起きることはあり、ほとんどいつでも短時間で収束する。被験者はすぐに元通りになり、セッションの悪影響は見られない」と書いた。

厳密に言って、これは正しかった。フランシーンは翌朝「元気」になり、何も起きなかったかのごとく仕事に行っている。しかし彼女は、「シロシビンの影響下で私たちの制止を振り切ってでも、研究センターを飛び出したことは唯一の選択肢だった」と、しかも「勇敢で高貴な行為だった」と確信していた。私が与えた「負の影響」から逃れるために、他に選択肢はなかったのだと。数か月経った後でも、ローラも私もあの朝フランシーンが感じた怖れや不安を、ほんのわずかでも誘発したとは思えなかった。

私たちは手順の修正を行い、被験者の配偶者とよりていねいな面談を行い、被験者の性質や潜在的かつ重篤な不安材料について把握するようにした。また、病院を出る際の最終的な許可は私たち研究チームに委ねられているということを被験者に明確に伝えた。私たちはまた、シロシビンプロジェクトに興味を持った人には高用量ＤＭＴの受付を開始することに決めた。そうすれば被験者が強い幻覚状態になった時にどの程度対処できるかを正確に把握できるようになる。

フランシーンのセッションの顚末は、研究を病院の外で実施するという希望を見事に打ち砕いた。

私は大いに動揺した。フランシーンは知的で経験者でもあり、私たちのＤＭＴ研究も終えていた。ある意味で彼女は、シロシビンで得たピーク体験の後、もうこれ以上何も要らないという言葉で、警告を発していた。その一方で、私はもっとやりたいという彼女の希望を裏切りたくなかった。ＤＭＴでの不快な経験から、彼女が幻覚体験へと至るべく自らを解放できない人物なのだという警告と受け止められたかもしれないが、あの時点で予見は不可能だった。さらに言えば、私はあの朝の異常事態（ベッドの移動と、見学の医学生が勝手に室内に入ったこと）を無視することを選んだ。

私は自分の判断力を疑い始めた。

同時に幻覚作用を起こす量のシロシビンを病院で投与することにも疑問が湧いてきた。しかし幻覚効果が起きる量を投与しなければ、何のための実験だろうか？　私たちが知りたいのはシロシビンの幻覚効果であって、それ以下の反応ではない。低用量では意味がないが、状況がそれを許さない*1。

研究が進むにつれ、研究チーム内での衝突も始まった。特に厄介だったのは最初の用量反応テストを終えてから参加したパートタイムの大学院生ボブの問題だった。

私はDMT参加候補者の初期スクリーニング作業のほとんどをボブに託した。彼は希望者に電話をかけ、研究参加の適性などを含む一連の質問をして、電話の相手が参加するかもしれない研究の説明をする。それから彼はローラと私と会い、各候補者を次のスクリーニング過程に進ませるかどうかを決める。そこでローラと私が候補者に追加で知りたいことがあれば、ボブが適宜候補者に訊ねる。彼の役割はそれほど重要ではないが、手際よく進められるようになるまで数か月を要した。そして第2期スクリーニングの候補者たちをよく知るようになった。

幻覚剤研究に入ってきた時期が比較的遅かったせいか、ボブはまるで菓子屋に入った子供のようだった。彼はプロジェクトに対する強い熱意を示し、新しい被験者を募ることにとても協力的だった。彼は被験者たちに強い関心を寄せ、一緒に過ごしたがった。彼はまた、著名な幻覚剤研究者たちが、「古き良き時代」を懐かしむ集まりや、次世代の研究者たちが未来の研究の計画を練る会議などに参加することが大好きだった。

しかし彼はほどほどに留めるということを知らなかった。被験者の一人がボブを家に招き、一緒にドラッグをやろうと誘い、彼はそのチャンスを断らなかった。私がそれについての懸念を伝えると、彼は悲しそうにこう言った。「あなたはもう長い間やっているからいいけれど、僕は早く追いつかなくちゃならないんです」。私は二度とそのようなことをしないように言ったが、ただ禁止するだけでは不十分だった。

その直後、これとは関係のない「監視」がらみの出来事が起こり、緩やかな勧告では済まされないことを悟った。この目覚ましアラームのような出来事は、私が勤める大学の精神科クリニックで起きた。

この数年にわたり、私はリーアンという知的で好感の持てる若い躁うつ病患者の治療に当たっていた。ある日新しいソーシャルワークのインターン、トムがスタッフに加わり、私の監視下に入った。彼は心理療法をするにあたり、安定した精神病患者を紹介してほしいと私に依頼してきた。私は自然にリーアンを思いついた。彼らはセラピーを始め、それぞれが書いた報告書を見る限りうまくいっていた。結果を知ったうえで振り返れば、あれはうまくいきすぎていた。

セラピーが始まって数か月後、リーアンとトムは性的関係を持った。リーアンが私の治療に来た時、またトムが毎週のスタッフ会議に参加した時にも、彼らはそのことには触れなかった。その2~3か月後、リーアンはトムに、現在の妻と離婚して自分と結婚するよう迫った。トムはパニックになり、唐突に関係を断った。リーアンは、トム、クリニック、そして大学を訴えた。するとトムは、もし大学が彼を大目に見てくれなかったら、私を「監督不行き届き」の罪で訴えると脅してきた。大学は、長期にわたり金がかかるうえ、衆目にさらされる法廷でのやり取りを嫌い、示談で解決した。そして私も法廷に呼び出されるのを免れた。この経験から、私のもとで働く人々の不祥事について、彼らが何をしているか知らなかったとしても私が負わされる責任の重さを思い知った。そして言うことを聞かない大学院生ボブに厳しくする時が来たと思った。

被験者と一緒にドラッグをやってはいけないという私の指示に対し、彼はあんまりだと泣き、非難した。私の学部の学部長は、彼を解雇するよう勧めた。しかし私の研究チームは規模が小さく、彼の代わりを雇い、訓練するにはさらに数か月かかる。そこで私は1回の猶予を与え、彼が「被験者たちと付き合うのをやめる」と約束すれば、研究を続けてもよいと言った。大学の顧問弁護士と学部長は、この内容の誓約書に署名させるよう勧めた。それがあれば、次に彼が問題を起こしたら速やかに解雇できる。

ボブがこの研究に示していた熱意を考えると、彼が「少し考える時間が欲しい」と言ったのは意外だった。1週間後、彼は不本意ながら、研究外での不適切な活動を禁じる誓約書に署名することに合意した。しかし、一線を超えずに踏みとどまるという意志が弱く、研究の関係者とドラッグをやりたいという彼の欲求は、別の道を探り当てた。私と一緒にドラッグをやるという道だ。

ボブはある土曜日、1時間かけてアルバカーキの外れの山間部の私の自宅までやって来て、アポなしの訪問をした。彼は不自然に明るい声でこう言った。「たまたま近くまで来たので寄ってみました」。そして会話はほどなくして本題に移った。「あなたと一緒にシロシビンキノコをやりたいな、って」。私は驚いて、事情を訊ねた。

「幻覚剤についてまだ学ぶべきことがたくさんあるのに、被験者と一緒にやってはいけなくなったんです。あなたは教えてくれるものがたくさんあるから、その知識と経験を分けてほしいんです。あなたの家で一緒にトリップをする以上に効率のいい方法がありますか？」

まるで手のかかる精神病患者を相手にしているような気分になり、私は最短距離で会話を終わらせることに意識を集中した。

「いや、それはできないよ。君は友達と一緒にトリップしてもいいが、被験者たちや僕はダメだ。おそらく一番いいのはこのことについて心理療法を受けてみることだね。君はプロとしてこのことから距離を持たなくてはいけないが、それがどうやら難しいようだからね」

ボブは顔を真っ赤にして泣き始めた。

「来るべきじゃないとわかってました！　すみません。僕はどうかしてました。たぶん僕は孤独で、仲間が欲しいんです」

「いいんだよ」と私は理解者のように振る舞った。「うちでランチを食べてから町に帰ればいいさ」

話はこれで終わらなかった。それからの数か月、ローラ、ボブ、そして私が会って研究の話をするたびに、ボブは被験者か私と一緒にドラッグをやるという話を持ち出して泣くか、涙ぐむかしていた。もっと悪いのは彼の感情の乱れがボランティア候補者にまで及んでいったことだ。ボブと研究の話をした人々が時々私にボブの話をしてきた。彼らが聞かされたのは、

「リックは研究についてはかなり厳しいんだよね」

「リックが研究について自分の気持ちや動機について一切語らないのはとても残念だ」など。

ボブは候補者たちが記入するための重要書類や読むべき記事などを渡していなかった。

ボブを解雇しなくてはならない。しかしそれを伝えるのは骨が折れる。結果的に彼は、解雇されたことで「理不尽にも」制限の多い中で仕事をしなくてはならない状況が終わったことに安堵しているように見えた。残念なことに、辞めればもう誰と付き合おうが、誰とドラッグをやろうが彼の自由だ。彼は内緒にしておきたかったようだが、そういう話はたびたび私の耳に入ってきた。

とうとう私は精神(スピリット)の分子が示す能力を理解し、研究することを疑問視するようになった。私は研究を通じ

て、心理療法や臨死・神秘体験ができることを期待した。しかし、大した変化が起きないことから、ドラッグの価値について考え直すようになった。

私はまた、あまりに頻繁に登場する「存在」との遭遇をどう扱うべきか、準備ができていなかった。それは私の脳と現実に対する考え方を揺るがした。それはまた、私の被験者に対する共感と協力的姿勢に負荷をかけ、消耗させた。精神医学研究者の同僚が身近にいなかったことで私は孤独感を募らせ、自分がセッションを正しく扱っているかどうかわからなくなった。

生物医学的モデルでは、ボランティアを集めたり、参加したらどんないいことが待っているかをなかなか伝えることができない。長期的な利点はほとんど見当たらず、負の影響ばかりが目立ち、その件数は積み上がっていった。高い頻度で語られる「存在」との遭遇を心地よく受け止めることもそれをどうにかすることもできなかった。期待していた同僚たちは研究に参加してこなかったうえ、別の研究プロジェクトを立ち上げて、私と貴重な助成金や協力者を奪い合った。シロシビン研究を病院内でやることは実用性を欠き、危険すら孕んでいたので、私は高用量投与について悲観的になっていった。研究チーム内のごたごたが、このプロジェクトで私が維持していたもともと不安定な基盤を危うくした。

私のマッサージセラピストのマーゴですら、セラピー中に滅多に研究の話をしないにもかかわらず、私の心配をしたほどだ。彼女は非常に直感の鋭いボディワーカーで、私はかれこれ数年にわたり月に1~2度通っていた。あるセッションで彼女は施術をしながら落ち着きがなくなり、辛そうに私を見てこう言った。

「邪悪な霊があなたの周りで浮遊しているわ。彼らはあなたとドラッグを使ってこの世に出てきたがっているの。とても心配だわ。これはよくないことよ」

彼女はニューメキシコでもニューエイジっぽい人だ。私は笑って答えた。「そうだね、マーゴ、もし彼らがノックをしてもドアを開けないよ」

しかし彼女は正しかった。メタファーかシンボルか、はたまたリアルにかはわからないが、私の周りにとてつもない量の負のエネルギーが充満していた。これからどうしようか？　解決法が浮かぶまで待つまでもなく、またどうするのがベストか選択する必要もなかった。それは恐ろしい形で向こうからやってきた。

私の当時の妻、マリオンが突然がんに倒れた。幸い転移はなく、早期に行った切除術の結果、体内にがんは残っていないと外科医は保証した。しかし「念のため」と外科医はよりリスクの高い手術を提案したがマリオンはこれを拒絶し、代替医療での治療を希望した。マリオンの連れ子、私の義理の息子は実父とともにカナダに住んでいたが、ちょうど同じ頃うつ病になり、学校を退学した。

マリオンは私に、家族のいるカナダに一緒に引っ越せば息子をサポートでき、私もひと息入れることができ、彼女自身もそこで継続治療ができると提案した。引っ越し先からアルバカーキにどの程度通えるか不安を感じたが、私は引っ越しに同意した。

私は2か月ごとに2週間アルバカーキに出張し、その時間でできる限り研究をこなした。研究体制の劣化はすさまじく、私が不在の間の現地でのサポートが心配だった。研究のことや被験者のことが私と同等にわかる人は誰もいなかった。

シロシビンの投与量確定テストの被験者の一人が問題を起こし始めた。ブレイダンの経験について第12章で書いたが、シロシビンのセッションを実施するごとに「それに何の意味があるのか？」という厭世的なスパイラルに陥っていった。高用量セッションを経ても彼には期待していたようなブレークスルー体験が降りてこなかった。その代わりだんだん引きこもり、何かで頭がいっぱいになっていった。私たちが彼に、これ以上の研究参加を取りやめ、休息を取ってほしいと伝えると、彼は「アルマゲドンが来ても困らないように」という理由で、半自動式の銃を買った。それを私たちに対してけっして使わないと言った。それをそのまま受け入れられなかったので、私は彼の危険度を精査するべく、ニューメキシコ滞在中に彼を私のオフィスに招いた。２時間話をして私はいくらか安心したが、彼は銃を手放したがらなかった。

私はＬＳＤの研究を開始する許可を取ったが、少し様子を見ることにした。研究センターでＬＳＤ投与をするにはあまり見通しがよくなかった。

そしてとうとう私がかつて属していた仏教修道者コミュニティが、私の研究の批判を始め、同時に支援辞退を決定した。それらがとどめを刺し、私は幻覚剤研究をやめることになった。それについては次章で語りたい。

第20章
聖なる領域の侵害

スピリチュアリティに絡む研究活動に対する支援はほとんど期待できない。スピリチュアリティとは非物質であり、計測できる要素がないため研究にならないからだ。本章では、どれほど神秘主義に傾倒し、寛大な宗教団体であっても、また幻覚剤の臨床研究にスピリチュアルな潜在的可能性を真剣に評価していても、支援は期待できないことが明らかになるだろう。

これまで本書の随所で仏教の理念や修行への関心について言及してきた。私はこれまで研究を通じて論理的・実践的貢献をしてきたが、その一方で数十年にわたり米国禅仏教修道会から個人的に協力や助言を得てきた。幻覚剤研究に向けられた最初のインスピレーションに始まり、評価スケールの作成やセッションの誘導の仕方に至るまで、私の精神(スピリット)の分子研究のほとんどすべての局面には私の仏教観が投影されていた。

1950年代と60年代にかけて南カリフォルニアのユダヤ人コミュニティで成長した私は、ヘブライ語とユダヤの祝祭、歴史、文化を学ぶことに終始していた。私たちはホロコーストを忘れず、新たに建設されたユダヤの国、イスラエルを支援した。私たちの文化では神と直接対峙する方法についてほとんど学んだことがなかった。それは宗教の開祖であるアブラハム、イサク、ヤコブ、モーゼといった人々に限定される、雲の上の話だった。

ユダヤ教育を喜びに感じた時期もあった。大勢でヘブライ語の民謡を歌ったり、お祈りをしたりするのは恍惚感があったが、当時は恍惚という言葉を使っていなかった。複雑なステップでグルグル回るイスラエルのフォークダンスも覚え、夢中になった。さらに、宗教学校の教師は私たちに瞑想の仕方を教えた。先生が目を閉じると私たちも目を閉じ、薄目を開けて教室内を見渡し、他の生徒の様子を盗み見た。先生は美しい表情で座り、膝の上で両手を組み合わせていた。この教室での瞑想の時間に私は1～2度心穏やかでいい気分になり、正しいことをしていると感じた瞬間があった。同時に何かと対峙することへの当惑と居心地の悪さも感じた。

その後、大学でより深い真実に触れたいという欲求が生まれ、東洋の宗教の教義や実践がその欲求を最も端的に満たすことを知った。こんなふうに、私は同時代の人々と多くを共有している。その「新しい宗教」には禅仏教やその他の仏教の宗派、ヒンズー教、イスラム神秘主義（スーフィズム）が含まれていた。これらが強調していた、すべての存在の根源との一体化は、究極の真実への希求と深いレベルで共鳴していた。新たに入ってきた日本やインド、チベットの教師たちが示す個人的な信頼感、何世代にもわたる実践者が証明しているスピリチュアルな修行などが相俟って、抗いがたい魅力のパッケージとなった。

私が東洋の神秘と出合ったのは、１９７０年代の超越瞑想（ＴＭ）がきっかけだった。私はその瞑想の静寂と平和が好きだったが、その論理的裏づけは心に響かなかった。その後出合った仏教は、その実践・教義ともに私が求めるものを満たすことに気がついた。

仏教は2500年の歴史を持つ瞑想を中心とした宗教で、幸福な、中立の、親切な、そしておぞましく有害なものなど想像し得るすべての意識状態を、公平で心理学的かつ比較的わかりやすい言葉で読み解いている。仏教は実用的な、原因と結果に基づく道徳体系を提供し、それは日常生活への示唆に富んでいる。

私に合う仏教コミュニティが見つかるまでにはいくつかの試行錯誤があった。スタンフォードのジム・ファビマンが、ここでも正しい道を示してくれた。この時紹介されたのは、いささか隠遁者のようでありながら驚くほど実力のあるアジア人教師が運営している米国中西部の禅仏教僧院だった。私は1974年に、週末の瞑想リトリート〔滞在型研修〕に二度参加し、まるで家に帰ってきたかのような感触を得た。僧侶たちは穏やかで現実的で、一緒にいるだけで楽しかった。最も興味深かったのは、そのほぼ全員が、幻覚ドラッグをきっかけにしてスピリチュアリティに覚醒していた点だった。

もちろん彼らが自分から話したわけではなかった。しかし寺院での初期の頃、自由な雰囲気の中でのカジュアルな告白は珍しいことではなかった。ただ「僧侶になる前に幻覚剤をやったことがありますか？　仏門に入る際、それはどれほど重要でしたか？」と訊くだけでよかった。圧倒的多数の人々がドラッグを経験し、その力を借りて最初の啓示的体験をしていた。

医学部の休暇中に参加した5週間にわたる僧院のリトリートでは、どこでもできる効果的な仏教の実践法を学んだ。瞑想は単純なものだ。心地よく座り、背筋を伸ばす。そしてただ座り続ける。「ただ歩く」「ただ食器を洗う」「ただ呼吸する」ように、ただ無心に座る。言い換えると、全意識を今やっていることに傾けるということだ。座っているなら、ただ座る。あれこれ思考を巡らさず、夢想せず、そわそわ動かない、気持ちを感じたりおしゃべりをしたりせず、何しろ座るという過程を乱す要素を遮断する。意識を留める対象として最も効果的なのは呼吸で、定期的な空気の出入りに集中することで、気が散るような思考が迷い込んだ時、いつでもそこに意識を戻すことができる。

医学部に戻った私は、昼食時に30分ほど瞑想するための部屋を確保し、常時1〜2人が一緒に瞑想をするようになった。私は僧侶たちと連絡を取り合い、定期的に僧院を訪問し、ニューヨークを訪問した僧侶たちのためにリトリートも企画した。

仏教と瞑想は学術研究の対象として豊かな内容を提供するようにみえた。私は医学部の夏の選択科目として、ニンマ派〔チベット仏教4大宗派のうちの最古の流れ〕スクールでのメンタルヘルスの専門課程を選んだ。その学校はカリフォルニア州バークレーの丘に建つ、チベット仏教のラマ僧が創立したところだった。この過程で私は仏教心理学の基本原理と実践を学んだ。私が初めて阿毘達磨（アビダルマ）、心理学の仏教モデルと出合ったのもそこだった。

阿毘達磨とは簡単に言うと「意識状態のカタログ」を指す。阿毘達磨の教本は何百とあるが、ニンマ派スクールの僧はごく基本的な原理だけを教えてくれた。

基本的教義の一つに、人の経験の通常の流れとは、いくつかの構成要素が切れ目なく合成されたものだ、というものがある。その構成要素のことを五蘊（ごうん）（スカンダ、堆積の意）と呼び、私たちの意識状態には五つの要素（色・受・想・行・識）、つまり形・感情・認識・意識、そして習慣的傾向がある。私たちはこれら一つひとつについて何日も議論を重ね、わかりやすい欧米バージョンの定義に辿り着いた。

もう一つの重要なポイントは、これらの五蘊を結びつける可能性と手法だ。人の自我意識を分解すると、慈悲、愛、叡智のより深い現実の層にアクセスできると仏教徒は信じている。その過程には段階があり、導師は瞑想者がそれらの段階を進むためのサポートができる。仏教は数千年かけてこれらのテクニックを磨き上げ、数百万人に及ぶ実践者たちがその手法と効果を立証してきた。

これらの瞑想法は「ただ座ること」よりも洗練されていて複雑だが、大変魅力的で、期待通りの結果をもたらす。私はその夏の経験に関する科学的な記事を書く必要があったので、その機会を利用して阿毘達磨の小説と私の瞑想体験について書いたものを発表した。阿毘達磨についての学びは、幻覚状態を査定するのに役立つのではないかと考えるようになった[*1]。

医学部を卒業すると、精神医学の研修のため私はカリフォルニアに戻った。サクラメントで私は仏教寺院と連携した瞑想グループの立ち上げに協力し、毎週の瞑想会や僧侶のリトリートの資金サポートを行った。このグループは何年も私の家で集まり、そこで私は幻覚剤その他の自分の興味の対象について仏教コミュニティの人々と話す機会を得た。その仏教寺院で私は俗人の仏門入信を助ける一方で、最初に縁のあった禅僧院の僧侶たち（高僧へと昇進した）との交流を続けた。

カリフォルニア大学デービス校で4年にわたる研修を終えた私は、雇用や訓練の機会の都合でサクラメントを離れたが、のちに同大学に戻り、２年半教授陣に加わった。私が作った地元の瞑想グループでは引き続き集会を続けていたが、その母体である仏教寺院は大幅な改変が起きていた。方針が教義ではなく指導者本人とそのスピリチュアル体験へと軸足が移ったため、多くの僧侶が去っていった。同時に寺院長はますます社会から離れ、信用できる一握りの弟子たちと過ごしていた。また、在家信者の間でも序列が生まれていた。寺院の雰囲気は「誰が残り、誰が出ていったか」に関心が移り、以前のような自由でリラックスした雰囲気は失われた。

その後私はニューメキシコに移り、仏教寺院全般と緩い関係を持つようになった。瞑想グループを立ち上げるには政治構造的配慮が必要となったため、つくる気になれなかったが、瞑想の仲間を集め、非公式な瞑想会を続けた。加えて私は頂点に位置する仏教寺院の僧侶たちと親交を続け、その多くは20年以上の知り合いとなっていた。仏教コミュニティは、かつての輝きをいくらか失ったものの、そこは私の精神（スピリット）の家であり、１９９０年に結ばれて以来の関係だった。

私の仏教の修行の習慣は多くの面でＤＭＴ研究に反映されている。その一つは被験者のＤＭＴとの遭遇の見守り方だ。

幻覚剤セッションの監視役のことをふつう「シッター」と呼ぶ。その理由は、依存度の高い、時には混乱し、傷つきやすい状態にある人々の「ベビーシッター」のようだからだと言う人は多い。しかしもっと重要なのは、瞑想で座る人（シッター）という意味合いだ。研究室付き看護師のシンディ、ローラ、そして私は被験者のそばで見守る際、可能な限り「ただ座る」ことを実践してきた。……息遣いを観察し、まっすぐ見つめ、いつでもすぐに対応できるよう心の準備をし、姿勢はポジティブで、被験者の自然な幻覚体験が邪魔されないようアシストする[*2]。

私の瞑想の知識もまた被験者がＤＭＴ体験の段階を進む際の手助けになった。たとえば私は阿毘達磨モデルを応用し、被験者が色の洪水に囚われないよう導いたり、アイマスクなしで体験した人には扉の木目の間の空間に集中するようアドバイスしたりした。被験者が体験に身を委ね、呼吸と体の感覚に意識を集中し、心を解放し、展開する流れに乗るようアドバイスしたのは、すべて私が数十年かけて瞑想を実践したからこそ得られた知識だった。

幻覚剤と仏教瞑想の共振のもう一つの例は、評価スケールの開発だった。

幻覚剤の効果を評価するために使われてきた、紙と鉛筆で記入する古い質問票には重大な欠点があった。それは、幻覚剤は「精神異常を発現する」、また「分裂性毒物（統合失調症を起こす毒物）」であるという前提に立っているため、始めから不快な経験を強調していることだ。この古い質問票の多くは、どんなドラッグを投与されたか、あるいはどんな効果が起きるかを知らされないまま参加したボランティアや、時には薬物依存症の服役囚を使って開発されたものだ。

幻覚剤体験の評価ツールの代案を作成するにあたり、私は阿毘達磨と五蘊をベースにした手法で心理状態を分類することにした。この完全な著述方式のモデルは、精神科の患者用の、いわゆる「心理ステータス」アプローチとよく調和している。人と話しながらやんわりとその人の基本的な心理機能の性質（気分・思考・

認識など）を探る。

阿毘達磨の五大要素、つまり形、感情、認識、意識、そして習慣的傾向は、評価スケールの質問が作られる枠組み、または構造となり、質問の回答を分類するカテゴリーとなった。しかし、それらを「五蘊」と呼ぶよりは、「臨床クラスター」と言ったほうが西洋の科学的な人々にはより適切に感じられ、聞こえもいいだろう。

この新しい質問票である幻覚剤評価スケール（ＨＲＳ）は、全プロジェクトですべてのＤＭＴセッション終了後に渡され、分析された。

結果は画期的なものだった。

臨床精神薬理学界では、よい質問票は薬効を調査する際のどの生物的要素よりも繊細な効果を発揮するというのはよく知られている。言い換えると、薬物投与量や、ドラッグ同士の比較をするにあたり、よくできた評価スケールのほうが、血圧・心拍・ホルモンレベルの測定結果より勝るということだ。私はＨＲＳもこの伝統に従うことを期待したが、難なくクリアできた。ＤＭＴのさまざまな投与量別の反応、そしてＤＭＴと別のドラッグを併用した際の反応は、心血管情報や血中ホルモン量を含むどの生物学的変数を測定したものより、ＨＲＳのほうがよりよく仕分けすることができた。加えて精神状態に対する仏教的アプローチの叡智と強みを証明することにもなった。

研究センターの生物統計学者、クリフォード・カルス博士と私は五蘊、または臨床クラスターの手法を用いてＨＲＳ質問票の分類を行った。そしてこの分析法と、その他の多数の代替統計モデルとを比較した。阿毘達磨のテクニックは他の純粋に数学的に構成された手法に勝るとも劣らないことが判明した。コンピューターによる分類結果が臨床クラスターモデルを超えるものではないこと、そして五蘊を使ったほうが理に適っていると直感で感じたことから、仏教式分類システムが勝利した。他の研究グループでも、ドラッグによって引き起こされる多様な変性意識の測定にHRSを使い、有効性を確認した[*3]。

仏教の見識により人々のDMTセッションをよりよく理解することができた。トリップで体験する膨大な展望にはスピリチュアル、臨死、そして非物質・不可視の領域など、ありとあらゆる経験が含まれている。しかし私の仏教修行の不足から、二つの深刻な制約に遭遇した。

薬物によるスピリチュアル体験をしたと思われる被験者に、私はどう接したらいいか？　彼らの体験を「リアル」な啓発（エンライトメント）と捉えるべきか否か？　第16章「神秘体験」で書いたように、私はこれらのセッションで彼らに何らかの深淵なる気づきが起きたという感触を持った。そして被験者たちが人生で最も深遠で奥深い経験をしたことに疑いはなかった。しかしそれの正当性を決定したり、精神科による解釈の範疇の外にある被験者の理解を評価したりするための教育を私は受けていなかった。

もう一つの問題は、私が知っている仏教的アプローチと、被験者たちが話す非物質の存在たちにはどのような関連があるのかという点だ。たとえばチベットや日本の仏教では多種多様な悪魔や神、天使たちが登場する。私の理解では、それらとの遭遇は本人の性格の一部を象徴的に表すものであり、非物質の霊体がいるというわけではない。

被験者たちが遭遇について語り始めた時、私の最初の反応は「ああこれは仏教でよく話しているものだ。それらは自分の心の投影だ」というものだった。

しかし遭遇はどんどん奇妙さを増し、「存在」たちは被験者たちを検査・測定し、何かを差し込み、食べ、レイプまでするようになった。このような経験を説明できる仏教の枠組みはない。一般論として、これらのストーリーに出てくるどれもが「現実」または「特別」だとするのは問題という仏教の懐疑的姿勢を当てはめることは可能だ。つまりあれは、「ただ何かに遭遇した」というだけだ。あれらの「生命体」は、私たちが日常で、そして意識の内面で遭遇する諸々の対象と比べ、何ら優れている、あるいは価値が高いとは限らないということだ。

しかし、セッション中のスピリチュアル体験と、それらと対面したことについて、私は何らかの指示を仰ぎたかった。私はセッションで得たことや疑問を、信頼の置ける僧侶の友人たちに投げかけるようになった。その中で一番接点が多かったのが高僧マーガレットで、私が1974年に初めて僧院に滞在した時に出会った僧侶だ*4。

マーガレットは臨床心理士だったが、「この世界にこのまま放置されていたくない」と気づき、仏門に入り僧侶となった。彼女は他人を支援するよりもまず自分自身の精神的・霊的健全さを確立したかった。こうして入門すると僧院での暮らしが気に入り、そこに留まった。マーガレットと私は共通の言葉で語り合い、同じ関心を共有し、私と同じ臨床訓練を受けた視点で人の状態を観察した。

DMT研究を始める前、私はたまたま僧院で数日過ごす機会があった。DMT投与プロジェクトの許可と助成金を求めて規制の迷宮を彷徨う2年間が終わろうとしていた。マーガレットは副僧院長から僧院長へと昇進し、過密なスケジュールをこなす日々を過ごすようになった。そんな中でも私たちは会う時間を見つけ、私の公私にわたる近況を報告していた。私はＤＭＴを人に投与することへの関心についても話した。人の人生の神秘な状況下で松果体がＤＭＴを作っているという私の考えを伝え、ＤＭＴが死や臨死に果たす役割があると予測した。

剃髪した頭部と細い体形の女性僧侶は指先を唇のところで合わせ、指先がついたり離れたりした。真っ青な瞳を細め、私の肩越しに白い壁を眺めた。そして静かにこう言った。

「あなたが提案したことは、百万人に1人しかできないようなことね」

私はこの意図的に曖昧なコメントを、研究への背中を押されたと解釈した。スピリチュアルな気づきに幻覚剤が何らかの役割を果たしているかもしれないと考えていた私は、今は高僧となっている僧侶たちの多くが、ＬＳＤやその他の幻覚ドラッグで最初のスピリチュアル体験をしているという話をした。

マーガレットは笑ってこう言った。「そうねえ。正直言って私のＬＳＤトリップが私のスピリチュアルな探求を害したのか役立ったのかわからないわ」

「判別できないんでしょ？」と私は言った。

「確かに」

彼女は時計を見て、ティーカップを手に取り、別れを告げてその場を去った。

その翌年の１９９０年、私は僧院で結婚式を挙げた。式の前の別の集まりで、私は2人の僧侶の友人と雑談したが、２人とも今では高位の僧侶となっている。この２人は大学時代に幻覚剤の使用経験者で、その当時の仲間と私はニューメキシコで知り合いだった。この共通の知人は、心理療法にＭＤＭＡを使うことでよく知られた人物だった。２人の僧侶はその友人とＭＤＭＡ研究について訊ね、私のＤＭＴ研究にも興味を示した。

１９９２年に用量反応テストが終わった時、私は被験者たちが語った臨死、啓発（エンライトメント）、そして遭遇を含むすべての話を詳述し、マーガレットに長い手紙を送った。私はその手紙に、実施環境が中立的すぎることや、被験者たちがドラッグに慣れすぎていることから、思うような成果が見つかっていないことについても書いた。私はまた、もっと直接的な人助けについても語り、シロシビンによる末期患者向けの心理療法プロジェクトに触れた。

私が末期患者を対象とした研究に惹かれたのは１９６０年代の初期の幻覚剤の臨床研究ではこの分野に期待が持てる研究結果があったからだ。さらには幻覚剤を使ったスピリチュアル体験や臨死体験によるプラスの効果が強調されていたことで、これらのドラッグへの関心が深まった。

マーガレットの反応はこうだった。「すごく面白い！　でも目的は何なの？　未来の人助けの形にはちょっとしたヒントになるかもしれないわね」。彼女はまたリスク対効果比に懸念を示し、こういう研究はリスクが限りなくゼロに近く、また利益が見込まれる確率が高い時にのみ実施するようアドバイスをくれた。彼女の洞察あふれる反応には、シロシビンセッションにより苦痛や混乱などの負の影響があった際の対応のための時間を十分とるように、というのもあった。

時は流れ、1994年の終わり頃、幻覚剤研究の有用性に対する疑問が膨らんでいった。副作用の事例が積み上がり、長期的利点は評価しにくくなった。さらには幻覚剤の影響下の被験者たちにさらされ続けたことで、私は次第に疲弊していった。その経緯を私はマーガレットに話した。

彼女はいつも通り、私のスピリチュアルな成長に最も必要なサポートをしてくれた。私が研究を断念することになるなら、彼女はそれに理解を示した。しかし彼女は、研究を始めた私が抜けても、後を引き継いでくれる人が見つかればプロジェクトが存続できるだろうと提案した。

前章で詳述したその他の事情により、私はカナダに移住した。しかし、私はアルバカーキに出張してプロジェクトの運営を継続した。引っ越しの後、私は近隣の仏教寺院と連携した瞑想グループを見つけ、瞑想を始めた。そこは、国境に隣接したアメリカの州の大きな支部の支配下にあり、そこの僧侶が私たちの地域にリトリートをしに来ることになった。高僧グウェンドリンが到着し、週末ワークショップが始まった。

グウェンドリンは彼女の両親の家から直接寺院にやってきた。彼女には僧院での数々のきわめて深淵なスピリチュアル体験があり、高位の教師だった。しかし、世渡りが得意なほうではなく、社会性に欠ける彼女にとって都市部で瞑想センターを運営するのはかなりの困難を極めた。

グウェンドリンとのカウンセリングの時間に、私はニューメキシコでの研究の話をし、湧き上がる疑問についても共有した。私のことをまったく知らない僧侶に自分の話をする機会に感謝し、彼女の公平な感想が聞けたのはうれしかった。

その1週間後、驚いたことにグウェンドリンが電話をしてきた。

「あなたと話してから私はショックを受けて、3日ほど気分を悪くしていました。ご存知の通り、大僧院長は死が近いのですが、彼に話しました。これはこの1年あまりで彼が個人的に関心を寄せた最初の事例です。彼と私は話し合い、他の高僧たちとも話しました。私たちの結論は、直ちにあなたは研究をやめなくてはならないということです。今週中に正式な手紙を送ります」

私は「少し考えさせてください」と答えた。

その2週間後、グウェンドリンではなくマーガレットから手紙が来た。手紙はこんなふうに書かれていた。

「第三者から聞いた話が真実でないことを願っています。もし真実なら、言わせてください」そんな書き出しに続き、彼女は私の研究の過去、現在、そして未来の計画に言及し、非難した。

「あなたの幻覚剤研究は究極的に不毛であり、人類に対する目に見える利益がなく、人類を危険にさらすものです。

末期症状を抱える患者に幻覚剤を投与するという考えはあきれるほど危険です。それはまるで自らが神に成り代わって医療行為をするような、メンタルヘルスの専門家にありがちな態度です。

化学物質の力で啓発（エンライトメント）体験を引き起こそうという試みは、未来永劫成功することはないでしょう。その研究は人々をひどく混乱させ、あなたには重い結果が降りかかるでしょう」

その後グウェンドリンからも手紙が来た。

「〈あなたの研究〉は、仏教の教えに照らすと、正しい道を逸れています。

DMTが啓発（エンライトメント）体験を生じさせるかもしれないという考えは幻想で、仏陀の教えに逆行しています。幻覚剤は人の意識の秩序を乱し、混乱させ、宗教的精進を阻み、混乱と苦難の領域への誕生を引き起こしかねません。

これが私（高位の僧院長）と仏教全般からの教えであり見方です。

私たちはそのような実験を中止するよう勧告します」

私は2人の僧侶に対し、私の幻覚剤研究への関心と実践について何年にもわたり僧侶たちと対話を続けてきたことを伝えた。そして仏教コミュニティの複数の僧侶たちが関心を寄せ続けていたこと、その間に一度も研究の回避や中止の助言がなかったことについても指摘した。それどころか、その関心を使って私の外界とのスピリチュアルな関係を探求するよう熱意をもって励ましてもらっていたと伝えた。たくさんの僧侶たちが、幻覚剤体験を啓発（エンライトメント）への最初のきっかけとなったと語っていた話もした。

加えて私は彼らの懸念についてぜひ話がしたいと思った。外的な介在、つまりドラッグを通じてしかアクセスできない類の知識を巡る問題についても話したかった。私はまた、グウェンドリンが指摘した、正真正銘の啓発（エンライトメント）体験をドラッグのフラッシュバックと勘違いする理論上の可能性についても受け入れた。

しかし対話を発展させたいという私の数々の働きかけはどれも成功しなかった。

いったい何が起きているんだ？

大僧院長は死にかけていて、彼の教えが彼亡き後にも可能な限り議論の種とならないように配慮していた。

加えて年長の僧侶たちは、未来の仏教コミュニティの命運を決める重要ポストを狙っていた。仏教の教えを最も忠実に守っているのは誰だろう？　そもそも幻覚剤体験のプラスの効果のおかげで仏教に辿り着いた人々が沈黙を守らなくてはならず、そういう経験を持たない人々の下で陣営を固めることになった。大僧院の存続がかかる重要なこの時期に、幻覚剤で仲間割れしている場合ではなかった。

そして1996年、『トライシクル・仏教評論』誌の秋号に、幻覚剤を仏教の実践と統合するための対話を求めるという趣旨の、私の記事が掲載された。

この記事で私は第16章「神秘体験」で書いたエレーナの最初の高用量セッションについて紹介した。彼女の話は、ドラッグ体験に開かれた人々に対し、DMTが可能にする精神のブレークスルーの好例と言える。開かれた人々とは、真剣に瞑想を実践し、安定した心理ベースがあり、かつDMTのようなドラッグに深い崇敬の念を持つ人々のことだ。私はまた、スピリチュアル、あるいはセラピーといった意味を持たない個々のドラッグ体験は、被験者に長期的な特記すべき変化を起こすには効果的でないという問題についても記した。最後に私はその記事に、以下のような結論を書いた。

「私は仏教と幻覚剤コミュニティによるオープンで忌憚のない意見交換や実践、倫理観から双方が利するための道があると信じている。幻覚剤コミュニティにとって倫理、成長、構造、経験、そして人間関係などの面で、数千年にわたる仏教社会の伝統から学べることがたくさんある。この高度に発達した伝統は、個々に分断され、統合からほど遠い幻覚剤体験に、意味や一貫性を吹き込むことができるだろう。日常的に培われた愛と慈悲を伴わなければ、幻覚剤による体験から叡智は見出されず、過剰なナルシシズムと身勝手さの体現として浪費されるだけだろう。仏教徒の瞑想の伝統の中での薬物使用も可能ではあるが、活発なコミュニティでは抑制と均衡のシステムが機能しているため、それは起こりそうもない。

その一方で、敬虔な仏教徒で、道徳、知性が健全に発達しているにもかかわらず瞑想がうまくいかない場合、入念な時間管理、準備、監視、フォローアップ体制を敷いたうえでの幻覚剤セッションは、彼の精神探求過程を促進することだろう。何と言っても幻覚剤は視覚情報を提供する。そしてその視覚情報は、求める者にとっては、長くつらい道のりの果てに得られる景色を、生き生きとした現実として見せるインスピレーションとなる[*5]」

この記事によって私の仏教コミュニティでの運命は封印された。一生の付き合いと思っていた仏教界とのつながりは、これらの考えのためだったとみなされた。グウェンドリンは『トライシクル』の記事を私の新しい瞑想グループのメンバーを始め、その他のグループや僧院にも送った。その記事には彼女のコメントが添えられていたが、そこには私があのカナダのワークショップの個人セッションで話した、本来2人の間の秘密であるはずの会話の内容が含まれていた。彼女は地域の信徒に手紙を出し、私の家には幻覚剤が隠されている可能性があるのでけっして立ち入らないようにと忠告した。

彼女の行動で、一連の出来事に対する我慢の限界に達した。私は彼女の秘密漏洩に関し、正式に苦情を申し立てた。グウェンドリンの行動を問題視するだけでなく、私は自分の研究に対する仏教界からの最終的な声明が欲しかった。そして両方の点について回答が得られた。

大僧院側の見解では、彼女は確かに守秘義務を破ったが、それは「大義（より大きな善）」のためだった。

つまり、「仏教の名のもとに間違いが起きることを予防する」ための措置だった。まともな仏教徒なら、幻覚剤が何らかの役に立つと考えることはないということだ。

私にできることはほとんどなかった。神聖であることが勝利し、真実は負けた。この仏教の一派は、共通の価値基盤によってしか存続し得ない他のどんな組織とも何ら変わりはない。そして何が受け入れ可能で、何がそうでないかはトップの一存で決まる。

その後、僧院のコミュニティがマーガレットを大僧院長に選出したことを聞いた。私のニューメキシコの友人とともに幻覚剤トリップをしていた2人の僧侶も選挙でいい役職を獲得した。1人は僧院長、もう1人は副僧院長だ。政治的野心のほうが真実を探求する対話より重要事項なのだ。この組織の最高位にある3名の指導者がかつてLSDをやっていたことや、幻覚剤によって生まれたインスピレーションによって仏門を志したことをこの組織が公に認め、その経験を語る日は来ないことだろう。

僧院側が偽善者である以上に私の研究を拒絶した大方の動機はわかったが、そのダメージは大きかった。前章で書いた出来事や状況が重なり、研究を続けようという私の意欲は著しく衰えた。長距離を移動する2回の研究出張が終わった時点で、私の精神の拠り所だったコミュニティから受けたさらなる圧力により、研究継続への情熱はすっかり消えてしまった。やめる時が来た。

私は大学を退職し、残りの薬物と、最終年度分の助成金を国立薬物乱用研究所（NIDA）に返還した。私はすべてのプロジェクト終了の顛末を報告書にまとめ、研究を7年間にわたり見守ってきた組織や委員会に送付した。薬局ではすべてのドラッグの重量を測定し、梱包してワシントンＤＣ郊外にある安全な管理施設に送った。そのＤＭＴ、シロシビン、そしてＬＳＤは今に至るもそこに保管されている。

第 6 部

潜在的可能性

第21章

ＤＭＴ──精神（スピリット）の分子

ＤＭＴのような単純な化学物質が、何も起こらないトリップから地球を揺るがすほどのドラマチックなトリップまで、驚くほど幅広い経験をもたらすのはほとんど想像を超えている。心理的洞察から異星人との遭遇まで。救いがたい恐怖、あるいは耐え難いほどの恍惚感。臨死、そして生まれ変わり。悟り。これらすべては、よく知られた脳内に不可欠の神経伝達物質であり、脳内で生成される化学物質セロトニンの「従妹」によってもたらされる。

自然、あるいは神はなぜＤＭＴという物質を作られたのか、と考えるだけでワクワクする。世界には多様な幻覚性の植物があり、私たちの体が精神（スピリット）の分子を合成することの生物学的、進化論的利点はどこにあるのだろう？　もしＤＭＴが私たちの人生のとりわけ重いストレスがかかる時に本当に放出されるなら、それは偶然なのか、はたまた意図したものなのか？　もし意図しているなら、どんな目的のためだろうか？

セッションレポートでは、被験者の体験と自然に起きる変性意識状態とが衝撃的に似通っていることを見てきた。被験者の高用量ＤＭＴセッションの感想と、薬物とは無関係に臨死・神秘状態を経験した人の話が同じようであることは無視できない。研究を始めるまで、私はあれほど頻繁に非物質の存在との遭遇のケースが出てくるとは予測していなかったが、「実社会」と５３１号室で似たような経験が起きたことも否定できない。

世の中で自然発生する現象と、ＤＭＴがもたらす経験との類似は、自然発生する幻覚体験が内因性ＤＭＴの分泌量の増大によるものだという、私の仮説を支持する。第4章「幻覚剤を作る松果体」では、松果体がＤＭＴを合成していると思われる生理学的シナリオを提示した。そのうえで非物質のスピリチュアルな可能性について推論した。

それでは、これらの生物学的過程で分泌された、あるいは外的に投与された精神（スピリット）の分子が、どのようにして私たちの知覚を過激に変えるのだろうか？　本章では想像力を全開にしてすべての可能性について考えていきたい。

最も頑固な神経科学者から非物質界を標榜する神秘主義者までを含むほとんどの人々は、脳とは機械であり、意識の道具だということに異論を持たない。それは細胞、組織、タンパク質、脂肪、炭水化物からなる人体の臓器だ。脳は感覚器官から届く生の感覚情報を電流や化学物質を使って受信する。

脳の機能を「現実の受信機」とする理論を受け入れるなら、よく知られたもう一つの受信装置、テレビ受像機と比較してみよう。脳とテレビを類推すると、ＤＭＴがもたらす幻覚性を含む変性意識状態が、精緻な受信機である脳とどのような関係かが見えてくる。

精神(スピリット)の分子がアクセスを可能にするものの中で最も多いのは、個人的・心理的変容だ。その効果はテレビに喩えると画像の微調整、コントラストや輝度、色彩の調整を加えるようなものだ。これらの「画像」は感情、記憶、感覚などからなり、どれも見慣れたもので予測の範囲内だ。これらは何ら目新しいものではないが、その効果により細部まで鮮明に浮かび上がらせる。

低用量のDMTは被験者にこのタイプの反応をもたらした。時には高用量の場合でも、人生において、また人間関係でより深い洞察が必要な被験者のセッションで起きた。

このような意識調整をするにあたり、DMTは心理セラピーで使われる他のドラッグや過程と何ら違いはない。特にアンフェタミンやアンフェタミン系ドラッグのMDMAなどの興奮剤は、精神の過程を潜在的にプラスの方向に後押しする……つまり思い出したり考えたりすることを容易にする。それらの記憶や思考に結びついた感情を拡大し、明らかにすることにより、それらの感情と正面から向き合い、受け入れ、乗り越えていけるのだ。

このようなメカニズムの多くが、心の深層に迫る心理療法にも使われている。つらい記憶を掘り起こし、それに付随する強い感情を鎮めるための粘り強いセラピストのサポートは、これと似通った成果を上げる。私たちのDMTプロジェクトでは、日常的な意識にドラッグ効果が起こり、これに研究チームの励ましやサポートが加わり、被験者は新たな個人的洞察を得るという様子を見てきた。

たとえばスタンは、離婚とその影響下にある娘によってもたらされる不安やストレスを、より鮮明に体験した。マーシャは、白人の美しさを風刺した夢のようなセッションで、夫が彼女本来の姿の美しさや属している文化的背景を認めないことへの心の痛みに直面した。そしてカサンドラはついにひどいレイプと、何年も続いてきた腹部の痛みとの関連性に気づき、手放すことができた。

私たちが見てきたこの手の個人的浄化やセラピー・ヒーリング効果を示したセッションのなかには、生物学的要素も含まれている。

たとえば、DMTによってもたらされた恍惚感で被験者はひるむことなく自分の人生の現実や闘いに挑んでいくことができた。この絶頂感は、パワフルなモルヒネのような脳の化学物質、β-エンドルフィンの放出に、部分的にはDMTが貢献しているのかもしれない。DMTはまた、脳内ホルモン、バソプレシンとプロラクチンの大放出を促した。これらの物質は同種の仲間との絆や帰属意識、快適さといった感情に重要な役割があると科学者たちは主張する。おそらくこれらの脳内化学物質の増加により被験者たちは私たち研究チームへの信頼を増し、よりリラックスしてドラッグの効果に身を委ね、それまで不可能だった個人的問題を解決し、その内容を共有してくれたのだろう。

精神(スピリット)の分子が私たちの意識を押したり引いたりして揺さぶり、通常の物理・感情レベルの外へと押し出すとどうなるだろう？　私たちが普段知覚できないどころか想像すらできない、目に見えない領域に突入する。もっと驚くのは、その領域にはどうやら誰かが先住しているらしいということだ。

私はある時点を境に、被験者たちが語る話をそのまま受け入れることにした。この思考実験により、私の生来の癖である、それを説明し、解釈し、彼らの経験を何か別のものに矮小化（脳の機能不全による幻覚・夢・心理的象徴などと捉える）したりする傾向を回避できた。それらの経験が、語られた額面通りのものだと真面目に受け止める価値はあると私は考える*1。

被験者たちが明らかに非物質の何者かに遭遇したことについて、これから紹介する仮説のような過激な解釈をすることに個人的にも職業的にも抵抗があった。書いた後ですら、私はそれにどんな利点があるのか疑問視していた。どうして検証済みの、正真正銘の生物学的、または伝統的心理モデルを踏襲できないのか？と。

脳科学の見地から言えば、被験者たちが遭遇したのはDMTが脳内の視覚・感情・思考をつかさどる領域を活性化した結果起きた鮮明な幻覚体験だったのだろう。どのみち人は夢を見るし、そこで経験した現実に完璧に圧倒されるものだ。被験者に時々起きていた急速眼球運動（REM）は「白日夢」状態を示していたのかもしれない。

しかし彼らは、DMTがもたらした遭遇体験とふつうの夢との間には明らかな違いがあると断言した。目を開けていても閉じていても、彼らの意識が覚醒したまま見た映像が「ただの夢だった」と考えることには無理があった。彼らが遭遇した体験談を聞いた私にとっても、心理療法で聞く夢の話とは違うように感じた。被験者たちの話は非常にはっきりしていて説得力があり、リアルに聞こえたので、私は繰り返しこう思った。「私の患者たちがセラピーで語る夢の話とは似ても似つかない。それよりずっと異様で、記憶にはっきり刻まれていて、ストーリーとしての一貫性がある」

加えて白日夢や幻覚であるとする生物学的説明に対して、ほとんどの場合被験者たちは抵抗を示した。彼らと私たちの間に生じるわずかな摩擦でも、彼らの大変貴重なフィードバックや共有される情報の質と量を損なう原因となる。被験者たちは異口同音に「いや、あれは夢や幻覚じゃなかった。あれは本物だった。違いがわかるんだ。もしあなたが夢だと言い張るのなら、僕のセッションで起こった一番奇妙な部分は言わないでおくよ」と語った。

私の解釈が不正確、不適切だとしてもっと強く拒絶されたのは、心理学的モデルによる説明だった。フロイトの心理分析理論によると、遭遇体験は攻撃性、性的欲求、依存欲求などの衝動の無意識の葛藤の現れだと解釈する。いくつかのセッションで、実際にこのアプローチを使ったことは何度かある。しかし「存在」との対話や、「存在たち」による実験や処置の背後に、幼児期の抑圧された無意識の衝動があるだろうなどと、道義上言うことができなかった。

無意識の言語についてはユング心理学のほうがより理解が深く、多くの場合フロイト学派より神話、芸術、宗教などの領域を無意識の土台にしたり関連づけたりしている。しかしこれは心理学モデルであって、物理や生物学的モデルではない。たとえばユングはＵＦＯのイメージを、円が象徴する完全無欠さへの憧れだと解釈する。遭遇した存在がどれほど大きくても、依然として存在たちのことを心理的創造物、あるいは投影など「何か別のもの」に置き換えている。このモデルでは被験者が圧倒的な臨場感をもって感じた体験の確かさに対応していない。

このような知的検討以外に、私は被験者の経験に対応する自らの能力の不足感に繰り返し苛まれてきた。私の研究歴、背景、そして経験は、被験者の語る個人的・超個人的セッション内容（感情と思考、臨死、生まれ変わり、神秘体験など）と噛み合っていた。私はこれらの体験を理解し、被験者は私が適宜彼らに歩調を合わせ、対応したと感じたという意味で、両者間に葛藤はなかった。

しかし、遭遇のセッションについて、私のこれまでの医学的信条に従って評価しようとするたびに、うまくいかない状況に直面した。行き詰まった結果、私は第13章「ベールの向こう側との遭遇1」で書いたような思考実験をすることにした。つまり、被験者が存在と遭遇したという報告に対し、「あたかもそれが真実であるかのように」反応した。最初はただ傾聴し、ところどころ質問をするだけだった。その後ストーリーが積み上がっていくにつれ、彼らの説明に対してより共感を持って耳を傾けたので、被験者は私が彼らを受け入れ、理解していると感じることができた。そのおかげで、彼らの最も不思議で口にするのもはばかられるほど予想外の遭遇について、包み隠さず共有してもらえた。

したがって、被験者が、DMTが誘う最も遠い領域に達した時、彼らが「どこか別の場所」にいると感じた時、彼らは本当に別のレベルの現実を知覚しているのだという提案について考えてみたい。この代替レベルは3次元の現実と等しくリアルである。唯一の違いは、普段は知覚できないということだけだ。

この提案をするにあたり、私は脳化学・心理学モデルを捨てたわけではない。むしろ被験者にとって役立ち、研究者にとっても知的整合性があり、理論的に破綻しない新しい方法を確立できるような説明の仕方を開発したかった。

テレビの類推に戻ると、これらの遭遇のケースではただふつうの画像の輝度やコントラスト、色彩を調整するのではなく、チャンネル自体を替えたに等しい。この時、普段視聴している日常的知覚領域の「通常チャンネル」から別のチャンネルに変わったのだ。

DMTは、この「別チャンネル」を観るための安定的で反復可能な信頼のおけるアクセスを提供する。別世界の存在はいつでもそこにある。実際のところ、それらはここにあり、いつでもこちらに発信を続けている！　にもかかわらず私たちが知覚できないのは、そういう装置が備わっていないからだ。私たちの心身に備わっている配線では「通常チャンネル」しか受信できない。ほんの1〜2秒で、2〜3回の心拍で精神（スピリット）の分子は脳に進入し、チャンネルを変え、この別世界に意識を開かせる*2。

それはどのようにして起きるのだろうか？

私は平行宇宙や暗黒物質の理論にはほとんど精通していない。しかし私が知っていることを根拠にして考えると、DMTが導く場所は、個人を超越したらあり得るのではないかと思われる。

理論物理学では「干渉」現象に基づき平行宇宙の存在を提案している。干渉の最も単純なデモンストレーションとして、ボール紙に空けた穴、または隙間を光線が通過する時の現象がある。光が届いたスクリーン上には色のついた縁取りのある多様な輪が現れ、それはふつうに予測されるようなボール紙の形状を反映していない。この現象や、もっと複雑な実験を通して、科学者たちは私たちの「目に見えない」光の粒子が目に見えるものと干渉し、予測不能なパターンで光を屈折させていると結論づけている。

干渉が起きる時、平行宇宙は相互に影響し合う。理論上、想像を絶する数の平行宇宙、または「多元宇宙」が存在し、それら一つひとつには私たちの宇宙同様、独自の物理の法則がある。したがって、これらの異なる領域があったとしても必ずしも奇妙・異常なことではない。しかし、それらを「平行現実」たらしめているのは、それらを構成する粒子が各宇宙の異なる場所に位置しているからだ。

ＤＭＴは、私たちの脳内受信機をこれらの多元宇宙視聴モードに変えるのかもしれない。

『Fabric of Reality（現実を織りなすもの）』を著したイギリスの科学者デイビッド・ドイツは、この分野をリードする理論家だ*3。彼と私はＤＭＴが脳機能を調節して平行宇宙へのアクセスを可能にするかについて対話をした。彼は、それには「量子計算」が必要だからという理由で否定的だった。ドイツによると、量子計算は「膨大な数の平行宇宙の複雑なタスクの構成要素を分類でき、その結果を共有できる」のだという。したがって、その潜在的能力は想像を絶するレベルに大きい。量子計算の必要条件の一つに、深宇宙の温度のように低温の、絶対零度に近い温度が挙げられる。したがって、生体の中で長々と平行宇宙とのコンタクトを続けるのは不可能ということだ。

物理学者はかつて超伝導（電気が電線などのようなほとんど電気抵抗のない物質を通り抜けること）が、同様に低い温度下でのみ可能だと信じていた。ところがこの10〜15年で、それより高い温度でも超電導ができるような素材を化学者たちが開発したため、可能な温度はかなり上がっている。実際のところ、超電導は最終的に室温でも起きるようになるだろうと言われている。

私はドイツに、量子計算もこれと同じ軌道を辿るのではないかと訊ねた。彼はそれを「概ね妥当な」分析だと評価しつつ、量子計算の複雑性は超電導の比ではないため、「室温で可能な量子計算の話は、室温の超電導よりずっと先の夢物語だろう」とのことだった[*4]。

私は理論物理学をほとんど知らないため、その仮説に対してどうこう言うことはできない。超電導と量子計算の類推の試みが「概ね妥当な」分析だと評価されたことに気をよくして、DMTと脳についての理論を先に進めることにした。

そのシナリオでDMTは脳の物理特性を、体温の環境下で量子計算ができるよう変更するための鍵となる要素だ。もしそれが正しいなら、平行宇宙を「覗き込む」ことは可能だ。

しかしこのシナリオでドイツは、平行宇宙が垣間見られることはことさら不思議ではないと考えた。「脳内で量子計算が『仮に』できたとしても、主観的には『量子の領域を見ている』と感じられることはけっしてない」と彼は言う。「その時は何か特別なものには見えないだろう。他の干渉実験同様、論理・統計、そして人が考えた『結果』の複雑性から遡って、初めの『量子的な思考』を推論し、結果を引き出さなくてはならない[*5]」

平行宇宙がどれほどふつうに見えるか、というドイツのコメントは、第12章「不可視の世界」で書いたストーリーのいくつかを彷彿させる……研究センターで起きていることとはまったくつながりのない、比較的日常的なふつうの存在との遭遇の話だ。人々や情景、それらとのやり取りはどこからどう見ても、今ここにある現実と平行(パラレル)して起きているものだ。

たとえばショーンがメキシコの田舎と思しき場所のごくふつうの家族のシーンに行った話、ヘザーが出会ったスペイン語を話す老婆がひっきりなしに白い毛布を投げた話。この他多くの被験者ががらんとした部屋、集会場、アパートメントなど、こちらの現実に近いが異なる風景を見ている。

その一方で、私たちの住む宇宙のように、何十億年前に誕生した平行宇宙がとりわけ馴染み深く見えるかどうかは疑問だ。同じ物理法則が働いていれば、私たちの宇宙同様、生物学が中心的役割を担うとしても、その世界の有機体や技術革新は途方もなく違った方向に進むのではないかと思われる。レプティリアンや昆虫型生命体、あるいは認識不能な形状の存在が高度の知能を持つこともあり得ないことではないばかりか、たくさんの被験者が報告したような高度に進んだテクノロジーによる宇宙旅行、スーパーコンピューティング、生物学とテクノロジーの融合などがあっても不思議ではない。

DMTがもたらす最も奇妙な領域は、暗黒物質の神秘領域だ。その場所は「本当に」存在するかもしれないが、そこに何があるかは誰にもわからない。

暗黒物質は宇宙の質量全体の少なくとも95%を占めている。言い換えると、宇宙にあるほとんどすべてのものが目に見えない。私たちは見ることができない。それは可視・不可視にかかわらず、いかなるものも放射も反射もしない。その存在を知る唯一の方法は、重力効果を通じてである。目に見える宇宙が特定の形を維持しているという事実から、それが存在するに「違いない」と考えられる。この塊がないと、宇宙がまとまった形を維持するための十分な重力が生まれず、バラバラに吹っ飛んでいってしまう。

科学者たちは暗黒物質を構成する中身の候補をいくつか挙げた。光をほとんど放射しない「ふつうの」物質（惑星、死んだ星、生まれる前の星、ブラックホールなど）は、暗黒物質の約20％を占めている。

しかし暗黒物質の全部かほぼ全部が私たちに馴染みのある陽子（プロトン）、電子、中性子とはおよそ異なる粒子でできている。それらの黒い粒子は、平行宇宙の領域と異なり、また別の物理法則に従っているのかもしれない。そのような物質でできた世界に行っても、おそらくほとんど何も認識できないことだろう。

暗黒物質の構成要素の有力候補と近年言われているのがＷＩＭＰＳ（物質との電磁気的相互作用がほとんどない重い粒子）だ。重いと言われるのは相対的な意味にすぎず、陽子や水素原子より大きいというだけのことだ。

最近のＷＩＭＰＳ研究が示す不思議な性質は、即座に被験者の多くが語った話を思い出させる。「もしＷＩＭＰＳが本当にビッグバンで誕生したのなら、宇宙に存在する可視的物質との重力作用により、私たちはそれに囲まれていることになる。この記事を読んでいると、10億というＷＩＭＰＳが時速1万キロであなたの体内に秒単位でなだれ込んでいると思われるかもしれない。しかしＷＩＭＰＳは物質とほとんど相互作用を持たないため、ほとんどが何の影響も残さずあなたを通り抜けていくだろう[*6]」

アメリカやその他の国々の科学組織では、何十億ドルという予算を投下して地中深くにＷＩＭＰＳセンサーを埋めている。彼らは、通常の物質とまれに衝突する暗黒物質の粒子を示す時に放たれる閃光を探している。これらの繊細な機械は、他の放射物の影響を受けないために地中の深い場所に置かれなくてはならない。

もしかしたらそんなに高額な探査機は必要ないかもしれない。もしかしたらＤＭＴが私たちの脳の性質を変え、ＷＩＭＰＳが通常の物質と相互作用を起こす様子を知覚できるかもしれない。

暗黒物質の世界がどのようなものかを想像するのは難しく、ましてそこの住人を想像するのはもっと困難だ。第12章で被験者たちが「情報の視覚化」と表現したようなもののうちいくつかが、暗黒物質の生態の片鱗（何かを意味しているような動く象形文字、浮かんでいる数字や文字、情報の開示など）かもしれない。

平行宇宙、あるいは暗黒物質のような目に見えない存在はこの現実と同時に今も存在している。そうであるなら、それらはどちらもＤＭＴによって私たちの意識が既知の現実から出ていった時に遭遇するものの選択肢に入るに違いない。簡単に変性意識に至ることから、被験者たちが語る不思議極まる領域について、これらの二つの可能性が有望に見える。なぜなら、こちらの現実があるのと同じように、あちらの現実も存在するからである。ならば多くの被験者が言ったように、「内面」か「外面」か、という問題はもう意味をなさなくなる。

このような異なるレベルでの現実が私たちの現実に浸透し、また包み込んでいるという概念は、被験者たちが驚くほど頻繁に語っていた、「彼らは僕を待っていた」「彼らは私の帰還を歓迎した」という話へと導かれる。存在たちは自分の居住地でいつも通りの仕事をしていて、それは彼らにとって「平常通り」のありようだ。一方でそれを見た私たちは顎が外れるほど驚いて、ほとんど反応もできない。

普段はこれらの存在を見ることがないのだから、彼らが私たちの訪問をどうして知るのか考えることにも意味がある。もしかしたら私たちと出会うまで、彼らにとっても私たちはリアルな存在と捉えられなかったのではあるまいか。彼らは私たちを感じるかもしれないが、実際の遭遇を果たした時ほど鮮明なものではないのかもしれない。彼らが私たちを見る時、それは鏡や窓越しにイメージを見ているようなものかもしれない。だから彼らは私たちと出会うことを想定しながらも、私たちが扉の向こう側に行き、窓の向こうの彼らの世界に出向くまで私たちに対して行動を起こせないのではないか。

情報を記録し、送信するのに非常に高い温度が必要な道具を想像してほしい。その道具は室温では機能せず、埃っぽい灰色で、背景に馴染んでほとんど目立たない。それが機能する温度に達すると、その道具は情報の送受信を始めるだけでなく、本体が赤く光り存在がはっきりとわかるようになる。私たちが別世界の住人たちを知覚できるよう意識を変えると、ＤＭＴが私たちの意識の「外見」を変えるのかもしれない。その結果、彼らの存在がリアルに見えるようになったように、私たちの存在も彼らにリアルに認識されるのかもしれない。

私たちは通常、彼らの存在の片鱗すらわからないのに、どうして彼らはかすかにでも私たちの存在を知っているのだろうか？　その現象を説明しようとする行為により、私たちはきわめて危うい薄氷を踏んでいる。被験者の話をただ理解しようとする取り組みがどれほど遠くまで思考を飛躍させるかを思い起こさせる。ともあれ、不信を横に置いてさらにもう一歩踏み出して、こんな疑問について考えてみたい。

もしかしたら量子計算を知り尽くしている暗黒物質の住人、あるいは平行世界の高度な知性を持つ存在たちにとって、私たちは「暗黒」ではないのかもしれない。私たちは膨大な実験的データの処理という数学的手段によって、それらの「別の現実」の存在を推論することしかできない。もしかしたらまったく別のルートで進化した宇宙では、また彼らのユニークな物理法則があれば、彼らの感覚器官または特殊なテクノロジーによって直接私たちを観察できるのかもしれない。

自然の成り行きとして、次の疑問が浮かぶ。私たちが「あちら」に行き、その住人たちとのコンタクトを果たす時、私たちが対面するのは相手のどんな「体」なのだろうか？　これまでの話によれば、調整、埋め込み、快適な、そしておぞましい性的・物理的コンタクトなど、ありとあらゆるやり取りが起きている。暗黒物質か平行宇宙の中で、意識同士の対話が起きていると受け止めるのはそれほど飛躍したものではない。もっと問題なのは、新しいレベルの現実を受け入れる能力が変化すると、私たちの「体」もそれにつれて変化するかどうかだ。いずれにしても、前段としてそれについて考える必要はあると思う。

私たちが「通常チャンネル」を観ている時、またはその現実に存在している時、私たちの体は固体で、明確な境界線があり、重力の影響を受ける。「暗黒物質チャンネル」を観ている時、またその現実に存在している時は、可視光線や重力ではなく、WIMPSを使って自らの体を経験しているのかもしれない。脳がまったく新しいレベルの現実を受信している時、体も同じように変化し、古い姿では顕現しなくなるだろう。DMTの影響下で見聞きしたこと、わかったことが疑問を差し挟む余地がないほど真実なのであれば、私たちの「体」の性質も過激に異なり、なおかつリアルな性質を持つのではなかろうか。

視覚と聴覚は私たちの通常の知覚にきわめて重要な役割を持っている。新しい場所にいることを感知するのはこれらの感覚器官を通じてである。しかし、触覚、体の感覚、物質はあちらではまったく様子が異なる。灰色から赤くなる道具の類推を使うと、灰色のほうが「目立たない」、赤いほうが「明白な」または「固体の」に置き換えられる。

暗黒物質の存在と私たちがＷＩＭＰＳを経由して互いを認識すると、彼らは私たちの「暗黒物質の体」を調節し始めるのかもしれない。ショーンの耳を調節し、ベンの腕の皮下に何かを埋め込み、ジムの目に探針を差し込み、エレミヤの脳の再プログラミングを行ったように。

これらのようなやり取りは、暗黒物質（または平行宇宙の物質）でできた「もの」を介在している。このためそのやり取りが起きた「物的証拠」を「通常チャンネル」の現実に持ち帰ることはできない。あちらではこちらの物質を使っていない。しかしやり取りは実際に起きている[*7]。

別世界とその住人についてのこのような憶測は、翻って宇宙人による誘拐の事例に思いが向かう。実際のところ、この議論はまさにその体験がどのように起きたかについての話かもしれない。被験者の話との衝撃的な類似性は、「宇宙人による誘拐事例は、脳内ＤＭＴが異常値に達すると起きる現象」という仮説に関連していることを裏づけるのではなかろうか。

第4章「幻覚剤を作る松果体」で、私は誕生、臨死、神秘体験、そして死という人の生命の重大な局面に松果体由来のＤＭＴがかかわっているのではないかと提案した。私は宇宙人との遭遇についてほとんど知らないし、興味もなかった。ＤＭＴ研究を行った結果、私の無知が試され、脳内のＤＭＴの増大に伴う現象の一つとして、宇宙人との「コンタクト」を扱う必要性が出てきた。

ジョン・マックは、宇宙人との自然発生的（薬物によらない）遭遇に関する研究で、それらの体験が非常に高い確率で遭遇した人の個人的危機、トラウマ、喪失の時期に起きていることを指摘している。これらの場合、おそらく彼らのストレスや苦痛が、ＤＭＴを一定レベルに抑える松果体の機能を上回ったため異常値に達し、異常体験へのアクセスが起きたのだろう。ついでながら、誘拐された経験者たちの多くは幼少期にも宇宙人との遭遇を経験している。この人々は生物学的特徴として（そしておそらく慢性的または度重なる強いストレスとの複合的な要因により）とりわけ強いＤＭＴ生成機能を持っているのかもしれない。ＤＭＴの過剰分泌傾向が特定の酵素や酵素阻害物質によって起きるという仮説はすでに書いた。

マックはまた、誘拐される際、多くは明け方に自宅から連れて行かれるケースが多いという。松果体が最も活発なのがこの時間帯だ。早朝のＤＭＴ生成が、もともとその傾向の強い人々が宇宙人と遭遇するためのポータルを開かせるのだろうか？

実に興味深いことに、マックは最近、誘拐事例の中心的現象として、彼らは「スピリチュアリティを思い出す」と指摘している。同様に、ＤＭＴによって誘発されたコンタクト（カサンドラ、ショーン、ウィローの場合）でも、高度な知性を持った存在との遭遇に驚き、衝撃を受けたのち、より調和したスピリチュアリティ、人格の統合への変容を見せた。

これらの神秘体験は、精神（スピリット）の分子が誘う可能性の最も遠い領域と思われる。それらはＤＭＴ研究に参加した多くの人々の究極の目的だった。それならなぜ彼らの多くはその目的ではなく、予想外の別世界に行ったのだろうか？

それはおそらく、粗削りで抑えの利かないＤＭＴパワーにより目指すゴールを通り過ぎ、または逸れたためだろう。それは喩えるなら初めて排気量の大きいバイクに乗った時のような経験だ。前に押し出すパワーが強すぎて、体が後ろに逸れてバイクに置いて行かれそうになるか、そのまま溝に突っ込むかという勢いだ。

そのエンジンのパワーを覚えてからでないと、マシンを操り目指す目的地に到達できない。

これと同様に、コンタクト経験を持つ被験者たちも十分な時間と訓練を積めば、その先の超個人レベルに到達できることだろう。ショーンとカサンドラのケースはこれを裏づけている。彼らは耐性テストで高用量DMT投与を繰り返し受けたことで訓練を積み、存在との遭遇を経て神秘・ヒーリング体験へと至っている。

もう一つの説明はあまり楽しいものではない。高用量の静脈経由のDMT投与は、住人のいる別の現実へと彼らを押し出す。なぜならそういうものだからだ。大量のDMTを投与すれば、そういうことが起きるという説だ。

第13章「ベールの向こう側との遭遇1」で、エレミヤが押し出されて行った宇宙人の研究室・育児室の話が思い出される。彼は激しい幻覚体験を「愛に向かって開かれる」ようなスピリチュアルな遭遇体験にしたいという意志を持って臨んだ。しかし、それは不可能だとすぐに悟った。おそらくベールの向こう側との遭遇がDMTの「本当の」究極の機能であり、神秘的な気づきを促す機能はないのかもしれない。大多数の被験者の報告がこの説を裏づけるのなら、それを受け入れざるを得まい。

臨死と神秘体験について、DMTはただチャンネルを替えるだけでなく、別のチャンネルのプログラムを見せてくれると考えてみよう。これを提案しているのは、神秘体験のピークが空っぽで中身がないからだ。そこには聴覚、触覚、視覚、嗅覚、味覚はない。思考、言葉、時間もない。そして同時に言葉にできないような完全無欠さ、力、理解がある。テレビのチャンネルのはざまには、多様なテレビ局が送信するプログラムの「中間地点」を表す、白い雪のようなスノーノイズからなる音と映像〔アナログテレビ放送を受信する際のいわゆる「砂嵐」〕がある。それをよく見て、よく聞いたら何が見つかるだろう？　それはスイッチが入ったテレビ受像機の性質により電気が流れ、何かを映し出そうとしているが、画面から何か意味のあるものを探そうとする私たちの日常の意識には何も引っかかるものがない。

この場合、最もふさわしい類推は、DMTが脳の受信機能を変えて「外部」の特定の情報を受信しないというモードにしているということだ。そこにはただ自分の存在、本来の姿があるだけだ。映し出しているのは自分の意識（共鳴する周波数）だが、そこには何も伝えるべき内容がない。しかし、そこは多様なチャンネルが現れる場であり、すべてのプログラムが映し出される場でもある。

このチャンネルのはざま、つまり特定チャンネルのない場所は空っぽではなく、中身が詰まっている。この完璧に中身が詰まった空白スペースに、プログラムのコンテンツが映る。それらの性質はどちらも潜在的なものではなく、それ自体で完結している。それが存在するために必要なものは何もない。しかし、何らかの形を成すためにはそこに何かが顕現する必要がある。

体から意識を引き剝がされるような激しい感覚に押され、知覚し得る複数の現実のはざまに向かった被験者も数名いた。彼らはその空白の完全無欠の場所にまっすぐ向かい、肉体とは無関係の自分自身の感覚に辿り着く。以前フロイトが言ったように、「エゴとは何よりもまず身体自我」だ。体がなくなったら、いったい何が残るだろうか？　カルロスやウィローを始め、被験者たちは体を抜け出して神秘的な意識状態を経験した。

自分の意志をより直接的に使って自身の神髄に触れた被験者たちもいた。ショーンは未知の領域にもっと奥深く進入する許可を自らに与えた。エレーナは乱舞する派手な色の洪水に惑わされず、その先に進むことができた。２人とも成り行きに流されることなく剃刀の刃のように繊細なバランスを取り、思考、知覚、感情のはざまの空間へと滑り込んだ。精神（スピリット）の分子は彼らをぎりぎりのところまで追い込みはしたが、最後の一歩を踏み出したのは自らの意志だった。

これまで、内因性ＤＭＴまたは外部投与によるＤＭＴが驚嘆すべき異様な世界へのアクセスを可能にすることについてみてきた。これより内因性ＤＭＴの進化について考えたい。言い換えると、私たち全員の体にＤＭＴがあるのはなぜだろうか？　それは偶然なのか、それとも何か目的があってのことなのか？

ＤＭＴが含まれる植物、キノコ、動物の立場からみると、他の種、特に人間がそれを求め、保護するように仕向けるという仕組みは理に適っている。ＤＭＴが豊富に含まれている物質を吸引または飲食する人は、非常に満足度の高い、想像を超える世界へのトリップをする。それらの幻覚性の種は必須の再生可能資源リストの上位に名を連ね、それらの種の保存は他の種の存続に欠かせないものとなっている。

しかし人間はなぜＤＭＴを分泌するのだろう？　今日まで人間の松果体を吸引または飲食する生命体は存在しない。したがって松果体が人類という種の物理的存続に役立っているという仮説は成り立たない。

おそらくＤＭＴを分泌した私たち人類の祖先は、分泌しない人々に比べて適応力で優っていた。もしかしたら彼らが変性意識にアクセスできることで、ＤＭＴを持たない人種より高い問題解決能力を発揮できたのかもしれない。DMTを合成できる人種は最終的にそうでない人種を淘汰したのかもしれない。

この推論にいくらかの正当性はあるものの、DMTが他の多様な形態で入手できることを考えると、説得力は弱くなる。たとえば、ある人が深い瞑想状態に入ることなどで脳内DMTを生成できない場合、DMTを豊富に含んでいる植物がいくらでもあり、厳格な精神修養をしなくても済む。南米の、DMTが入手しやすい環境に住む人々がまさにそうしている。

人がなぜDMTを分泌するかに関する、より実のある推論として、死や臨死の際のDMT分泌がある。これは生命、あるいは魂が体を抜け出していく時だ。これが起きる生物学的仮説については第4章で書いた。ここではこの推論の重要性について考えていきたい。


一見すると、進化の過程に照らして個人、または種にとって、死ぬ時に啓発（エンライトメント）的な化学物質が出ることに有意性は見当たらない。しかしイギリスの精神科医カール・ヤンセンによると、臨死の際に生成されるある特定の脳内の化学物質が、死にかかっている人に利益を提供するという。それは「神経防護作用」という性質だ。

脳卒中などの急性の脳障害が起きる時、ケタミンがあれば脳の破壊を弱められる。動物実験によると、ケタミン類似物質が脳内に存在することがわかっている。したがって臨死の際、脳がこれらの物質を分泌し、その個体が生き延びた場合に備えて脳の障害を軽度に収めようとしているのではないか。いわゆる臨死体験とは、ケタミンが持つ幻覚性の「副作用」の産物だ*8。

しかし、それではなぜケタミンは、たとえば鎮静効果ではなく、幻覚効果を持っているのかという疑問が残る。死に瀕している脳に神経防護作用が働けばもちろん有意義だが、この時幻覚効果の副作用が明らかに有益とは思えない。そこで浮かぶ疑問は、スピリチュアルな性質があるのは偶然か、それとも何か目的があるのか、ということだ。

臨死の際に脳が分泌する化学物質に幻覚性がある理由は、これしかないと思っている。それはたとえば「コンピューターチップにはなぜシリコンが入っているのか？」と問うのと同じことだ。シリコンが機能するからだ。ただその機能を果たす。臨死の脳が出す化学物質が幻覚性を持つのは、その時意識にはそれが必要だからだ。

臨死の際に放出される幻覚性化合物は、意識が体を抜け出すのを助ける。それがその物質の機能であり仕事だ。シリコンがチップの分子であるのと同様に、ＤＭＴは精神（スピリット）の分子なのだ。それは意識があたかも体から出ていくと感じさせるだけでなく、ＤＭＴ放出は生命が抜け出していくのを意識するための手段、意識が体から出ていく過程の一部なのだ。

この理論は、意識が尋常でない状態にある時に限定されたＤＭＴ機能だが、通常の意識状態でもＤＭＴは何か影響を及ぼすだろうか？　脳が血液脳関門を開いてＤＭＴを積極的に受け入れるという事実がその可能性を示唆している。

第2章「ＤＭＴとは何か」で私は、脳はＤＭＴを渇望しているように見えると書いた。脳は貴重なエネルギーを費やしてこのドラッグを積極的に血中から脳内の細部へと送り込んでいる。まるで脳が正常に機能するためにＤＭＴが必要だとでもいうように。

おそらく脳が正常な受信機能を維持するためにちょうどよい分量のＤＭＴが関与しているのだろう。つまりＤＭＴは脳を「通常チャンネル」受信モードに固定している。ＤＭＴの分量が多すぎると、不自然で予想外な番組が大量に意識のスクリーンに映し出される。少なすぎると、見える世界は暗く、平坦になる。

実際のところ、このような麻痺するほどにエネルギーを消耗する効果は、健康な患者が抗精神薬を摂取した時に感じる症状だ。抗精神薬は内因性ＤＭＴの効果を阻害するのかもしれない。3次元の現実を生きている時に私たちが抱く思考や感情を可能にしているのは、適量の内因性ＤＭＴかもしれない。それは私たちの日常的現実の意識状態を維持するための必須の要素だ。ある意味で、ＤＭＴは私たちが快適に生存するために、留まるべき意識の狭い周波数帯に留めてくれる「現実自動調節器（リアリティサーモスタット）」なのかもしれない。


エキサイティングで刺激的、革命的な推論がすべて出そろったところで、何が残るだろうか？　いつの日か私の仮説が正しかったと証明されたとしても、私たちは本当のところＤＭＴから何を得られるのだろうか？　私たちはここで再び、「もしそうなら何なのか？」に立ち返る。目的は何なのか？　ニューメキシコでの研究が複雑な事情で終わった今、私はこの研究に向けた最も深い疑問に取り組み始めた。

本章の冒頭で、人の体内にあるＤＭＴの存在と効果が受け入れ難いということを書いた。同様に、私が辿り着いた最終結論は受け入れ可能だろうか？　結論とは、ＤＭＴの性質はニュートラルで、価値判断できないということだ。

精神（スピリット）の分子は、それ自体では良いものでも悪いものでもなく、有益でも有害でもない。本人の状態と摂取する時の環境が、ＤＭＴによって導かれる体験の質を左右する。私たちの人格、セッション、そして人生にどんな要素を持ち込むかのほうが、ドラッグそのものよりも究極的に意味があるのだ。

しかし、ＤＭＴやその他の幻覚剤が消えることはけっしてない。まして脳内では絶え間なくＤＭＴが作られている。人の意識の持つ複雑で神秘的な力を考慮に入れる必要がある。ドラッグの有用性に関する主要な疑問の答えの一つがノーであったとしても、だからといって無条件にイエスと言えるような答えがいくつも存在するわけではない。ニューメキシコの研究での本人の状態と環境は、精神（スピリット）の分子にできること、できないことについて非常に多くの情報をもたらした。次に考えるべきなのは、そうして得られた情報をどうするかという問題だ。何らかの形で生かす方法はないだろうか？

第22章

幻覚剤研究の未来

この結びの章では、ＤＭＴその他の幻覚剤の用途や研究の未来の展望について論じたい。何年も前にカリフォルニアの海岸沿いをウィリス・ハーマンと散歩した際に彼が望んでいたように、本章では幻覚剤に関する議論が発展することを前提としている。これらのドラッグをどこまでアクセス可能にし、受け入れるかについて、豊富な情報の裏づけをもとに世論形成者や意思決定者が最良の決断をするだろう。ドラッグにつきまとう怖れ・無知・烙印を克服して初めて実のある用途が実現可能となる。未熟な、希望的観測に基づく考え方もドラッグの使い方についての議論を台無しにしてしまうので慎まなくてはならない。

これから語る提言は、ニューメキシコ大学で実施した数年にわたる研究の中で起こった集中的な思索や議論に基づいている。全体として本章の内容は楽観的すぎると思われるかもしれない。しかし、これは私が研究を始めた頃の計画よりも現実味が増している。なぜなら、やむを得ず失敗し道半ばで撤退することになった幻覚剤研究を踏まえ、今後の期待や暗黙の了解に基づいて論じているからである。

幻覚剤に関する最も主要な議論の一つには、幻覚剤は本質的に有益なものだという考えがある。有益さを享受するには、ただ摂取するだけでいい。

もう一つは、幻覚剤はドラッグにすぎないという議論だ。つまり、薬効というのはそれを摂取する人々の環境やゴール、期待、そしてそれを投与する人々の思惑とは相互作用がないということだ。

私たちはDMT研究を通じて、これら二つの一般に信じられている議論はどちらも正しくないことを改めて発見した。したがって私がこれから提言するモデルでは、これらの最も基本的かつ悪質な、幻覚剤を扱ううえでの誤った考えを採用していない。

未来について考える前に、現在の研究の状態について簡単にみていきたい。軽く一瞥する程度だ。

メスカリン、シロシビン、ケタミン、そしてMDMAを使った、人に対する幻覚剤研究はアメリカやヨーロッパで盛んに行われているが、DMTの研究者は一人もいない。これらのプロジェクトはすべて精神異常発現モデルを使っていて、幻覚効果と統合失調症の症状とを比較する研究だ。

現在二つの幻覚剤を伴う心理療法プログラムが進行中だ。一つはカリブ海地域で実施されている、薬物中毒者向けのイボガイン治療プログラムで、もう一つはロシアのサンクトペテルブルグを中心として、これも薬物中毒者向けにケタミンを使った心理療法プログラムである。

DMTやその他の幻覚剤研究の未来を想像すると、その行く手にはたくさんの分岐点が見える。主要な分岐の一つには「研究」か「使用」か、という二つの道がある。「幻覚剤」と「研究」は別物だと考える人もいる。まず初めにこれらについてみていこう。

研究という枠組みでは被験者から情報を取るという前提がある。それにより、幻覚剤を投与する側とされる側という関係性が生まれる。被験者はプロジェクトに何らかの貢献をしなくてはならないと知っていて、科学者は被験者にそれを期待する。ドラッグの影響下にある時、被験者はトリップをするだけでは不十分だ。研究する側にとっても、投与された側が最高の幻覚体験をするよう支援するだけでは不十分だ。この設定に伴う期待が、潜在的な落胆、怒り、誤解などの混入の余地を生む。自発的な使用と比べると、両者の関係性は根本的に異なる。

このモデルにはいくつかの代替案があり、研究という設定よりずっと人気が高いものがある。しかし人気があるものが「最良」とは限らない。研究モデルの反対意見の根拠は多くの場合、こんな単純なことだ。「ドラッグ体験にはもっとうまいやり方がある」

先住民文化圏では数千年の昔から、幻覚性の植物を使用し続けている。アフリカ、ガボンの教会では先祖と対面するためにイボガインを摂取する。南米ではＤＭＴが含まれるアヤワスカ茶を使って魂の異次元体験をする。そして北米ではペヨーテがスピリチュアルな領域を開き、ヒーリングやガイダンスを可能にする。

研究を目的としない幻覚剤の使用は、近年欧米で成長を続けている。多くの人々が幻覚剤を一人で、また数人の親しい友人同士で摂取する。これらの「人気のある」使い方で幻覚剤は、本人自身や他者、世界との関係に別の視点を提供する。なかには幻覚剤を大きな集団の集まりで使用するケースもあり、その環境は屋内・屋外を問わず、音楽や派手な光のショーを伴う場合もある。数は少ないが、幻覚剤を個人または集団での治療に活用しているセラピストもいる。宗教の一環で使用する集団もあり、北米やヨーロッパではアヤワスカを使う教会が広がっている。これらすべてのケースでは幻覚剤使用に伴う違法性が、幻覚剤の効果についてオープンに語る機会を阻害している。

これらの使用モデルはどれも何の問題もないが、これらを研究モデルと混同したり流用したりしないことが重要だ。研究を続けた暁にはいずれ被験者から情報を得る必要がなくなり、被験者とのやり取りについて厳格なルールに従う必要もなくなることだろう。同様に、（研究で役立つと証明されれば）新しい治療薬やセラピーテクニックが日常的な医療や社会活動の中で生かされていくだろう。

ここで起きる混乱の大半は、幻覚剤の使用動機が原因だ。「幻覚剤使用の最良の方法とは何か？」という疑問に対する答えは、「時と場合による」ということだ。

楽しみたいのであれば単独で、または友人とくつろげる環境をつくってやればいい。自分や人間関係について何らかの示唆を得たいのであれば、セラピストとやるのがいい。人類愛や共感が欲しいのであれば、コンサートやパーティー、大きな集会でやるといい。神との深いつながりや宇宙の創造を感じたいのであれば宗教的指導者とそのコミュニティで、または自然の中でやるといい。科学に貢献したいなら、科学研究に志願するといい。これらすべての機会はいつでもあるものではないが、どのシチュエーションでもどんな効果が起きても不思議はない。たとえば、研究プロジェクトでスピリチュアル体験が起きる、宗教的な環境でトリップをして心理セラピー効果が上がるなど、ということが起こり得る。

しかし、異なるモデルを混ぜると問題や葛藤が起きる。それぞれのモデルの権威者や許容範囲が混乱するからだ。これが最も顕著に表れたのが、私の完全にオープンで何でもありの試行錯誤型の科学研究モデルと、仏教コミュニティの信条・修行・教義に基づく優先順位が混ざり合った時の軋轢だった*1。

私たちの生活や社会において、これらのドラッグをどう使うのがベストか、忌憚のない議論が必要である。まっとうな研究であれば、この忌憚ない議論に他のどんなモデルよりも適切に貢献できるので、私は研究モデルの視点から話を進めることにする。

研究レベルでは、「こうなるべきだ」というのではなく、「何ができるか」に基づいてプロジェクトを分類していく。疑問や研究対象は無限にあるが、そのまま追求すれば混乱や危険を伴うケースもある。この危険が私たちに直接または間接的な影響を及ぼすかもしれない。人間以外の生物に影響する場合もあるだろう。

幻覚剤使用に関する私の包括的な関心は、幻覚剤から「知恵を得る」ことより「助けになる」ために使うことにある。啓発（エンライトメント）、臨死や宇宙人の誘拐が起きるなどの現象を探究することより、親切で賢く、慈悲の心を体現することのほうが有用だということだ。言い換えれば、生物医学モデルで「科学的な部分を切り離し、その変化に注目する」というやり方は、幻覚剤の実りある使用法とは真逆だということだ。

私はある種の皮肉をもってこの結論に達した。なぜならこれから提言する研究の多くは、実際の研究が始まる前に考えついたことだからである。私の幻覚剤研究の一つの段階が終了した今、それらがすでに終えた研究と同じくらい重要とは限らないし、自ら着手したいと考えているわけでもない。

それでは幻覚剤研究の範囲、潜在的利点、限界、欠点について考えてみよう。

作用機序プロジェクトは幻覚効果にかかわる神経伝達物質の受容体をますます詳細に決定していくだろう。近年の脳画像技術は、幻覚剤によって影響を受ける脳の部位を見つけるだろう。

しかし、それで脳の生理学的変化とある種の自覚できる効果とのつながりを見つけられたとしても、具体的に何がどのように変化するかはほとんど解明されていない。それはもちろん臨床神経科学の「聖杯」〔究極的な探究の対象という比喩表現〕だが、玉ねぎの正体を求めて皮を剝き続けるかのごとく、層を剝がしても剝がしても達成できない目標なのかもしれない。

しかし理論的・臨床的には有用な情報が得られることだろう。思考、認識、感情へのより洗練された理解が得られれば、脳障害や精神病によって情報処理能力が制限されている患者向けに新しい治療法が見つかるかもしれない。幻覚効果に急性の負の反応が起きるという緊急事態には、これを逆転させられることも重要だ。最終的に、ユニークな性質を備えた新しい幻覚性化合物が開発されるかもしれない。

このタイプの研究は主に動物実験に負うところが大きい。私たちは「知りたいという欲求」と実験動物への慈愛の心のバランスを取らなくてはならない。セラピーやスピリチュアルな目的での幻覚剤使用を考える人々にとってはなおさらである。人間の宗教的恍惚感や創造過程の名のもとに、無数の実験動物を殺すことは「スピリチュアル」と言えるだろうか？

これらのドラッグの効用についてはすでに多くのことがわかっている。作用機序や新薬開発に的を絞った研究をしていると、それがあたかも幻覚剤の最も重要な、あるいは望ましい研究だと考えがちだ。しかし、すでに手の中にある幻覚剤をどうすればよりよく使えるか、それがどう効果を発揮するのか、あるいは新しい媒介の開発というテーマにも、同様の時間とエネルギーが費やせることだろう。

精神(スピリット)の分子の働きをさらに細分化させ、最も奇妙で物議を醸す研究をすることもできる。どれほどエキセントリックであったとしても、これは作用機序研究に分類される。そのような研究で探り、分析し、実験する際にも「もしそうなら何なのか」というマントラを心に留めておく必要がある。つまり、研究で得られたことが、私たちにどんなメリットをもたらすのか、という視点だ。

薬物を介在させることなく非物質の存在と遭遇したり、臨死体験や神秘体験をしたりしたケースと、外因性DMTによって私たちの被験者が経験したことが非常に似通っていたことについてはすでに十分おわかりいただけたことと思う。以下に紹介する一連の研究の多くはこれらの類似性に基づいている。

第1ステップは、自然発生する幻覚状態を調整する機能について、内因性DMTの役割を調べるものだ。まずは内因性DMTを生成する松果体の役割を調べることから始める。

生身の人間の松果体を調べるには、最新の脳画像テクニックなど、たくさんの非侵襲性の手段がある。夢を見ている時、深い瞑想中、また宇宙人に誘拐されるといった体験中に、もし精神(スピリット)の腺が普段より活発なら、それらの状況が起きる時に機能している証拠となる。さらにこのテクノロジーを使って、幻覚剤が直接的に松果体に作用しているか否かを確定できる。

死んでいく動物たちの脳から、死の各段階ごとに松果体を摘出するという方法もある。もしその中に測定可能な量のDMTが見つかったら、それと似たようなことが人間でも起きていると類推できる。死に瀕した時から死に至るまでの間に、人の松果体がＤＭＴを分泌するのなら、精神（スピリット）の分子は人の意識が肉体から離れる際に生成されるという仮説を裏づける。

夢を見ている時、出産時などに体液内のＤＭＴ量が増えていれば、内因性ＤＭＴと、それらの意識状態の変化との相関関係が想起される。より説得力があるのは、臨死・神秘・誘拐体験の最中に高濃度ＤＭＴが検出されることである。

さらに、帝王切開で誕生した赤ん坊は、人生初のＤＭＴを浴びないという仮説を探究することもできる。第4章で私は、帝王切開で生まれた子供は誕生時にＤＭＴに触れないため、長じて心理的・スピリチュアル的困難に直面するという仮説を書いた。帝王切開によって生まれた人と、産道を通って生まれた人とでは、ＤＭＴに対する反応が異なるため、この仮説を裏づけていると言えるだろう。帝王切開で生まれた人に、ある管理下でＤＭＴを投与することで、通常分娩で生まれた人の体験を補うことができれば、治療に役立てられるだろう。

別のＤＭＴ投与実験としては、自然に幻覚体験をした人に、ＤＭＴによる幻覚体験をしてもらい、両者を比較してもらうというものが考えられる。両者の類似点が多ければ、自然発生的な幻覚体験の背後には内因性ＤＭＴの働きが裏づけられるだろう。そうなれば外部から投与するＤＭＴについても管理下で幻覚状態を研究したい研究者がアクセスしやすくなり、その状態を活用しやすくなるだろう。

これらのプロジェクトの中で最も簡単なのは、ＤＭＴとＲＥＭ睡眠、つまり夢見の状態とを比較することである。もし、睡眠中にＤＭＴ投与してすぐに典型的な夢見の状態になったとすれば、自然発生する内因性

DMTがこの共通の変性意識状態をつくっていると考えられる。

DMT投与が、部分的、あるいは全面的な臨死・啓発（エンライトメント）・神秘体験を再生したら、これらの体験の背後には自然発生的DMTがあることをより強く関連づけられる。

私たちは42歳の元修道女、ソフィーという被験者と、自発的およびDMTによる啓発（エンライトメント）の比較実験を始めた。彼女は修道女時代の修行中に神秘体験をしていて、大修道院長がこれを純粋なものだと保証した。彼女は最初の高用量DMTセッションでほとんど効果を感じなかったが、これは私の仮説を裏づける最初のエキサイティングな結果だった。つまり、もし彼女の神秘体験にDMTが関与していれば、脳は自然発生した高濃度DMTの処理方法を心得ているため、精神（スピリット）の分子の影響力を脳が加減しているであろうと考えられる。いわば耐性がついたということだ。

しかし、次の被験者が0・4㎎／㎏のDMTにさらに低い反応を示し、この理論を強く反証した。34歳のバーテンダー、チャールズは人生で一度も瞑想をしたことがなかった。彼の場合のDMTに対する弱い反応は、遺伝的にそうなっているからだろうと私たちは考えた。彼はそのように生まれついているのだと。

したがってソフィーの反応が低かったのは、その前の神秘体験による耐性だと決めつけるわけにはいかなくなった。もちろんこの2人に対する仮説はどちらも正しい可能性はあるが、得られた情報を都合よく解釈することへの知的不誠実さは否めない[*2]。

高度な変性意識状態研究の正当性に向けて前述のプロジェクトを長期的に展開することは可能だが、私は以前持っていたような情熱を失ってしまった。私の関心は「どのように」よりも、「もしそうなら何なのか」

に向かっている。研究で得られた情報が究極的に役に立つかどうかはその情報をどう使うかにかかっている。

幻覚剤研究の最良の使い道は、各人特有の課題に取り組み、その人格を向上させることにある。それではその命題を満たす幻覚剤投与・摂取の条件について具体的に考えてみよう。

それができる場所とは美しい自然の中などで、しかも緊急時に備えてすべての医療体制が控えているような場所だ。そこには、研究に参加するボランティアにインスピレーションを与えるような優雅な建築美、芸術作品があふれている。そこで働く研究者やスタッフは心理セラピー、幻覚剤、スピリチュアリティの専門的訓練を受けた人々で、医療者の指示のもとに行動する。研究は心理セラピー、創造性、スピリチュアリティ、そして死の過程といった分野で実施される。同時に、遭遇体験、平行宇宙や暗黒物質とのつながりに関する研究も行われる。

研究センターという環境が私たちのＤＭＴセッションに何度となく負の影響を与えてきた。効果がより持続するシロシビンプロジェクトでは、病院という環境がさらに悪影響を及ぼした。居心地のよい環境をつくることは不可欠だが、被験者が最も無防備で、高い被暗示性を示す時間帯にガイダンスを与え、サポートできることが最も重要だ。しかし、特に心血管系の身体的危機の潜在的可能性があるため、それに対応できる機器とスタッフは欠かせない。

医師が積んできた訓練と経験は、人体の薬物に対する反応を評価・理解・対応するユニークな能力を提供する。だからこそドラッグの使用が医師の手によって扱われるよう、その特権と責任が法律で規定されている。医学の分野で、精神科医は人の行動と体との関係を扱ううえで、最も骨の折れる訓練を受ける。しかし、伝統的な精神医学の訓練は幻覚剤を人に投与するための予備的なものにすぎないはずだ。これに加えて最も重要な資格として、医師自らが幻覚剤を摂取する経験が必要だ。1950年～60年代に、自己実験は精神薬理学の最も一般的な手法だった。現代アメリカの慣習とは対照的に、ヨーロッパの幻覚剤研究者たちは研究を始めるにあたり、まず自分が先頭を切る必要があった。このアプローチにより、研究者によるインフォームドコンセントの質を高め、仮説やテクニックのさらなる向上に向けた実験データを提供し、被験者に対する研究者の共感力を高められる。未来の北米での研究は、きわめて重要な幻覚剤研究を進めるにあたり、ヨーロッパの研究者の手法に倣うよう管理機関から許可を得る必要がある[*3]。

「変性意識状態を自ら経験する」ことに加え、幻覚剤を他者に投与しようとする研究者は自身の動機を明確に精査しなくてはならない。人々に幻覚剤を投与するという強大な立ち位置に立つ者は、みな正式な自己評価訓練の指導を受けなくてはならない。それにはいくつかの選択肢があるが、心理分析モデルが最も十全で包括的だと思う。このモデルでは幼少期の重要な体験を、セラピストと親密な関係を築きながら掘り下げていく。同時に人の行動や感情に影響を与える無意識の動機や欲求も追求していく。この心の内面のワークは、被験者の人とかかわることへのニーズや怖れが幻覚剤の影響下で増大するため、被験者とのかかわりにおいてとりわけ重要な要素となる。

幻覚剤セッションの監督・指揮を行う際、被験者をサポートし、理解するために、可能な限り深いところまで被験者の宗教観や感情を理解することも不可欠だ。これは研究者自身が幻覚剤を使う使わないにかかわらず、宗教やスピリチュアルな経験を持つだけでなく、その宗教やスピリチュアルの訓練と知識を持っていなくてはならない。神学、倫理学、儀式などの教育は、フルスケールの幻覚体験に共感し、重要な要素を理解するにあたり役立つだろう。

ＤＭＴ研究を始める前、私はよりよいセッションをするために宇宙人による誘拐事例を予習しておくべきだなどとは考えもしなかった。が、今はその必要性がわかる。暗黒物質や平行宇宙など、「目に見えない領域」に関する最新の理論についても知っておくと役立つことと信じている。

この手の訓練や経験を携えていれば、研究者とそのスタッフは深淵なる幻覚剤セッションで起きるほぼどんなことでも理解し、受け入れ、対処できることだろう。

そのような理想的な環境で続けられる研究は、古い、また新しい幻覚剤に関する徹底的な用量反応テストのデータベースを提供することだろう。そのような環境を標準化、最適化することにより、それぞれのドラッグの真の価値がわかるだろう。

加えて、幻覚剤の少量摂取からも学べることが多くある。この「ミニトリップ」にはほとんど関心が寄せられていないが、きわめて望ましい効果が期待できる。たとえば初期の幻覚剤を用いた心理セラピー研究者の多くが、患者の「心を緩める」程度の低用量投与を好んでいた。そのほうが扱いやすく、患者もよりよいセラピー効果を発揮したからだ。

ＬＳＤの発見者、アルバート・ホフマンは、ある夏の一日、彼のスイスの自宅で紅茶を飲みながら、少量投与が好きだという話を私にしてくれた。彼とそのチームは、少量投与の利点として、思考の展開が早くなり、知覚が明晰になり、気分が高揚するため、心理機能にかすかではあるが深淵なる効果があると指摘した。しかも副作用はないも同然だ。

幻覚剤は最も重度の精神病や心理的問題を抱える人々の治療に役立つ可能性がある。私が提案する幻覚剤研究施設では、その研究対象の多くをこの分野に向けている。しかし、その研究の組み立てや解釈について、治療のための見解の衝突が表面化することに備えなくてはならない。

たとえば、いくつかの精神医学文献で強迫神経症（ＯＣＤ）患者がシロシビンを含む幻覚キノコを摂取したところ、症状が治まったという報告がある。ＯＣＤの症状には、日常の時間とエネルギーを大量に消耗するほどの無駄な行動や考えを繰り返すという抗いがたい欲求がある。セロトニンに作用するプロザックなどの薬物は、ＯＣＤ患者にその神経伝達物質への集中を促す。研究者たちは今、セロトニン受容体の生理学をベースにしてＯＣＤ患者の治療にシロシビンを使おうとしている。心理学的プロセスは必要ないが、その効能に関するより徹底した理解の必要性が高まるだろう。

神経伝達物質に限定されず、より心理面の健康、たとえばＰＴＳＤ、薬物・アルコール依存症、終末期患者の心理的負担などの治療も行えるかもしれない。

ＰＴＳＤは過去に囚われる感情を誘発し、繰り返し過去に起きた恐ろしい出来事に向かわせる。現代社会では幼少期の物理的・性的虐待や、自然・人的災害体験などへの懸念は増える一方だ。幻覚剤を用いた心理療法研究者による初期の研究では、ＰＴＳＤの症状に幻覚剤を使う試みがあった。最近亡くなったドイツの精神科医ジャン・バスティアーンズは、重篤な強制収容所サバイバー症候群の患者の治療に幻覚剤を用いて成果を上げていた*4。

ＰＴＳＤ患者に近い苦痛の記憶や感情を解消するために、多くの人々がドラッグやアルコールの乱用に走っている。しかし間もなく薬物乱用が生活に困難をきたし、当初の問題をさらに悪化させていく。ペヨーテを使うネイティブアメリカンの教会の信者たちの間では、アルコール依存症が減少したことがわかっている。ブラジルのアヤワスカを使う教会の信者の間でも、アルコールやコカイン依存症の減少が認められる*5。

最後に、末期患者の衰弱や苦痛に対する負の反応は、ありとあらゆる未解決の感情を誘発させる。団塊の世代の大きな人口が高齢化して死期を迎え、またエイズその他の流行病の蔓延に際し、私たちが快適な「良い」死に方を求める機運には差し迫ったものがある。

初期の研究では、高用量幻覚剤療法のセッションで有望な成果を示したものがいくつかある。

私たちが実施したＤＭＴ研究が示唆するところでは、死に関する効用を大いに期待させる。もし死の過程でＤＭＴが放出されるなら、生きているうちに投与すれば、本当の死が訪れる前の「予行演習」となるだろう。手放すこと、意識が肉体とは別に存在しているという実感、愛に満ちたパワフルな境地との遭遇など、魂が体から離れると起きる出来事をパワフルに予習させてくれる。

しかし、死にゆく人を対象とする時、非常に微妙な領域に踏み込むことになる。もし患者が自らの精神や非物質の領域との遭遇に恐怖を感じた場合、それをただすための時間が足りないかもしれない。さらに死んでいく体験と、ＤＭＴの高用量体験との間に共通点がまったくなかったらどうだろう？　ショック、方向感覚の喪失、そして恐怖体験が起きれば、それは死んでいく過程を必要以上に困難にする可能性もある。

臨床的な症状改善の他、幻覚剤は創造力、問題解決能力、スピリチュアリティなどといった日常的な資質の向上に役立てられる。私がイメージする研究施設はそれらの研究に対しても注意深く、繊細に指導的立場を示していく。究極的にその分野は厳密に病理学ベースのセラピープロジェクトよりも、ずっと幅広い人々の役に立ち、全体的な反響は大きくなるだろう。

世の中には、比較的副作用の少ない抗うつ剤・精力増進剤・興奮剤・精神安定剤などがあふれかえっている。これらの最近できた身近な化学物質は、私たちによりよい状態を手に入れるために使うドラッグのリスクと効果を改めて見直すよう迫っている。幻覚剤を、病人の治療目的以外でも使おうではないか？

ＤＭＴセッションの体験者たちは、概念・感情・考え・映像など、本人が顕在意識では思いもよらないものが出てきたと口をそろえる。幻覚剤は創造力を刺激するため、創造力向上の論理的ツールとなる。私たちの社会、地球が抱える問題の解決には、新しく強力なテクノロジーに加え、斬新なアイデアが求められている。私たちの想像力を早急に高めなくてはならない状況は強調してもしきれない。幻覚剤がそのためのパワフルなツールとなり得る。

私は本書でハーマンとファディマンが１９６０年代に行った、幻覚剤が問題解決にプラスの効果を発揮したという研究に言及した。全員がそれぞれの分野の専門家である被験者たちは、幻覚剤の助けを得て発見した解決法の多くがきわめて有効だということに気づいた。近年では芸術・科学・心理・スピリチュアル・情緒的な側面での創造性を測定するユニークな方法がたくさんある。人が持つこの主要な資質に幻覚剤が及ぼす効果について、新たに研究を始めるのは比較的順当な動きだと思われる。

想像力を定義する時、その多くが神の性質に言及している。何か新しいものを思いつき、生み出す過程で、私たちは神聖なる創造力に触れる。私たちの想像力は思考によりそれまで存在していなかった場所へと導かれる。こうして私たちは幻覚剤がスピリチュアリティに果たす役割へと帰っていく。

第20章「聖なる領域の侵害」で書いたように、幻覚剤とスピリチュアルな訓練とを融合させる、理に適った道がある。もし、ある宗教の求道者が、経典や儀式、そして入信することで到達し得る荘厳な心理状態がどういうものかを知覚できずにいる場合、周到な監視とフォローアップの行き届いた幻覚剤セッションがあれば、その道を究めるための軌道に乗せられるかもしれない。このタイプのワークはまた、スピリチュアルな求道への意識拡大へと誘う万国共通のアプローチとなるだろう。

生物学、心理学、またスピリチュアルの定義に関してあれこれと議論を始めると、終わることがない。心の内面の葛藤を解消する、有害な人やモノとの関係を解消する、創造力を刺激するなど、これらすべてはそれぞれのモデルを使って対処・支援が可能だ。しかし、幻覚剤の被験者たちがセッションで遭遇した、どうやら自律的に存在しているらしい非物質の存在について語る時、臨床医・研究者としては「快適な範疇」から大きく飛び出すことを余儀なくされる。それなら、私たちはＤＭＴが持つこれらの「超次元的」特性をどう扱えばいいのだろうか？

この手の経験は、「リアルに存在している可能性がある」とみなすことから始めなくてはならない。つまり、それが別の現実の「ありよう」を示しているかもしれないということだ。このような遭遇を研究対象とする際の最初の扱い方次第で、そこでの存在の一貫性と安定感が変わる。彼らの出現に対する衝撃が和らぐにつれ、私たちは彼らとの相互関係を引きのばし、拡大させ、深められるようになるだろうか？　似たような外見と行動パターンを持ち、同じような「場所」にいる存在たちと遭遇した人々は、やはり似たようなメッセージや情報を持ち帰るのだろうか？

私の仮想研究施設で行われるのは、研究活動だけではない。実験的研究がまず確立させるのは、療法・創造・スピリチュアル活動の活用法だ。革新的な治療法を実践する他の組織同様、それらのユニークな治療を受けるのはかなりの人数になるだろう。彼らが治療を受ける間、重点が置かれるのは情報収集ではなく、フォローアップを目的とした結果の査定だ。

この施設で得られる専門性の自然な帰結として、教育と訓練にも力を入れることになるだろう。そこでは幻覚剤体験によって得られた知識、高められた経験について語る、各分野の専門家の話を聞く機会があるだろう。そして最後に、その研究施設は膨大な資料室とアーカイブ機能を持ち、すべての教育的資料を収めた情報センターとなる。

エピローグ

職業的にも個人的にも過酷ではあったが、私の人生においてニューメキシコ大学の幻覚剤研究は最も洞察に満ちた、濃密な時間だったことは疑う余地がない。アメリカでこの研究を再開させることは私の一生の夢だったし、そのためのしかるべき場所と時期に恵まれたのは幸運だった。

心理療法とスピリチュアルトレーニングの経験が豊富な、臨床研究の科学者である私は、アメリカで人を対象とした幻覚剤研究の再開の先陣を切るにはふさわしい人物だと信じていた。精神（スピリット）の分子が導く先について、ある面では準備ができていたが、別の面ではできていなかった。ひと世代分の期間固く閉ざされていた扉を開けたという意味で、功績はあった。しかし「パンドラの箱」が開くや否や、それが本質的に内包していた独自の計画や文脈が噴出した。その力はヒーリング、殺傷能力、そして驚愕を含み、予想外で野放しの勢いで周囲を無視して突き進んだ。方向転換のたびごとに私はやさしさ、敵対心、奥深さ、そして恐怖の混ざり合った声を聞いた。しかし質問は一貫していた。

その質問とは、本書にこれまで登場していない被験者ソウルが、最初の高用量ＤＭＴセッションで抱いた疑問と同じものだった。本書を彼のストーリーで締めくくりたい。

ソウルは34歳、既婚の心理学者で、細身の体形、エネルギッシュ、ひと癖あるユーモアと、鋭い目つきの持ち主だった。彼はこれまで幻覚剤を40回ほど経験し、かれこれ20年にわたり瞑想を続けていた（私は被験者募集の際、できる限り瞑想経験者を優遇した。瞑想経験者はＤＭＴの最初の衝撃を上手に受け止めやすく、瞑想を通じて到達する境地と幻覚剤による変性意識の比較ができるからだ）。ソウルの応募動機は、「ＤＭＴについて聞いたことがあり、一度試してみたかった。それに医療体制が整った病院でやるという考えが気に入った」とのことだった。

ソウルの低用量セッションは穏やかに終わり、翌日０・４㎎／㎏のセッションが行われた。

ソウルは書くことが好きで、その日の体験を巧みに以下のように表現した。

「室内の空っぽの空間がキラキラ光り始めた。大きな結晶の形をしたプリズムが現れ、ワイルドな光が縦横無尽に飛び回った。それに重ね合わせるように、より繊細で美しい幾何学模様が視界を覆った。体温が下がり、体が軽く感じた。自分はこれから気を失うのだろうか？　目を閉じ、ため息をつきながら心の中で『神様！』と言った。

まったく何も聞こえなかったが、意識の中では何かの音がずっと鳴っていた。それは喩えるなら大きな鐘の音が鳴り終わった後の余韻のようだった。自分が呼吸をしているかどうか定かでなかった。すべてはうまくいくと信じ、パニックが起きる前にその考えを手放した。

恍惚感はこの上なく、体の中に収まりきれないと感じるほどだった。ほとんど必然的に僕の意識は体を飛び出し、肉体を残して飛び立った。

燃えるような色の光が激しく流れ落ちる巨大な滝が、視界いっぱいに広がった。轟々と響き渡る静寂、言葉にできない喜びのなか、『彼ら』が歩いてきた、と言うより忽然と出現した。こちらに興味を持ち、歓迎しているのか、彼らは歌うようにこう言った。『見えるかな？』。その質問が私の意識の隅々に浸透していくのを感じた。『見えるかな？　見えるかな？』。振動を伴う、歌うような声が聞こえ、僕の意識はものすごい圧力を感じた。

答える必要はなかった。それは喩えるなら真夏の焼けつくような日差しが注ぐ、雲ひとつない空のもと、ニューメキシコの砂漠で、『明るいかな？』と訊ねられたようなものだった。質問は同時に答えでもあった。それでも『イエス』とわざわざ言ったのは、『もちろん』という意味だ。そして最後に強い気持ちを込めて『ついにね！』と言った。

まず心の目から『始め』、お互いに近づいていった。それから彼らは光の激流の中に後退し、消えていった。室内の音が聞こえた。ドラッグの効果が薄れてきたんだとわかった。自分の呼吸、顔、指を感じ、暗闇が迫ってきた。炎、煙、埃、軍隊、ひどい苦しみ。あれはあったのだろうか？　私は目を開けた」

謝辞

数えきれない数の同僚たち、委員会、そして組織がこの研究のすべての段階を支えてくれた。特に、ここにその功績を記しておきたい人々がいる。今は亡きUCLA精神医学部のダニエルX・フリードマン医師には、このプロジェクトの全局面を支持し、初期の主要な助成金の取得にご協力いただいた。米国食品医薬品局（FDA）、米国麻薬取締局（DEA）の職員の方々にはこの研究の持つ特異な事情に最大限に柔軟にご対応いただいた。ニューメキシコ大学の生物統計学者、クリフォード・コールズ博士には研究センター、彼の自宅、そして私の家で何時間も何週間も、無限の時間を費やしてデータ計算をしていただいた。パーデュー大学のデイビッド・ニコルズ博士がDMTを作ってくれなかったらそもそもこの研究は実現しなかった。

研究過程の至るところで、ニューメキシコ大学医学部は私の研究の学術的・物理的、そして管理運営上のサポートをしてくれた。精神医学科の学科長ウォルター・ウィンスロー医師は、当時彼の教え子の中で唯一の臨床研究者だった私に自由な裁量を任せてくれた。ウィンスロー医師の退官後は、サミュエル・キース医師に引き続き学術面・管理面での支援と協力をいただいた。同大学ヒューマンリサーチ倫理委員会理事長アラン・フランク医師は私の要望を一貫して公平に扱ってくれた。

ニューメキシコ大学の一般臨床研究センターには、私のメラトニン・DMT・シロシビン研究のすべてについて10年にわたりご協力いただいたことに感謝したい。大学の精神医学科、そして研究センターの同僚であるジョナサン・ライサンスキー医師は、一般臨床研究センターの科学部長、故グレン・ピーク医師に紹介してくれた。彼らが私に1984年にアルバカーキに行くよう勧めてくれた。フィリップ・イートン医師は、ピーク医師の急死の後、速やかに研究センターの管理を引き継ぎ、私が幻覚剤研究をしたいと告げた時、ほとんど驚きもしなかった。デイビッド・シェイド医師、ジョイ・マクロード、アルバータ・ブランドの3氏は数年にわたり研究所の巧みなサポートをしてくれた。計算センターのローリー・スローンが何の苦もなくたくさんの計算機械が最良の効率で作業ができるよう整え、プログラムの使い方を教えてくれなかったら、私はそれを理解するだけで何年もかかったことだろう。

外来・入院患者の看護スタッフ、キッチンスタッフ、事務スタッフに感謝したい。とりわけキャシー・レゴザ、アイリーン・ウィリアムズ、ローラ・ベルグMSN〔看護学修士〕、シンディ・ガイストRN〔看護師〕は、すべての研究の現場で大胆かつ朗らかで、訓練の行き届いた看護サポートをしてくれた。ケイティ・ブレイジスRNも、初期の精神科面談で能力を発揮し、貢献してくれた。

スコティッシュライツ基金の統合失調症プログラムの寛大な助成金は、科学的メリットを探るDMTプロジェクトの初期段階の構築に大いに役立った。その後、DMTとシロシビン研究に対し、さらに高額の助成金が、国立衛生研究所（NIH）の一部門である国立薬物乱用研究所（NIDA）から出資された[*1]。

本書の執筆にあたり、ジョン・バーロウ、レックス・ファウンデーション、アンドリュー・ストーンには財政面での重要なヒントをもらい、その後のバーンハート財団からの協力はプロジェクトを躍進させてくれた。幻覚剤の学際的研究協会のリック・ドブリンは寛大にもストーンとバーンハートの支援を指示してくれた。バーンハート財団のネッド・ノームス、MAPSのシルビア・ティーセン、カーラ・ヒグドンは滑らかな連携能力を発揮して助成金に伴う事務処理をしてくれた。

友人、同僚、学生、教授、そして師匠たちは数年にわたり、このプロジェクトの策定に貢献・支援してくれた。ラルフ・アブラハム、デブラ・エイジス、アラン・ベイディナー、ケイ・ブラッカー、ジル&ルイス・カリノー、ラム・ダス、デイビッド・ドイチュ、ノーマン・ドン、ベティ・アイズナー、ドロシー&ジェイムズ・ファディマン、ロバート・フォルテ、シーファ・ゴールド、アレックス・グレイ、チャールズ・グロブ、スタン・グロフ、ジョン・ハルパーン、ダイアン・ホーグ、マーク・ギャランター、クリス・ギリン、ジョージ・グリア、アブラム・ホファー、キャロル&ロドニー・ホートン、ダニエル・ホイヤー、オスカー・ジャニガー、デイビッド・ジャノウスキー、カール・ジャンセン、シェパード・ジェンクス、ロバート・ジェシー、ロバート・ケルナー、ハーバート・クレバー、タッド・リプマン、ナンシー・リソー、ポール・ロード、デイビッド・ロリマー、ルイス・エドゥアルド・ルナ、ジョン・マック、デニス&テレンス・マッケナ、ハーバート・メルツァー、デイビッド・メトカーフ、ラルフ・メッツナー、ナンシー・モリソン、イーサン・ネーデルマン、ケン・ナサンソン、スティーブン・ニクソン、オズ、バーンド・マイケル・ポールマン、カール・プリブラム、ジル・パース、ルパート・シェルドレイク、アレクサンダー&アン・シャルギン、ダニエル・シーバート、ウェイン・シルビー、ザッカリー・ソロモン、マイロン・ストラロフ、ジュラージ&ソニア・スタイク、スティーブン・ザラ、チャールズ・タルト、ルカ・トルバート、タータング・タルク、ジョー・タピン、エバハード・ウーレンヒューズ、アンドリュー・ワイル、サミュエル・ワイドマー、そしてレオ・ゼフ。私の元妻マリオン・クラッグは研究に伴う紆余曲折の間じゅう、そばにいて貴重なアドバイスをくれた。

執筆に際し、私の原稿の全部、または一部を読み、有意義で忌憚のないコメントをくれた人々にも感謝したい。ロバート・バーンハート、リック・ドブリン、ロゼッタ・マラノス、トニー・ミロス、ノーム・スムークラー、アンドリュー・ストーン、ロバート・ワイズ、そしてバーナード・ソロトル。

ダニエル・ペリンは本書図版の分子構造の画像を作ってくれた。アレックス・グレイはカバーデザインの制作を、そしてジョン・グレアムが私の企画書を気に入ってくれるきっかけをつくったインナー・トラディッションに導いてくれた。ローワン・ジェイコブセンは最高の編集者だ。ナンシー・リンガーの比類ない文章校正力のおかげで本書原稿は大幅によくなった。

過去に属していた仏教コミュニティ、亡くなった前僧院長に、そしてその仏教組織と周辺の在家信者たちに、教義やガイダンス、そして神秘的叡智の日常活用についてご指導いただいたことに感謝したい。

私の両親、アルヴィン&シャーロット・ストラスマン、私の兄弟マーク・ストラスマン、ハンナ・デトマン。彼らの協力がなければ本書も研究も存在し得なかった。

そして最後に、ボランティア被験者の方々には心から畏敬の念を抱き、敬意を表し深々とお辞儀をしたい。精神（スピリット）の分子の翼の中に自らを置く勇気、彼らが冒険の旅に出る際に心身のサポートをする研究チームへの信頼、そして幻覚剤体験をするにはあまりにも質素で過酷な環境で見せた品格は、同じ道を辿るすべての後続の人々にインスピレーションを与えることだろう。

訳者あとがき

――深淵を覗く時、深淵もまたこちらを覗いている――

フリードリッヒ・ニーチェ『善悪の彼岸』より

『ＤＭＴ―精神の分子』は、地球上の多くの動植物の中に存在し、人の松果体でも生成されるＤＭＴという幻覚物質が、体内でいったい何をしているのかを解き明かそうとした医師リック・ストラスマンの探究の一部始終のドキュメンタリーである。

１９５２年、カリフォルニア生まれのストラスマンが育ったのは、長引くベトナム戦争に対する反戦運動から始まったヒッピー、フラワーチルドレン、ニューエイジといった新たな精神潮流が生まれた時代であり、その運動の中心地だった。折しもＬＳＤなどの幻覚剤が華々しく登場し、人々は異次元の現実への扉を開くドラッグに熱狂した。１９６０年代のヒッピー文化はサイケデリック・サブカルチャーとも呼ばれ、幻覚物質が誘う意識変容体験（いわゆる幻覚トリップ）は精神の解放を想起させた。若者のみならず、学術研究や臨床の現場でも幻覚剤が盛んに取り上げられ、多方面の研究が進んだ。芸術家にとっては既存の枠を超えるインスピレーションの泉となった。ところが一般社会での乱用や研究者の不適切な扱いなどから、幻覚剤の負の側面がマスメディアにより喧伝された。その結果米国では1970年に規制物質法が制定され、ほとんどの「奇跡の幻覚剤」は一転して厳しい規制の対象となり、冬の時代が訪れる。

この顛末を身近に経験したストラスマンが、精神修養の手段として瞑想や禅仏教に傾倒し、また医師として、不当に生き埋めにされたドラッグの息を吹き返すべく孤軍奮闘したのは自然な流れだったかもしれない。実際、実用主義のアメリカらしい現象として、ストラスマンが出会った禅仏教の僧侶たちを含め、あの時代のリーダーたちの多くが幻覚トリップをきっかけにしてスピリチュアリティに覚醒していたことは、ストラスマンのDMT研究の動機の一角をなしている。『チベット死者の書』に書かれた内容との一致に気づき身震いするほどワクワクし、DMTを「精神の分子（スピリット）」と呼ぶストラスマンは、科学者でありながら禅仏教の実践者として、意識を生物学的に定義し、スピリチュアリティを科学的に把握したいというユニークな立ち位置から研究に取り組んでいる。そして最も厳しい規制を意味する「スケジュールI」薬物であるDMTを合法的に研究対象とするプロジェクトを立ち上げ、規制の高い壁との闘いの末1990年、幻覚物質・冬の時代に風穴を開けた。

ひとたび研究の認可が下りれば、それまでタブーとなっていた幻覚剤研究に関心が集まり、幻覚剤の可能性を知る科学者たちとともに研究を前進させられるだろうというのがストラスマンの当初の計画だった。しかし、彼が掲げたテーマはあまりにも膨大で、未知数も課題も多かったため随所に不具合が起こり、研究は

1995年に終了した。しかし21世紀になってから各地で非公式に続いていた幻覚剤研究に再び光が当たり始めた。既存の精神疾患治療薬の限界を超える特効薬として注目を浴びるようになった幻覚剤は、統合失調症やPTSDなどの精神疾患の治療のほか末期がん患者のメンタルケアにも活用されるようになり、今では主要研究機関や大学などで臨床・治験の研究が進められている。同時に医療・娯楽用大麻の完全合法化に向けた規制緩和が進み、米国ではさまざまな幻覚物質の市民権が戻りつつある。ストラスマンが求め、心に描いていたサイケデリック・ルネッサンスが起きている今、幻覚剤にはいまだ不寛容な日本で本書が出版されるのはタイムリーだったのではなかろうか。ストラスマンは近年のサイケデリック・ルネッサンスの突破口を開いた先駆者の一人と言えるかもしれない。

DMTプロジェクト実施にあたり、ストラスマンが募集したのはドラッグ経験のある、心身共に健全なボランティアだった。したがって第一義として期待されたのは神秘体験や意識の覚醒など、彼らの日常に何らかのポジティブな変化を起こすことだった。しかし研究が進むにつれ、彼のこれまでの医学的信条に収まらない事例が頻発した。違和感に悩んだ末にすべての既存の知識を保留にして、相手の世界に歩調を合わせたことは、この研究自体がすでに「科学研究の範疇」には収まらないことを知っていたからだろう。「ベールの向こう側」にある「別の現実」で「あちらの住人達」との間で展開する奇想天外なやり取りなど、彼が医師として慣れ親しんだ科学的アプローチとは相容れないセッション内容を、学術的にどう受け止めるかについてはまだ長い議論が必要となることと思う。ストラスマンが直面した政府による規制の壁も、宗教的権威との軋轢も、社会がどこまで非物質の世界を「現実」として容認できるかを反映している。

太古の昔からアヤワスカを愛飲する先住民を始め、本書に登場するボランティア、現代のサイケデリック・ルネッサンスに惹かれる人々など、時代を超えて人々を魅了するのは異なる現実を経験し、啓示や悟りを得ることにある。そしてDMTを「精神の分子（スピリット）」と名付けたストラスマンも、DMTは異なる現実へ導くツールだと捉えている。ドラッグに限らず、物質界に縛られた顕在意識を解放し、魂のジャーニーへと誘う方法はたくさんある。シャーマンは一般にドラムの単純な響きを使う。催眠療法家はたとえば気球に乗って上昇していくビジュアライゼーションを始め、たくさんの催眠誘導ツールを使い分けている。瞑想を通じて自己実現や難病完治を可能にするワークショップを世界中で実施しているジョー・ディスペンザは、瞑想が深まると見えてくる幾何学的な図形や光、色の洪水を万華鏡映像で表現し、変性意識へと誘導するツールに活用している。

導入の仕方は何であれ、その先にあるのは個人の主観に基づく潜在意識の風景であり、それらは驚くほど似通っている。催眠療法家である私は日常的にクライアントが訪問する「非物質の世界」に親しんでいるが、実際に死ぬ瞬間を体験したり、「宇宙人としての自分」を経験するなど、遭遇する世界観は本書のボランティア被験者の神秘体験と何ら変わりはない。私の師であるドロレス・キャノンは45年に及ぶ催眠療法家としての仕事を通じて、何万というクライアントたちによって繰り返し語られた、「ベールの向こう側」の世界を編纂し、『入り組んだ宇宙』（第1巻・ナチュラルスピリット社）などの書籍に著している。このような文献は、その分母の多さから一定の評価をしてよいのではないかと私は考えている。

深淵の向こうにいる存在たちが誰で何をしようとしているのかは、いずれ歴史が明らかにすることと思う。

日本では「ドラッグイコール違法」という認識が長く根付いているが、目に見えない世界が物質界とどこまで深くかかわっているか、に関する限り、日本人のＤＮＡには欧米諸国よりずっと深い理解が刻まれている。幻覚剤が精神疾患の特効薬となり、終末期患者の心を癒やし、魂の悟りへと誘うことが既成事実化されれば、日本のドラッグアレルギーも一気に解消するに違いない。それはニュートン・デカルトの古典科学ではなく、アインシュタインと量子力学のエネルギーサイエンスをベースにしたニューノーマルな社会でのことだろう。

最後に本書の出版にあたり、ナチュラルスピリット社の今井社長、編集者の麻生修子さんのご尽力に感謝したい。

なお、著者による注釈は「原注」として巻末に、訳者による注釈は本文中に〔　〕で記した。

２０２１年8月　　催眠療法家・東川恭子

ブアメリカンの幻覚剤を使用する教会でのペヨーテ使用について、また南米でのアヤワスカ使用について科学研究を実施するなど。しかしそれは便宜上の協力関係であり、二つのモデルの真のコラボレーションではない。科学研究の成果が教会の信仰や教義に影響することはなく、宗教的文脈で幻覚剤を使用して得られた洞察や経験が科学研究の手法を変えることもない。

2．テレンス・マッケナは何百という人々にDMTを紹介した。数年前ハワイにある彼の自然保護地域を訪問した際にこの話をした。彼がDMTを投与した人々の約５％は効果がほとんど現れなかったと振り返る。テレンスの概算の５％は私たちの研究結果（60人の被験者のうち３人）と一致する。

3．F. X. Vollenweider, personal communication, June 1993; and L. Hermle, personal communication, June 1993.

4．Ka-Tzetnik 135633, *Shivitti: A Vision* (Nevada City, CA: Gateways, 1998).

5．Bernard J. Albaugh and Philip O. Anderson, “Peyote in the Treatment of Alcoholism Among American Indians,” *American Journal of Psychiatry* 131 (1974): 1247–51; and Charles S. Grob, Dennis J. McKenna, James C. Callaway, Glacus S. Brito, Edison S. Neves, Guilherme Oberlaender, Oswaldo L. Saide, Elizeu Labigalini, Christiane Tacla, Claudio T. Miranda, Rick J. Strassman, and Kyle B. Boone, “Human Psychopharmacology of Hoasca, a Plant Hallucinogen Used in Ritual Context in Brazil,” *Journal of Nervous and Mental Disease* 184 (1996): 86–94.
効率モデル同士の矛盾例として、イボガイン中毒治療の提案者の多くは、その効果より主に薬理学ベースに重点を置いている。実際、私が参加していた国立薬物乱用研究所のイボガイン研究パネルは、イボガインが治療効果を発揮しつつ、幻覚的「副作用」をブロックする方法がないか考えている。

謝辞

1．国立衛生研究所の研究助成金によりメラトニンプロジェクト (RR00997-10), DMT・シロシビン研究 (R03 DA06524 and R01 DA08096), そして臨床研究センターの運営費(M01 RR00997). の資金提供を受けた。

推を提案している。つまり、3チャンネルと4チャンネルを同時に見ることはできない。しかし今は可能だ。画面の中に別画面の概念は番組の比較を可能にする。被験者たちがアイマスクを取り、異なるレベルの現実が重なり合い、溶け合う様子を体験した姿を私たちは何度も見てきた。また多くの場合、被験者たちはDMTが導いた新しい世界に完全に引き込まれながら、体は大学病院の531号室にいることを覚えていた。彼らは複数の現実に同時に存在するというまったく神話のようなマルチタスクを成し遂げていた！

3. David Deutsch, *The Fabric of Reality* (New York: Penguin, 1997).
4. David Deutsch, personal communication, January 2000.
5. Ibid, June 1999.
6. Nigel Smith and Neil Spooner, “The Search for Dark Matter,” *Physics World* 13 (2000): 4.
7. 宇宙人や異界の知的生命体が私たち人間とかかわろうとする理由は、もちろんぜひとも知りたいところだ。マックの誘拐経験者の多くが語ったのは、死にゆく惑星の人口を再び増加させるために人類と宇宙人の交配を進めるというプロジェクトだった。私の研究の被験者たちも「繁殖・飼育」といったテーマ（おもちゃやベビーベッド、子供部屋の風景など）を持ち帰った。加えて、情報の伝達や意識の「チューニング」「再プログラミング」などを通じて、高度に発達した種族が私たち人類に彼らの叡智を伝えようとしていた。その多くは地球環境の劣化という喫緊の問題に関係していた。ここでも私の研究の被験者たちの話との共通点があった。

   遭遇した存在の非物質的性質について話した被験者も数人いた。とりわけ存在たちは私たちに興味を示すなら持っているであろう愛や絆という感情が欠落していた。そして何らかの方法で私たちとのやり取りから学び、彼らが忘れていた、あるいは遠い昔になくしてしまった感情を取り戻すことができた。このような話は「精神（スピリット）の乗っ取り」の一歩手前の、不快な含みがある。いくぶん現実離れした程度の話では、妖精、小鬼、いたずらな小人といった、私たちの歴史上の民話キャラクターを見た被験者たちもいた。
8. Karl L. R. Jansen, “The Ketamine Model of the Near-Death Experience: A Central Role for the N-Methyl-D-Aspartate Receptor,” *Journal of Near-Death Studies* 16 (1997): 5–26. (I have searched for and been unable to find any data regarding whether DMT is neuroprotective.)

第22章

1. 宗教と科学という異なる枠組みが協力し合う例はある。たとえばネイティ

第20章

1．Rick J. Strassman and Marc Galanter, “The Abhidharma: A Cross-Cultural Application of Meditation,” *International Journal Social Psychiatry* 26 (1980): 283-90.
2．この手法はフロイトの「等距離の注意力」と呼ばれ、熟練した心理分析家が実践している手法によく似ている。分析医は患者の背後に座り、ほとんど言葉を発することなくそこに存在することでサポートする。この手の控えめな傾聴と観察は、禅瞑想で内面に起きることとほとんど合わせ鏡のようだ。
3．HRSは、たとえば現在ではスペイン・イタリア・ロシア・ポルトガル・ドイツ・オランダ語に翻訳されている。ケタミン・アヤワスカ・アンフェタミン・シロシビン・MDMAの効果を測定するために世界中の研究者が使用している。ドイツの研究グループは、自然発生的精神異常にもHRSを使っている。
4．ほとんどの修行を伴う宗教の伝統にみられるように、マーガレットは仏門に入って新しい僧名を名乗るようになった。彼女や他の人々の僧名は日本名だが、私は日本語を理解しないし、うっかり間違った名前を書いて良からぬ意味を想起させることがあってはいけないので、英語の仮名を採用した。
5．Rick J. Strassman, “DMT and the Dharma,” *Tricycle, The Buddhist Review* 6 (1996): 81–88.

第21章

1．研究開始当初、被験者同士の接触はほとんど皆無だった。街中や私の家、また研究の終盤に作ったサポートグループの会合などで実際に会った場合でも、彼らは一様にシャイで、セッション中に見た異界の存在について語りたがらなかった。セッションで存在との遭遇が頻繁に語られるようになってからも、テレンス・マッケナの講義や文献に対する人気は低かった。私は被験者に、DMTによってもたらされた小人や昆虫型宇宙人とのコンタクトについて知っていたかどうかしばしば訊ねたが、イエスと答えた人はほとんどいなかった。したがって、被験者たちのこれらの報告は集団催眠や、自己達成的予言の類の結果ではないと考える。実際もしそのような作用が介在したのなら、神秘体験や臨死体験が大流行したことだろう。私はそれらを期待していたのだから。
2．テレビ技術者が「ワイプ（画面の中に別画面を表示）」を開発する前の話として、これらのレベルの現実は相互排他的（相容れない）としてこの類

52–61.
3．Sai-Halasz et al. (1958).
4．最近になってドブリンは有名なグッドフライデイ研究で強いストレスがかかったシロシビンの副作用に言及している。1966年の最初の記事（Walter N. Pahnke and William A. Richards, “Implications of LSD and Experimental Mysticism,” *Journal of Religion and Health* 5 (1966): 175–208）には、シロシビンがハーバード神学部の学生にもたらした神秘体験について書かれている。しかし研究チームがキャンパスを追い掛け回し、扉に押し付けて抗精神病薬注射を施した学生については書かれていない！
Rick Doblin, “The Good Friday Experiment: A Twenty-Five Year Follow-Up and Methodological Critique,” *Journal of Transpersonal Psychology* 23(1991): 1-28.
5．原注第４章の１参照。

第19章

1．スイスとドイツの研究グループが実施したシロシビン研究で採用した0.2mg/kgは、私たちが疑いなく幻覚作用を起こすと判断した0.45mg/kgの半分にも満たない。彼らが発表した論文には「シロシビンの幻覚効果」というタイトルがついているものの、彼らが引き出した成果はシロシビンの典型的反応だと私は思わない。
E. Gouzoulis-Mayfrank, B. Thelen, E. Habermeyer, H. J. Kunert, K.-A. Kovar, H. Lindenblatt, L. Hermle, M. Spitzer, and H. Sass, “Psychopathological, Neuroendocrine and Autonomic Effects of 3,4-Methylenedioxyethylamphetamine (MDE), Psilocybin and *d*-Methamphetamine in Healthy Volunteers,” *Psychopharmacology* 142 (1999): 41–50; and F. X. Vollenweider, K. L. Leenders, C. Scharfetter, P. Maguire, O. Stadelmann, and J. Angst, “Positron Emission Tomography and Fluorodeoxyglucose Studies of Metabolic Hyperfrontality and Psychopathology in the Psilocybin Model of Psychosis,” *Neuropsychopharmacology* 16 (1997): 357–72.
私たちは投与量を上げていったが、二人の被験者が「多すぎる」と言った1.1㎎/kgで止まった。一人は一時的に頭が混乱し、もう一人は「精神的重圧」に圧倒された。私が大学を去ることになるまで、研究で私たちが最高限度のシロシビン投与量としたのは0.9mg/kgで、これはヨーロッパで採用された「幻覚作用を起こす量」の４倍以上だ。

（邦訳『エイリアン・アブダクションの深層』大野龍一訳、ナチュラルスピリット、2021）

第15章

1．Raymond A. Moody, Life After Life (New York: Bantam Books, 1988); and Kenneth Ring, *Life at Death: A Scientific Investigation of the Near-Death Experience* (New York: Coward, McCann, and Geoghegan, 1980).
2．W. Y. Evans-Wentz, *Tibetan Book of the Dead* (New York: Oxford University Press, 1974).
3．Rinpoche Sogyal, *The Tibetan Book of Living and Dying* (New York: HarperSanFrancisco, 1992). This is a modern rendition of The *Tibetan Book of the Dead.*
4．Dannion Brinkley, Saved by the Light (New York: Harper, 1995); and Betty J. Eade, *Embraced by the Light* (New York: Bantam, 1994).
5．Mircea Eliade, *Shamanism: Archaic Techniques of Ecstasy* (Princeton, NJ: Princeton University Press, 1972); and Michael Harner, *The Way of the Shaman* (New York: HarperSanFrancisco, 1990).

第16章

1．Robert Master and Jean Houston, *The Varieties of the Psychedelic Experience* (Rochester, VT: Park Street Press, 2000); William James, *The Varieties of Religious Experience* (New York: Macmillan, 1997); and Robert Forte, ed., *Entheogens and the Future of Religion* (San Francisco: Council on Spiritual Practices, 1997).

第17章

1．人体向けケタミン研究における副作用の報告にはこれらの配慮が欠けていたかもしれない。Anna Nidecker, "Alleged Abuses Accelerate Reform," *Clinical Psychiatry News* 26 (1998) .つまり、科学者は自分の行動を自覚していたのか？　自らケタミン摂取の経験があるか？　研究対象者がケタミンを投与される環境にどれほど注意深く配慮したか？　ケタミンによって引き出された変性意識に対する彼らの姿勢や反応はどうだったか？　1950~60年代に実施された初期の幻覚剤研究で認められる副作用について読む時は、それらの変数を考慮する必要がある。

2．F. Kajtor and Stephen Szára, "Electroencephalographic Changes Induced by Dimethyltryptamine in Normal Adults," *Confinia Neurologica* 19 (1959):

の民族は非常に洗練された天文学のスキルを持ち、灌漑など農業の技術で自らの存続を支えていた。ほとんど雨が降らない地域だったことを考慮すればその知恵の高さに圧倒される。チャコキャニオンは訪れた人を否応なく魅了し、たくさんの人々が神秘的な情熱に駆られて訪れる巡礼地となっている。

2．ルーンとは、易経やタロットのような、北欧の占いツールの一つ。ルーンの歴史は少なくとも紀元前10世紀からで、棒やカードではなく、シンボルを彫った石を道具として使う。現代のルーンでは、25種類のシンボルが使われる。

3．スペイン語でレギュラーとは規則的、普通、日常などという意味がある。アクセントは最後の音節に来る。

4．古典ギリシャ語や新プラトン哲学で、ロゴスとは世界に秩序や目的、知性を与える宇宙の論理を指す。

5．カルロス・カスタネダはインディアンの呪術師ドン・ファン・マトゥスとともに何年にもわたりメキシコ砂漠で文化人類学のフィールドワークを行った。カスタネダが描写する風景の多くがドン・ファンとその友人との出会いから始まるが、その背景がショーンの語る風景に類似していた。Carlos Castaneda, *The Teachings of Don Juan: A Yaqui Way of Knowledge* (Berkeley, CA: University of California, 1998).

第13章

1．Z. Boszormenyi and Stephen I. Szára, “Dimethyltryptamine Experiments with Psychotics,” *Journal of Mental Science* 104 (1958): 445–53.

2．Turner and Merlis (1959).

3．ガンビーとは、1950~1960年代にかけて放映されたアメリカの子供向けテレビ番組のキャラクターのこと。ガンビーの体はメタルワイヤーのような形の粘土細工のため、どんな形にでもなれる。12インチ（約30センチ）のガンビーのおもちゃで子供たちはいろんな形を作って遊ぶ。ガンビーが信頼する親友はポーキーという馬だ。番組ではガンピーとポーキーの体を曲げ、動かしては低速度撮影し、自発的に動いているように見せていた。

第14章

1．John E. Mack, *Abduction* (New York: Ballantine, 1994)
（邦訳『アブダクション―宇宙に連れ去られた13人』南山宏訳、ココロ、2000）
Passport to the Cosmos (New York: Crown, 1999).

General Psychiatry 51 (1994): 85–97; and Rick J. Strassman, Clifford R. Qualls, Eberhard H. Uhlenhuth, and Robert Kellner, "Dose-Response Study of N,N-Dimethyltryptamine in Humans. II: Subjective Effects and Preliminary Results of a New Rating Scale," *Archives of General Psychiatry* 51 (1994): 98–108.

第10章

1．この分類は、幻覚剤評価スケール（以下HRS）から得られた情報とは識別しなくてはならない。私が開発したHRSについては後で言及しているが、ここでHRSが何を測定するか、そして上記の経験に基づく分類とどう違うかについて記しておきたい。

HRSの対象は意識であり、被験者ではない。HRSは意識の働きに対する理論的理解に基づき、激しいDMT反応の多様な局面を数値化して評価するものだ。このシステムで知覚、感情、体感、思考、習慣などを含む一連の機能が切れ目なく混ざり合い、私たちが日常的に経験する意識の状態がつくられる。

しかし、この章で私が提示する薬物効果の分類は、意識に限定されるものではなく、当人の体験を対象としている。当然ながら激しい薬物効果はその当事者の経験となるが、それらの効果そのものに意味があるわけではない。当事者特有の体、魂、意識といった包括的条件により、初めて現実的な意義が生まれる。

第11章

1．この考えは幻覚剤を個人の成長の糧としている人によくみられ、浄化やカタルシスの解放感と関係がある。ある葛藤を克服するにあたり、長々と言語を弄して分析するよりも、大地を揺るがすほどパワフルに感情を揺さぶられたほうが効果的な場合がある。しかし臨床の現場では、情動の成長が阻害されている時の治療法として両方必要だ。洞察のないカタルシスには長期的な効果が望めない。感情を伴わない分析や洞察は実質的にほとんど進化をもたらさない。

第12章

1．チャコキャニオンはアルバカーキの北西約３時間のところにある壮大な遺跡だ。現在のプエブロ族の前身と思われるアナサジ族が何世紀にもわたりここに住んでいた。アナサジ族がどこから来たのか、そしてこの石の町を捨ててどこに消えたのかは、考古学上の２大ミステリーとなっている。このは、低用量とプラシーボの見分けがつかない被験者が多かったことだ。その日に投与された薬物量の高低については、被験者本人より評価スケールのほうが正確に捉えているという結果になった。つまり、本人は識別できなかったとしても、0.2mg/kgは0.1mg/kgより多くの心理反応を起こしたこと、そして0.05mg/kgはプラシーボより多くの心理反応を起こしたことを評価スケールが正確に拾い出したということだ。

第6章

1．Rick J. Strassman, "Human Hallucinogenic Drug Research in the United States: A Present-Day Case History and Review of the Process," *Journal of Psychoactive Drugs* 23 (1991): 29–38.
2．DMTを水に溶かすため、塩をベースにする必要があった。コカインと似たようなケースで、遊離塩基は水に溶けないが、多様なコカイン塩は溶ける。

第8章

1．Gillin et al. (1976); and B. Kovacic and Edward F. Domino, "Tolerance and Limited Cross-Tolerance to the Effects of N,N-Dimethyltryptamine (DMT) and Lysergic Acid Diethylamide-25 (LSD) on Food-Rewarded Bar Pressing in the Rat," *Journal of Pharmacology and Experimental Therapeutics* 197 (1976): 495–502.
2．Rick J. Strassman, Clifford R. Qualls, and Laura M. Berg, "Differential Tolerance to Biological and Subjective Effects of Four Closely Spaced Doses of N,N-Dimethyltryptamine in Humans," *Biological Psychiatry* 39 (1996): 784–95.

第9章

1．多様な量のDMTを投与してその違いをみる、用量反応テストの結果は1994年のフリードマン博士による『総合精神医学文書』として出版されている。生物学的情報をテーマとした論文や、心理的反応、新しい評価スケールについてなどの論文がある。フリードマンは、各論文を注意深く読んで指導をして、何度も書き直させた。悲しいことに出版の1年前に彼はこの世を去った。彼の長年の夢だった、幻覚剤研究の復活が結実した出版物を見ることは叶わなかった。Rick J. Strassman and Clifford R. Qualls, "Dose-Response Study of N,N-Dimethyltryptamine in Humans. I: Neuroendocrine, Autonomic, and Cardiovascular Effects," *Archives of*

Advances in Biochemical Psychopharmacology 11 (1974): 299–313.

6．Jace Callaway, “A proposed mechanism for the visions of dream sleep,” *Medical Hypotheses* 26 (1988): 119–24.

7．磁場は意識にも影響する。いわゆるパワースポットと呼ばれる、特定の地質学的特徴のある場所で、意識変化が起きる。磁場が松果体に影響を与える（とりわけメラトニン生成の抑制をする）ことを発見した研究結果もある。これらの効果は松果体のエネルギーとDMTの原料に何らかの作用を起こす可能性がある。

私はDMTと宇宙人による誘拐事例の相関関係について別の章で提案している。これらの経験は時々、強い磁場を発生させる高圧の送電線付近で起きていることをここで言及しておきたい。加えて非物質の存在との遭遇が同じ場所で繰り返し起きるのにも、磁場が影響していると考えられる。

8．Jane Butterfield English, Different Doorway: Adventures of a Caesarean Born (Mt. Shasta, CA: Earth Heart, 1985).

グロフは過呼吸を繰り返すという手法で、ドラッグを用いない幻覚セラピーを考案した。30〜60秒間の過呼吸を繰り返すことにより、高用量ドラッグと同等の高度な変性意識に到達すると言われる。

このテクニックを通じていくつかの深い代謝効果が起きる―たとえば血液がアルカリ性または初期値に戻る、カルシウムレベルが下がる、血液脳関門の機能が低下する、ストレスホルモンレベルが劇的に上昇するなどだ。これらすべてが相俟って、松果体にある滅多に使われないDMT合成回路が活性化するのだと思われる。Stanislav Grof, *The Holotropic Mind* (New York: HarperSanFrancisco, 1993).

第5章

1．Daniel X. Freedman, “On the Use and Abuse of LSD,” *Archives of General Psychiatry* 18 (1968): 330–47.

2．尿のドラッグテストは被験者のスクリーニングには使わなかった。私たちが関心を寄せたのは、セッション前にドラッグを使った（尿検査でポジティブの）被験者と、そうでない被験者の幻覚体験の違いだった。初期の研究でポジティブだったのはほんの数人だったが、ネガティブの被験者と体験に違いは見られなかった。このためその後の研究ではこの高額な検査を割愛した。

3．二重盲検セッションの後で、私は被験者全員にどちらを投与されたと思うかを訊ねるようにした。高用量は歴然だった。しかし中用量の0.1㎎や0.2㎎を当てるのは非常に困難だったのは興味深いことだった。もっと驚いたを区別することは重要だ。神秘体験と精神病の症状には重複がある。たとえばスリリングな切迫感、視聴覚が過敏になる、時間の経過が変化するなど。しかし神秘体験は普通、それを希求する成熟した意識的努力の結果起きるものだ。それは知的・道徳的な意思のもと希求されるものであり、その表現は社会的に受容されている。その一方で、統合失調症の症状は多くの場合予測不能で、歓迎もされず、行動や感情面での問題の後に起こる。この症状に対する社会の協力はなく、症状を起こした当人とその周辺の人々はともに、それがなくなることを望んでいる。

私の研究の被験者同様、本人の状態と環境はDMT体験やドラッグそのものと同様に重要だ。日常の中で自然発生したDMTにどのように対応するかは、本人の状態と環境次第で大きく変わる。変数は本人がどういう人物か、本人のドラッグ体験、ドラッグに対する期待、DMTの効果とどう折り合うか、どう解釈するか、それが起きた社会背景などだ。

2. Rick J. Strassman, Otto Appenzeller, Alfred J. Lewy, Clifford R. Qualls, and Glenn T. Peake, “Increase in Plasma Melatonin, beta-Endorphin, and Cortisol After a 28.5-Mile Mountain Race: Relationship to Performance and Lack of Effect of Naltrexone,” *Journal of Clinical Endocrinology and Metabolism* 69 (1989): 540–45.

ランナーズハイという現象は単なるエンドルフィン放出に伴う恍惚感にとどまらない。そこには次のような感覚の変化がある。視覚的に輝きが増し、明るくなる、ほとんど宙に浮いているかのように体が軽く感じられる、時間の経過が劇的に遅くなるなど。これらすべての変化は低用量DMT経験者からも聞かれることだ。ランナーと低用量DMT経験者たちは同じ生物学的変化（つまり通常より多いが最大量ではないDMT放出）を経験したのかもしれない。ランナーは大量のアドレナリンとノルアドレナリンが松果体を刺激して、低用量投与と同レベルのDMT放出を促したのかもしれない。残念ながらDMTの量を測定できず、この仮説を検証できない。

3. Robin M. Murray, Michael C. H. Oon, Richard Rodnight, James L. T. Birley, and Alan Smith, “Increased Excretion of Dimethyltryptamine and Certain Features of Psychosis. A Possible Association,” *Archives of General Psychiatry* 36 (1979): 644–49.

4. L. Bigelow, “Effects of Aqueous Pineal Extract on Chronic Schizophrenia,” *Biological Psychiatry* 8 (1974): 5–15.

5. Richard Jed Wyatt, J. Christian Gillin, Jonathan Kaplan, Richard Stillman, Lewis R. Mandel, H. S. Ahn, W. J. A. Vandenheuvel, and R. W. Walker, “N,N-Dimethyltryptamine — A Possible Relationship to Schizophrenia?”

脳室の内壁にある細胞に非常に高いレベルの特定セロトニンの受容体がある。脳脊髄液を作っているのはこれらの脳室の内壁の細胞だ。LSDはこの受容体と激しく接合する。幻覚剤は、このユニークな脳内の液体の製造をパワフルな形でコントロールすることにより、実際に人の意識変容を起こすのかもしれない。デカルトとその弟子たちはこの「近代」の発見を聞いたら大笑いすることだろう。

5. Rene Descartes, “The Inter-Relation of Soul and Body,” in *The Way of Philosophy, edited by P. Wheelright* (New York: Odyssey, 1954), 357.
6. 子供の松果体の真上にある泉門と呼ばれる頭蓋骨の開口部が、松果腺に影響を及ぼすほどの光を取り込むかどうかは定かでない。
7. Aaron B. Lerner, James D. Case, Yoshiyata Takahashi, Teh H. Lee, and Wataru Mori, “Isolation of Melatonin, the Pineal Gland Factor That Lightens Melanocytes,” *Journal of the American Chemical Society* 30 (1958): 2587.
8. F. Karsch, E. Bittman, D. Foster, R. Goodman, S. Legan, and J. Robinson, “Neuroendocrine Basis of Seasonal Reproduction,” *Recent Progress in Hormone Research 40* (1984): 185–232.
9. 松果体は加齢に伴いカルシウムで覆われていく。石灰化された松果体は頭蓋骨のX線やCTスキャンの際、秀逸な中心マーカーとなる。しかしカルシウムとなった（石灰化した）松果体にはメラトニンを生成する細胞がほとんど含まれない。メラトニン量は加齢とともに減っていくが、松果体の石灰化とメラトニンの現象は直接関係がない。
10. Rick J. Strassman, Clifford R. Qualls, E. Jonathan Lisansky, and Glenn T. Peake, “Elevated Rectal Temperature Produced by All-Night Bright Light Is Reversed by Melatonin Infusion in Men,” *Journal of Applied Physiology* 71 (1991): 2178–82.

    早朝は、夢見の睡眠状態でもあり、高用量のメラトニンが夢見を促すという研究結果もある。私たちの研究ではこれを確認できなかった。なぜなら研究で光がメラトニンを抑制するため、被験者は目を開けている必要があったからだ。もしメラトニンが夢見の睡眠を刺激するのなら、メラトニン分泌量が抑制された被験者の夢見は浅いものになったことだろう。夜間のメラトニン生成を抑制するドラッグは夢を抑制せず、促進させるのは興味深いことだ。

第4章

1. DMTは神秘体験と精神病の両方にかかわっているかもしれないが、両者らの研究に伴うインフォームドコンセントの性質から、他の幻覚剤研究と似たような不安が幻覚的ケタミン研究に影を落としている。

16. 研究室で「ゼロから」DMTを作るのは簡単だ。ある程度経験のある化学者ならものの数日で簡単に作ることができる。DMT製造にまつわる難しさは、製造過程そのものより原料や前駆体の調達にある。連邦薬物管理組織ではこれらの薬物の供給を厳格に監視していて、既知の幻覚剤となり得る材料を購入するには許可が必要となる。
17. Toshihiro Takahashi, Kazuhiro Takahashi, Tatsuo Ido, Kazuhiko Yanai, Ren Iwata, Kiichi Ishiwata, and Shigeo Nozoe, "*11C-Labelling of Indolealkylamine Alkaloids and the Comparative Study of Their Tissue Distributions," *International Journal of Applied Radiation and Isotopes* 36 (1985): 965–69; and Kazuhiko Yanai, Tatsuo Ido, Kiichi Ishiwata, Jun Hatazawa, Toshihiro Takahashi, Ren Iwata, and Taiju Matsuzawa, "In Vivo Kinetics and Displacement Study of Carbon-11-Labeled Hallucinogen, N,N-[*11C]Dimethyltryptamine," *European Journal of Nuclear Medicine* 12 (1986): 141–46.
18. 初歩の化学以前の人知を超えた叡智により、南米の先住民たちはDMTを含む植物と反MAO化合物、あるいはMAO阻害剤を含むものを混ぜ合わせることを学んでいた。MAO阻害剤を摂取すれば、DMTは血流に混ざるまでの間酵素による分解を免れ、MAOが復活して消化する前に幻覚効果を発揮できる。これが、アヤワスカが経口でありながら効果を発揮できる秘密のからくりだ。注射によるDMT投与では効果が数分しか持たない一方で、アヤワスカは胃や腸でゆっくり吸収され、4～5時間持続する。

第3章

1. Willis W. Harman, Robert H. McKim, Robert E. Mogar, James Fadiman, and Myron J. Stolaroff, "Psychedelic Agents in Creative Problem-Solving: A Pilot Study," Psychological Reports 19 (1966): 211–27.
2. ジムと会ってから20年以上後の1995年、私はブラジルのアマゾン川流域のマナウスで開かれた会議でドロシー・ファディマンと会った。彼女はカリフォルニアの家に帰宅した後、1970年代の彼女の光に関するビデオ『ラディアンス』を送ってくれた。これで話は完結した。
3. クラウンチャクラや千弁の蓮華は、いわゆる第三の目とは異なる。両目の間の上部、額の真ん中にある第三の目は解剖学的に脳下垂体と最も強く連携している。
4. 脳脊髄液と意識の関係については近年盛んに脳科学研究が行われている。

and Urine Levels of N,N-Dimethyltryptamine Following Administration of Psychoactive Dosages to Human Subjects," *Psychopharmacology* 38 (1974): 239–45.

10. Timothy Leary, "Programmed Communication During Experiences with DMT," *Psychedelic Review* 8 (1966): 83–95.
11. DMTの効果に対する曖昧さから、1980年代中頃に、テレンス・マッケナが公に称賛し始めるまで、比較的不明のものとされてきた。マッケナは他の誰よりもレクチャー、書籍、対談、録音資料などでDMTを語り、現在のレベルまで引き上げた。
12. 内因性DMTの概要に関する秀逸な資料：Steven A. Barker, John A. Monti, and Samuel T. Christian, "N,N-Dimethyltryptamine: An Endogenous Hallucinogen," *International Review of Neurobiology* 22 (1981): 83–110.
13. J. Christian Gillin, Jonathan Kaplan, Richard Stillman, and Richard Jed Wyatt, "The Psychedelic Model of Schizophrenia: The Case of N,N-Dimethyltryptamine," *American Journal of Psychiatry* 133 (1976): 203–8.
14. DMTと統合失調症の理論には疑問がある一方で、科学者たちが理論を葬ってから25年経ってなお、部分的にでもその役割を示す他の候補が現れていないことは特記に値する。
15. この文脈で、世論や政治的意図の風向きがどれほど科学界の研究計画を形成するかに関する秀逸な研究がある。現在はにわかに統合失調症の「ケタミンモデル」への助成金と出版人気が高まっている。すでに書いたとおり、ケタミンは麻酔薬で、低用量で幻覚作用を発揮する。他の「古典的」幻覚剤同様、ケタミンによる効果と統合失調症の症状には重複する点がある。しかし、統合失調症と幻覚剤全般による効果には類似点と同じくらい相違点があるように、両者には相違点も多く存在する。

    現在のケタミン研究が順調な理由が少なくとも二つある。現在は以前よりずっと多くの評価スケールが存在するため、ドラッグが引き起こす統合失調症状態に関する統計的比較が容易になっている。その結果、より数学的・客観的に統合失調症とケタミンによる状態とを比較できる。しかしこのアプローチは、両者の状態の本当の臨床的相違点をごまかすことにもなりかねない。この本当の相違点こそが、初期の一般的幻覚剤による状態と統合失調症の症状との比較研究の有用性を否定した原因となった。

    もう一つの、より重要な違いは、ケタミンが「合法」ドラッグであるという点だ。人に対する研究に課せられる障害はほとんどない。しかし近年高まっている娯楽目的でのケタミン人気は、監視や規制の強化を招いている。加えて、ケタミンが統合失調症の悪化を引き起こすことへの懸念と、これ

1992).
12. メチル基は炭素1、水素3からなるが、有機的分子につく最も単純な構成要素だ。
13. 5-メトキシ-DMTはソノラ砂漠のヒキガエル、バフォ・アルバリウスの毒腺から分泌される分泌物の活性成分だ。マスコミが不正確に報じたが、"カエルを舐めると摂取される"ことはない。怖さ知らずのユーザーがカエルを捕まえて、いとも簡単にスライドガラスに毒を載せる。カエルを自然に戻し、分泌物を乾燥させ、それをパイプで吸引する。Wade Davis and Andrew T. Weil, "Identity of a New World Psychoactive Toad," *Ancient Mesoamerican* (1988): 51–59.

第2章

1. Alexander Shulgin and Ann Shulgin, *TIHKAL* (Berkeley,CA: Transform Press, 1997), 247–84.
2. R. H. F. Manske, "A Synthesis of the Methyl-Tryptamines and Some Derivatives," *Canadian Journal of Research* 5 (1931): 592–600.
3. O. Gonçalves de Lima, "Observaçoes Sôbre o Vihno da Jurema Utilazado Pelos Indios Pancarú de Tacaratú (Pernambuco)," *Arquiv. Inst. Pesquisas Agron.*4 (1946): 45–80; and M. S. Fish, N. M. Johnson, and E. C. Horning, "Piptadenia Alkaloids. Indole Bases of P. Peregrina (L.) Benth. and Related Species," *Journal of the American Chemical Society* 77 (1955): 5892–95.
4. Stephen Szára, "The Social Chemistry of Discovery: The DMT Story," *Social Pharmacology* 3 (1989): 237–48.
5. Stephen Szára, "The Comparison of the Psychotic Effects of Tryptamine Derivatives with the Effects of Mescaline and LSD-25 in Self-Experiments," in *Psychotropic Drugs,* edited by W. Garattini and V. Ghetti. (New York: Elsevier, 1957), 460–67.
6. A. Sai-Halasz, G. Brunecker, and S. Szára, "Dimethyltryptamin: Ein Neues Psychoticum," *Psychiat. Neurol.,* Basel 135 (1958): 285–301.
7. A. Sai-Halasz, "The Effect of Antiserotonin on the Experimental Psychosis Induced by Dimethyltryptamine," *Experientia* 18 (1962): 137–38.
8. D. E. Rosenberg, Harris Isbell, and E. J. Miner, "Comparison of Placebo, N-Dimethyltryptamine, and 6-Hydroxy-N-Dimethyltryptamine in Man," *Psychopharmacology* 4 (1963): 39–42.
9. Jonathan Kaplan, Lewis R. Mandel, Richard Stillman, Robert W. Walker, W. J. A. Vandenheuvel, J. Christian Gillin, and Richard Jed Wyatt, "Blood

覚剤を告知せずに投与したことが明らかになり、すでに醸成されていた悪感情に拍車をかけることになった。Martin A. Lee and Bruce Shlain, *Acid Dreams: The Complete Social History of LSD, the CIA, the Sixties, and Beyond* (New York: Grove Press, 1986). アメリカ国内の国防計画については以下を参照。Jay Stevens, *Storming Heaven: LSD and the American Dream* (New York: Grove Press, 1998).

9. Stanley Schachter and Jerome E. Singer, "Cognitive, Social, and Physiological Determinants of Emotional State," *Psychological Review* 69 (1962): 379–99.

10. 幻覚剤がもたらしたのはたくさんの名称だけではない。このように教育や推進を目的とした組織がたくさん存在するドラッグはマリファナを別として、他に類を見ない。幻覚剤をテーマとした組織は何十と作られ、何千という有料会員を擁する。各組織は雑誌や新聞、機関誌などを発行し、ウェブサイトを運営している。また会議を計画し、それに出資し、本の出版・流通を行う。私の研究を後押ししてくれたLSDの初期研究者、UCLAの故フリードマン医師はカルトゲンという新語をつくった。その意味は、支持派と反対派がカルトのように単純な主義主張に基づいて激しくぶつかり合うことにある。麻薬、コカイン、シンナーのユーザーはそのように激しい扇動をしない。幻覚剤のどこがそのような熱心な支持者を生み出すのだろうか？

11. 他の化学族に属するドラッグにも幻覚性はあるかもしれないが、用量の範囲は狭い。たとえばチョウセンアサガオなどのナス科の植物の化合物は、幻覚作用を起こし、思考過程を変容させる。しかし、それは混乱した、意識混濁状態で起こり、心機能と体温調節機能に重篤な危機をもたらす。用量が「ほんの少し」多かっただけで、まったく記憶に残らない、重篤な中毒、あるいは死をもたらす。これと対照的に、幻覚剤が死と直結することはない。
    ケタミン（KまたはスペシャルK）やフェンシクリジン（PCPまたはエンジェル・ダスト）などのドラッグにも幻覚効果がある。これらは当初全身麻酔薬として使われたが、高用量で意識喪失を引き起こした。LSDやメスカリンのような古典的幻覚剤には麻酔の効用はない。

    ついでながらケタミン、PCP、ナス科の植物は、LSD、シロシビン、DMTとは異なる薬理学的機構から精神活性作用を発揮する。本書の目的に従い、私は幻覚剤についての議論を構造と薬理学的機構に類似性の高いドラッグに限定している。すべての幻覚剤の性質についての文献は以下の通り。Peter Stafford, *Psychedelics Encyclopedia* (Berkeley, CA: Ronin Press,

先住民社会の植物とその役割の詳細については以下を参照。Richard E. Schultes and Albert Hofmann, *Plants of the Gods* (New York: McGraw Hill, 1979).

これらの植物の化学については以下を参照。Richard E. Schultes and Albert Hofmann, *The Botany and Chemistry of Hallucinogens,* 2nd ed. (Springfield, IL: Charles C. Thomas, 1980); and Jonathan Ott, *Pharmacotheon* (Kennewick, WA: Natural Products Co., 1993). Albert Hofmann's tale of discovering LSD never fails to delight — *LSD: My Problem Child* (New York: McGraw Hill, 1980).

2. 神経伝達物質は脳内の神経細胞間の科学的情報伝達を促す。伝達細胞が神経伝達物質を放出し、その物質は受け取る側の細胞の受容体部位に接合する。受容体部位にドッキングすることで一連の変化が始まり、その細胞が神経伝達物質を放出することで終了する。同様の過程が細胞間で延々と受け継がれていく。よく知られている神経伝達物質にはノルエピネフリン（ノルアドレナリン）、アセチルコリン、ドーパミンがある。
3. この時期に発表された膨大な情報：Abram　Hoffer and Humphrey Osmond, *The Hallucinogens* (New York: Academic Press, 1967).　この出版物は出版以来約40年にわたり、これらのドラッグに関する入手可能な最良の文献だった。
4. 幻覚剤心理療法の科学的根拠についての秀逸な文献：Walter N. Pahnke, Albert A. Kurland, Sanford Unger, Charles Savage, and Stanislav Grof, "The Experimental Use of Psychedelic (LSD) Psychotherapy," *Journal of the American　Medical Association* 212 (1970): 1856–63.
5. Aldous Huxley, *Doors of Perception and Heaven and Hell* (New York: HarperCollins, 1990).
6. 歴史家はリアリーの自由奔放な全方位的アプローチと、オルダス・ハクスリーの「幻覚剤使用はごく限られた少数の指導者や芸術家に限定すべき」という対照的な立場を好んで比較した。しかしリアリー（Timothy Leary, *Flashbacks*[New York：JP Tarcher, 1997]）や、ケン・キージー（Paul Perry, *On the Bus* [St. Paul, MN:Thunder's Mouth Press, 1997]）の比較的法律を度外視したアプローチがなかったら、私たちがこれらのドラッグと出合うことはなかった。
7. Rick J. Strassman, "Adverse Reactions to Psychedelic Drugs. A Review of the Literature," *Journal of Nervous and Mental Disease* 172 (1984): 577–95.
8. この後でCIAが罪のない一般市民や陸軍志願者にLSDをはじめとする幻

原注

献辞

1．Jean Toomer and Rudolph P. Byrd, Essentials (Athens: University of Georgia Press, 1991), 27.

プロローグ

1．DMTを脳内に入れる最も直接的な方法は、当然ながら脳内に注入することである。このような方法で幻覚剤投与を行った研究は私の知る限り存在しない。しかしLSDを脊椎穿刺により直接脳脊髄液に注入したという例はある。脳は脳脊髄液に浸されているため、脳に直接届く。これにより効果は瞬時に始まる。Paul hock, "Studies in Routes of Administration and Counteracting Drugs," in *Lysergic Acid Diethylamide and Mescaline in Experimental Psychiatry,* edited by Louis Cholden (New York: Grune & Stratton, 1956), 8–12.
2．娯楽目的で静脈経由のDMT摂取を行った人々がいる。評価スケールの開発過程で面談した人の一人は、1960年代にこの経験をしていた。感想は、「喫煙の場合よりほんの少しだけ効くのが速い」だった。
3．William J. Turner Jr. and Sidney Merlis, "Effect of Some Indolealkylamines on Man," *Archives of Neurology and Psychiatry* 81 (1959): 121–29.

第1章

1．自然発生的幻覚作用の重要性に関する過去の文献：Marlene Dobkin de Rios, *Hallucinogens: Cross-Cultural Perspectives* (Albuquerque, NM: University of New Mexico Press, 1984); and Peter Furst, *Flesh of the Gods: The Ritual Use of Hallucinogens* (New York: Waveland, 1990).
この件についてさらなる思索や推論に関する文献は以下の通り。Ronald Siegel, *Intoxication: Life in Pursuit of Artificial Paradise* (New York: EP Dutton, 1989); Terence McKenna, *Food of the Gods* (New York: Bantam, 1993); and Paul Devereux, *The Long Trip: A Prehistory of Psychedelia* (New York: Penguin, 1997).
幻覚性の自然素材のスピリチュアルな機能についてはワッソンの研究が最も包括的だ。R. Gordon Wasson, Carl A. P. Ruck, and Stella Krammrisch, *Persephone's Quest: Entheogens and the Origins of Religion* (New Haven, CT: Yale University Press, 1988).

著者略歴
リック・ストラスマン（Rick J. Strassman）

1952年、ロサンゼルス生まれ。

スタンフォード大学およびイェシバ（ユダヤ神学校）大学アルバート・アインシュタイン医学部で学位を取得。

カリフォルニア大学デイビス校サクラメント医療センターの総合精神医学研修過程を履修し、1981年に優れた研修修了者に贈られるサンド賞を受賞。

ニューメキシコ大学で終身在職権のある教授として10年間教鞭をとり、松果体ホルモン、メラトニンの機能に関する臨床研究に従事した。また、米国政府が許可し、出資した幻覚剤研究を米国で20年ぶりに再開させた。

査読済みの科学論文30本を発表し、複数の精神医学研究雑誌の審査員を務める。

米国食品医薬品局（FDA）、米国薬物乱用研究所（NIDA）、退役軍人管理病院、ソーシャルセキュリティアドミニストレーション他の州立・地域組織のコンサルタントを歴任。

現在ニューメキシコ州タオスで精神科医として開業する傍ら、ニューメキシコ大学医学部の臨床精神医学准教授も務める。

ウェブサイト：www.rickstrassman.com

訳者略歴
東川恭子（Kyoko Cynthia Higashikawa）

翻訳家。催眠療法家。ヒプノサイエンスラボ主宰。

ハワイ大学卒業、ボストン大学大学院国際関係学部修了。

古神道の家に生まれ、幼少期より非物質の世界に親しみ、国際コミュニケーション・コンサルタントをしながら国内外で霊的・メタフィジカル・スピリチュアル分野の研究を続ける。

2014年東京、吉祥寺にヒプノヒーリングサロンを開設。最先端の脳科学をベースにしたヒプノセラピー＆コーチングを行う傍ら、催眠による心身治療、疼痛コントロール、潜在意識活用法の普及に努めている。

翻訳書は『新月のソウルメイキング』『魂の目的:ソウルナビゲーション』（徳間書店）、『最先端のタイムトラベル理論を身につけてあなたは「時空飛行士」になる』（竹内薫氏と共訳、ヒカルランド）、『あなたという習慣を断つ』『超自然になる』『第4の水の相』（ナチュラルスピリット）、『あなたはプラシーボ』（めるくまーる）など多数。

米国催眠士協会会員。米国催眠療法協会会員。

ウェブサイト：https://hypnoscience-lab.com

DMT－精神(スピリット)の分子－
臨死と神秘体験の生物学についての革命的な研究

●

2022年3月13日　初版発行

著者／リック・ストラスマン
訳者／東川恭子

装幀／bookwall
編集／麻生修子
DTP／小粥 桂

発行者／今井博揮
発行所／株式会社 ナチュラルスピリット
〒101-0051 東京都千代田区神田神保町3-2 高橋ビル2階
TEL 03-6450-5938　FAX 03-6450-5978
info@naturalspirit.co.jp
https://www.naturalspirit.co.jp/

印刷所／モリモト印刷株式会社

ISBN978-4-86451-396-8 C0011